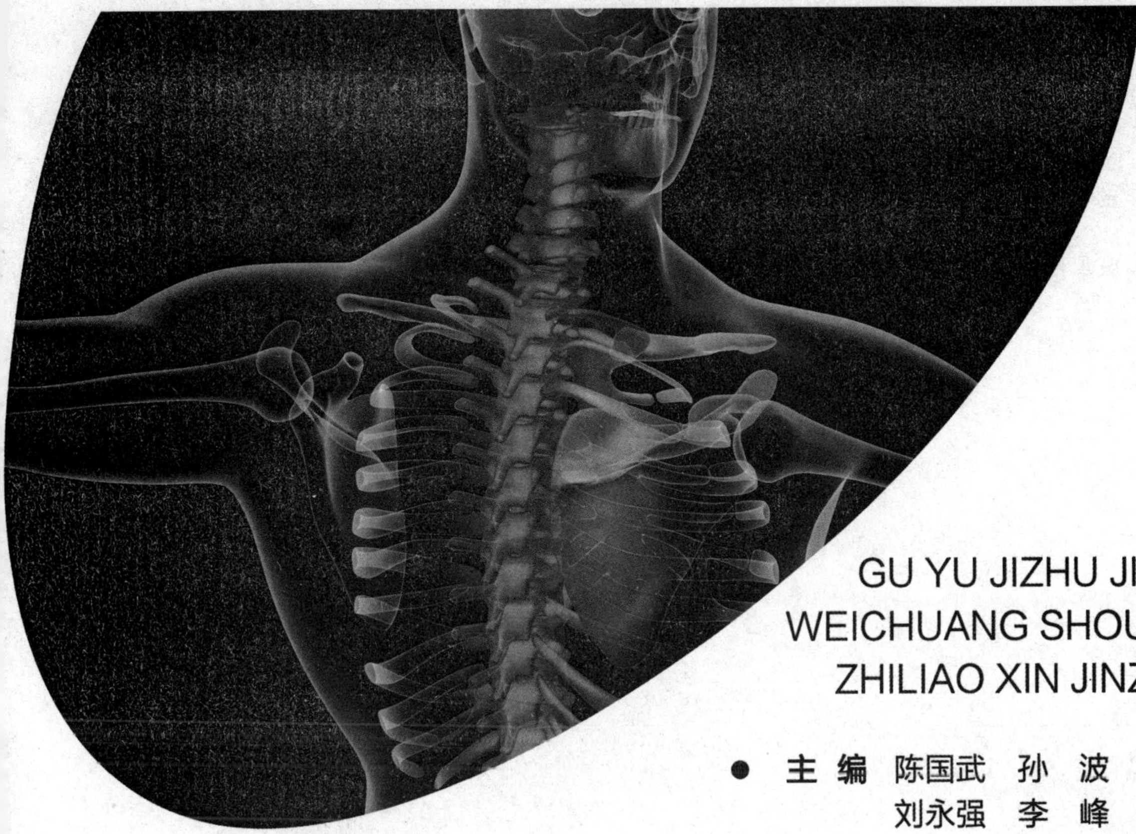

GU YU JIZHU JIBING
WEICHUANG SHOUSHU
ZHILIAO XIN JINZHAN

● 主 编 陈国武 孙 波 石义华
刘永强 李 峰 徐 刚

骨与脊柱疾病微创手术治疗新进展

长江出版传媒
湖北科学技术出版社

图书在版编目（CIP）数据

骨与脊柱疾病微创手术治疗新进展 / 陈国武等主编
. -- 武汉：湖北科学技术出版社, 2018.1
ISBN 978-7-5706-0086-1

Ⅰ. ①骨… Ⅱ. ①陈… Ⅲ. ①骨疾病—显微外科学②脊柱病—显微外科学 Ⅳ. ①R687.3②R681.5

中国版本图书馆CIP数据核字(2018)第023107号

策　　划：雅卓图书　　　　　　责任校对：李　洋
责任编辑：李大林　　张波军　　封面设计：雅卓图书

出版发行：湖北科学技术出版社　　电话：027-87679468
地　　址：武汉市雄楚大街268号　　邮编：430070
（湖北出版文化城B座13-14层）
网　　址：http://www.hbstp.com.cn

印　　刷：济南大地图文快印有限公司　　邮编：250000

880×1230　　1/16　　13.25印张　　420千字
2018年1月第1版　　2018年1月第1次印刷
定　　价：88.00元

本书如有印装质量问题　可找本社市场部更换

前　言

现代科学的全面发展，促进了医学的发展，也促进了骨外科学的发展。随着我国经济的飞速发展，交通意外、工业和建筑业事故、各种自然灾害、战争以及运动伤所造成的高能量、复杂创伤越来越多，因此骨科专业医师队伍的素质要求及地位也就更显重要。

本书重点讲述了骨科诊断基础、创伤急救、脊柱微创手术、髋关节微创手术、膝关节微创手术等内容，资料新颖，图文并茂，科学实用，详细地阐述了近年来在骨科创伤急救和骨科手术方面的理论、方法和技术进展，适合各级医院骨科医师及相关科室医务人员参考使用。

本书在编写过程中参阅了大量相关相关文献，但由于编者较多，文笔不一，加之时间和篇幅有限，虽尽力而为，不妥与错误之处在所难免，望广大读者批评指正，以便再版时修正。

编　者

2018 年 1 月

目　录

第一章

骨科诊断基础

第一节　骨科体格检查

一、基本原则

（一）全身状况

人体作为一个整体，不能只注意检查局部而忽略了整体及全身情况。尤其是多发创伤患者往往骨折、脱位、伤口出血表现得比较明显。如果只注意局部骨折、脱位情况，而忽略了内出血、胸、腹、颅内等情况，就会造成漏诊。所以一定要注意外伤患者的生命体征，争取时间而不至于延误病情，做到准确及时地诊断和处理。

（二）检查顺序

一般先进行全身检查再重点进行局部检查，但不一定系统进行，也可先检查有关的重要部分。既注意局部症状、体征明显的部位，又不放过全身其他部位的病变或其他有意义的变化，如膝关节的疼痛可能来自腰髋的疾病。膝、髋关节的窦道可能来自腰椎等。检查者对每一部位要建立一套完整的检查程序和顺序，从而避免遗漏一些资料。

一般按视诊、触诊、动诊、量诊顺序进行。

（1）先健侧后患侧，有健侧做对照，可发现患侧的异常。

（2）先健处后患处，否则由于检查引起疼痛，易使患者产生保护性反应，难以准确判定病变的部位及范围。

（3）先主动后被动，先让患者自己活动患肢，以了解其活动范围、受限程度、痛点等，然后再由医生做被动检查。反之，则因被动检查引起的疼痛、不适会影响检查结果的准确性。

（三）充分暴露、两侧对比

检查室温度要适宜，光线充足。充分暴露检查的部位是为了全面了解病变的情况，也便于两侧对比。两侧对比即要有确切的两侧同一的解剖标志，对患者进行比较性检查，如长度、宽度、周径、活动度、步态等。

（四）全面、反复、轻柔、到位、多体位

1. 全面　不可忽视全身检查，不能放过任何异常体征，有助于诊断以防止漏诊。

2. 反复　每一次主动、被动或对抗运动等检查都应重复几次以明确症状有无加重或减轻，及时发现新症状和体征。尤其对于神经系统定位，应反复检查。

3. 轻柔　检查操作时动作要轻柔，尽量不给患者增加痛苦。

4. 到位　检查关节活动范围时，主动或被动活动都应达到最大限度。检查肌力时肌肉收缩应至少5s，以明确有无肌力减弱。

5. 多体位检查　包括站立、行走、坐位、仰卧、俯卧、侧卧、截石位等姿势。特殊检查可采取特

殊体位。

（五）综合分析

物理学检查只是一种诊断方法，必须结合病史、辅助检查及化验等获得的各种信息，综合分析，才能得出正确诊断。任何疾病在发展过程中，其症状和体征也会随之发生变化。同一疾病在不同阶段有不同的症状和体征。同一症状和体征在不同阶段其表现和意义也各不相同。必须综合考虑病史、物理检查、辅助检查综合做出诊断。

二、基本内容

（一）视诊

观察步态有无异常，患部皮肤有无创面、窦道、瘢痕、静脉曲张及色泽异常，脊柱有无侧凸、前后凸，肢体有无畸形，肌肉有无肥大和萎缩，软组织有无肿胀及肿物，与健侧相应部位是否对称等。

（二）触诊

①检查病变的部位、范围，肿物的大小、硬度、活动度、压痛，皮肤感觉及温度等。②检查压痛时，应先让被检查者指明疼痛部位及范围，检查者用手从病变外周向中央逐步触诊。应先轻后重、由浅入深，注意压痛部位、范围、深浅程度、有无放射痛等，并注意患者的表情和反应。③有无异常感觉如骨擦感、骨擦音、皮下捻发感、肌腱弹响等。④各骨性标志有无异常，检查脊柱有无侧凸可用棘突滑动触诊法。

（三）叩诊

主要检查有无叩击痛。为明确骨折、脊柱病变或做反射检查时常用叩诊，如四肢骨折时常有纵向叩击痛；脊柱病变常有棘突叩痛；神经干叩击征（Tinel 征）即叩击损伤神经的近端时其末端出现疼痛，并逐日向远端推移，表示神经再生现象。

（四）动诊

包括检查主动运动、被动运动和异常活动情况，并注意分析活动与疼痛的关系。注意检查关节的活动范围和肌肉的收缩力。先观察患者的主动活动，再进行被动检查。当神经麻痹或肌腱断裂时，关节均不能主动活动，但可以被动活动。当关节强直、僵硬或有肌痉挛、皮肤瘢痕挛缩时，则主动和被动活动均受限。异常活动包括以下几种情况：①关节强直，运动功能完全丧失；②关节运动范围减小，见于肌肉痉挛或与关节相关联的软组织挛缩；③关节运动范围超常，见于关节囊破坏，关节囊及支持韧带过度松弛和断裂；④假关节活动，见于肢体骨折不愈合或骨缺损。

（五）量诊

根据检查原则测量肢体长度、周径、关节的活动范围、肌力和感觉障碍的范围。

1. 肢体长度测量　测量时患肢和健肢必须放在对称位置，以相同的解剖标志为起止点，双侧对比测量。

（1）上肢长度：肩峰至桡骨茎突或肩峰至中指尖。

（2）上臂长度：肩峰至肱骨外上髁。

（3）前臂长度：肱骨外上髁至桡骨茎突或尺骨鹰嘴至尺骨茎突。

（4）下肢长度：绝对长度测量自髂前上棘至内踝尖；相对长度测量自肚脐至内踝尖。

（5）大腿长度：次转子至膝关节外侧间隙。

（6）小腿长度：膝关节内侧间隙至内踝下缘，或外侧间隙至外踝下缘。

2. 肢体周径测量

（1）上肢周径：通常测两侧肱二头肌腹周径。

（2）大腿周径：通常在髌骨上 10cm 或 15cm 处测量。

（3）小腿周径：通常测腓肠肌腹周径。

3. 关节活动范围测量　用量角器较准确地测量，采用目前国际通用的中立位作为0°的记录方法。以关节中立位为0°，测量各方向的活动度。记录方法：四肢关节可记为0°（伸）=150°（屈），数字代表屈伸角度，两数之差代表活动范围，“=”代表活动方向。脊柱活动范围记录如图1－1。

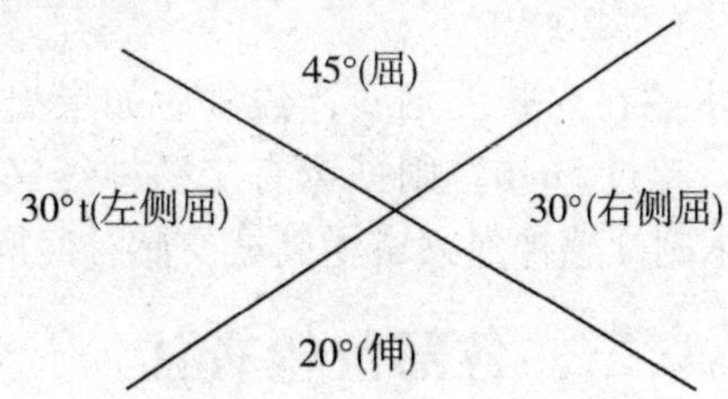

图1－1　脊柱活动范围记录法

（六）神经系统检查

1. 肌张力检查　肌张力指肌肉松弛状态下做被动运动时检查者所遇到的阻力。肌张力降低可见于下运动神经元病变及肌源性病变等。肌张力增高见于锥体束病变和锥体外系病变，前者表现为痉挛性肌张力增高，即上肢的屈肌及下肢的伸肌肌张力增高明显，开始做被动运动时阻力较大，然后迅速减小，称折刀样肌张力增高；后者表现为强直性肌张力增高，即伸肌和屈肌的肌张力均增高，做被动运动时向各个方向的阻力是均匀一致的，亦称铅管样肌张力增高（不伴震颤），如伴有震颤则出现规律而断续的停顿，称齿轮样肌张力增高。

2. 肌力检查　需要结合视诊、触诊和动诊来了解随意运动肌的功能状态。许多疾病使某一肌肉或一条运动神经支配的肌群发生不同程度的肌力减弱。根据抗引力或阻力的程度可将肌力分级（表1－1）。

表1－1　肌力测定的分级（Code六级分法）

级别	运动
0级	肌力完全消失，无活动
Ⅰ级	肌肉能收缩，但无关节活动
Ⅱ级	肌肉能收缩，关节稍有活动，但不能对抗重力
Ⅲ级	能对抗肢体重力使关节活动，但不能抗外来阻力
Ⅳ级	能对抗外来阻力使关节活动，但肌力较弱
Ⅴ级	肌力正常

3. 感觉检查　一般只检查痛觉及触觉，必要时还要检查温觉、位置觉、两点辨别觉等。常用棉花测触觉；用注射针头测痛觉；用分别盛有冷热水的试管测温度觉。用以了解神经病损的部位和程度，并可观察疾病的发展情况和治疗结果。

4. 反射检查　应在肌肉放松体位下进行，两侧对比，检查特定反射。常用的有以下几种。

（1）深反射：肱二头肌（腱）反射（$C_{5\sim6}$，肌皮神经），肱三头肌（腱）反射（$C_{6\sim7}$，桡神经），桡反射（$C_{5\sim6}$，桡神经），膝（腱）反射（$L_{2\sim4}$，股神经），踝反射或跟腱反射（$S_{1\sim2}$，胫神经）。深反射减弱或消失表示反射弧抑制或中断；深反射亢进通常由上运动神经元病变所致，如锥体束病损，致脊髓反射弧的抑制释放；深反射对称性改变不一定是神经系统病损所致，而不对称性改变则是神经系统病损的重要体征；髌阵挛和踝阵挛是腱反射亢进的表现，在锥体束损害时出现。

（2）浅反射：腹壁反射，上方（$T_{7\sim8}$），中部（$T_{9\sim10}$），下方（$T_{11\sim12}$）；提睾反射（$L_{1\sim2}$）；跖反射（$S_{1\sim2}$）；肛门反射（$S_{4\sim5}$）；球海绵体反射。

（3）病理反射：一般在中枢神经系统受损时出现，主要是锥体束受损，对脊髓的抑制作用丧失而出现的异常反射。常见的有：Hoffmann征；Babinski征；Chaddock征；Oppenheim征；Gordon征；Rossolimo征。

5. 自主神经检查（又称植物神经检查）

（1）皮肤、毛发、指甲营养状态：自主神经损害时，表现为皮肤粗糙、失去正常的光泽、表皮脱落、发凉、无汗；毛发脱落；指（趾）甲增厚、失去光泽、易裂。此外，可显示血管舒缩变化：毛细血管充盈迟缓。

（2）皮肤划痕试验：用光滑小木签在皮肤上划线，数秒后如果出现先白后红的条纹，为正常。若划后出现白色线条并持续时间较长，超过5min，则提示有交感神经兴奋性增高。如红色条纹持续时间较长，而且逐渐增宽甚至隆起，提示副交感神经兴奋增高或交感神经麻痹。

三、各部位检查法

（一）脊柱检查

脊柱由7个颈椎、12个胸椎、5个腰椎、5个骶椎、4个尾椎构成。常见的脊柱疾病多发生于颈椎和腰椎。

1. 视诊　脊柱居体轴的中央，并有颈、胸、腰段的生理弯曲。先观察脊柱的生理弧度是否正常，检查棘突连线是否在一条直线上。正常人第7颈椎棘突最突出。如有异常的前凸、后凸和侧凸则应记明其方向和部位。脊柱侧凸如继发于神经纤维瘤病，则皮肤上常可见到咖啡斑，为该病的诊断依据之一。腰骶部如有丛毛或膨出是脊椎裂的表现。常见的脊柱畸形有：角状后凸（结核、肿瘤、骨折等），圆弧状后凸（强直性脊柱炎、青年圆背等），侧凸（特发性脊柱侧凸、先天性脊柱侧凸、椎间盘突出症等）。还应观察患者的姿势和步态。腰扭伤或腰椎结核的患者常以双手扶腰行走；腰椎间盘突出症的患者，行走时身体常向前侧方倾斜。

2. 触诊　颈椎从枕骨结节向下，第一个触及的是第2颈椎棘突。颈前屈时第7颈椎棘突最明显，故又称隆椎。两肩胛下角连线，通过第7胸椎棘突，约平第8胸椎椎体。两髂嵴最高点连线通过第4腰椎棘突或第4、5腰椎椎体间隙，常依此确定胸腰椎位置。棘突上压痛常见于棘上韧带损伤、棘突骨折；棘间韧带压痛常见于棘间韧带损伤；腰背肌压痛常见于腰肌劳损；腰部肌肉痉挛常是腰椎结核、急性腰扭伤及腰椎滑脱等的保护性现象。

3. 叩诊　脊柱疾患如结核、肿瘤、脊柱炎，以手指（或握拳）、叩诊锤叩打局部时可出现深部疼痛，而压痛不明显或较轻。这可与浅部韧带损伤进行区别。

4. 动诊和量诊　脊柱中立位是身体直立，目视前方。颈段活动范围：前屈后伸均45°，侧屈45°。腰段活动：前屈45°，后伸20°，侧屈30°。腰椎间盘突出症患者，脊柱侧屈及前屈受限；脊椎结核或强直性脊柱炎的患者脊柱的各个方向活动均受限制，失去正常的运动曲线。腰椎管狭窄症的患者主观症状多而客观体征较少，脊柱后伸多受限。

5. 特殊检查

（1）Eaton试验：患者坐位，检查者一手将患者头部推向健侧，另一手握住患者腕部向外下牵引，如出现患肢疼痛、麻木感为阳性。见于颈椎病。

（2）Spurling试验：患者端坐，头后仰并偏向患侧，术者用手掌在其头顶加压，出现颈痛并向患手放射为阳性，颈椎病时，可出现此征。

（3）幼儿脊柱活动检查法：患儿俯卧，检查者双手抓住患儿双踝上提，如有椎旁肌痉挛，则脊柱生理前凸消失，呈板样强直为阳性，常见于脊柱结核患儿。

（4）拾物试验：在地上放一物品，嘱患儿去拾，如骶棘肌有痉挛，患儿拾物时只能屈曲两侧膝、髋关节而不能弯腰，多见于下胸椎及腰椎病变。

（5）髋关节过伸试验（yedman sign）：患者俯卧，检查者一手压在患者骶部，一手将患侧膝关节屈至90°，握住踝部，向上提起，使髋过伸，此时必扭动骶髂关节，如有疼痛即为阳性。此试验可同时检查髋关节及骶髂关节的病变。

（6）骶髂关节扭转试验（gaenslen sign）：患者仰卧，屈健侧髋、膝，让患者抱住；病侧大腿垂于床缘外。检查者一手按健侧膝，一手压病侧膝，出现骶髂关节痛者为阳性，说明腰骶关节有病变。

（7）腰骶关节过伸试验（naoholos sign）：患者俯卧，检查者的前臂插在患者两大腿的前侧，另一手压住腰部，将患者大腿向上抬，若骶髂关节有病，即有疼痛。

（8）Addison 征：患者坐位，昂首转向患侧，深吸气后屏气，检查者一手抵患侧下颌，给以阻力，一手摸患侧桡动脉。动脉搏动减弱或消失，则为阳性，表示血管受挤压，常见于前斜角肌综合征等。

（9）直腿抬高试验：患者仰卧，检查者一手托患者足跟，另一手保持膝关节伸直，缓慢抬高患肢，如在60°范围之内即出现坐骨神经的放射痛，称为直腿抬高试验阳性。在直腿抬高试验阳性时，缓慢放低患肢高度，待放射痛消失后，再将踝关节被动背屈，如再度出现放射痛，则称为直腿抬高加强试验（Bragard 征）阳性。

（10）股神经牵拉试验：患者俯卧、屈膝，检查者将其小腿上提或尽力屈膝，出现大腿前侧放射性疼痛者为阳性，见于股神经受压，多为腰$_{3\sim4}$椎间盘突出症。

（二）肩部检查

肩关节也称盂肱关节，是全身最灵活的关节。它由肩胛骨的关节盂和肱骨头构成。由于肱骨头大而关节盂浅，因而其既灵活又缺乏稳定性，是肩关节易脱位的原因之一。肩部的运动很少是由肩关节单独进行的，常常是肩关节、肩锁关节、胸锁关节及肩胛骨－胸壁连接均参与的复合运动，因此检查肩部活动时需兼顾各方面。

1. 视诊　肩的正常外形呈圆弧形，两侧对称。三角肌萎缩或肩关节脱位后弧度变平，称为“方肩”。先天性高肩胛患者患侧明显高于健侧。斜方肌瘫痪表现为垂肩，肩胛骨内上角稍升高。前锯肌瘫痪向前平举上肢时表现为翼状肩胛。

2. 触诊　锁骨位置表浅，全长均可触到。喙突尖在锁骨下方肱骨头内侧，与肩峰和肱骨大结节形成肩等边三角称为肩三角。骨折、脱位时此三角有异常改变。

3. 动诊和量诊　检查肩关节活动范围时，须先将肩胛骨下角固定，以鉴别是盂肱关节的单独活动还是包括其他两个关节的广义的肩关节活动。肩关节的运动包括内收、外展、前屈、后伸、内旋和外旋。肩关节中立位为上臂下垂屈肘90°，前臂指向前。正常活动范围：外展80°～90°，内收20°～40°，前屈70°～90°，后伸40°，内旋45°～70°，外旋45°～60°。

肩外展超过90°时称为上举（160°～180°），须有肱骨和肩胛骨共同参与才能完成。如为肩周炎仅外展、外旋明显受限；关节炎则各个方向运动均受限。

4. 特殊检查

（1）Dugas 征：正常人将手搭在对侧肩上，肘部能贴近胸壁。肩关节前脱位时肘部内收受限，伤侧的手搭在对侧肩上，肘部则不能贴近胸壁，或肘部贴近胸部时，则手搭不到对侧肩，此为 Dugas 征阳性。

（2）痛弧：冈上肌腱有病损时，在肩外展60°～120°有疼痛，因为在此范围内肌腱与肩峰下面摩擦、撞击，此范围以外则无疼痛。常用于肩周炎的检查判定。

（三）肘部检查

肘关节包括肱尺关节、肱桡关节、上尺桡关节3个关节。除具有屈伸活动功能外，还有前臂的旋转功能。

1. 视诊　正常肘关节完全伸直时，肱骨内、外上髁和尺骨鹰嘴在一直线上；肘关节完全屈曲时，这3个骨突构成一等腰三角形（称肘后三角）。肘关节脱位时，三点关系发生改变；肱骨髁上骨折时，此三点关系不变。前臂充分旋后时，上臂与前臂之间有10°～15°外翻角，又称提携角。该角度减小时称为肘内翻，增大时称为肘外翻。肘关节伸直时，鹰嘴的桡侧有一小凹陷，为肱桡关节的部位。桡骨头骨折或肘关节肿胀时此凹陷消失，并有压痛。桡骨头脱位在此部位可见到异常骨突，旋转前臂时可触到突出的桡骨头转动。肘关节积液或积血时，患者屈肘从后面观察，可见鹰嘴之上肱三头肌腱的两侧胀满。肿胀严重者，如化脓性或结核性关节炎时，肘关节成梭形。

2. 触诊　肱骨干可在肱二头肌与肱三头肌之间触知。肱骨内、外上髁和尺骨鹰嘴位置表浅容易触知。肘部慢性劳损常见的部位在肱骨内、外上髁处。外上髁处为伸肌总腱的起点，肱骨外上髁炎时，局部明显压痛。

3. 动诊和量诊　肘关节屈伸运动通常以完全伸直为中立位0°。活动范围：屈曲135°～150°，伸0°，可有5°～10°过伸。肘关节的屈伸活动幅度，取决于关节面的角度和周围软组织的制约。在肘关节完全伸直位时，因侧副韧带被拉紧，不可能有侧方运动，如果出现异常的侧方运动，则提示侧副韧带断裂或内、外上髁骨折。

4. 特殊检查　Mills征：患者肘部伸直，腕部屈曲，将前臂旋前时，肱骨外上髁处疼痛为阳性，常见于肱骨外上髁炎，或称网球肘。

（四）腕部检查

腕关节是前臂与手之间的移行区，包括桡尺骨远端、腕骨掌骨基底、桡腕关节、腕中关节、腕掌关节及有关的软组织。前臂的肌腱及腱鞘均经过腕部。这些结构被坚实的深筋膜包被，与腕骨保持密切的联系，使腕部保持有力并容许广泛的运动以适应手的多种复杂功能。

1. 视诊　微屈腕时，腕前区有2～3条腕前皮肤横纹。用力屈腕时，由于肌腱收缩，掌侧有3条明显的纵行皮肤隆起，中央为掌长肌腱，桡侧为桡侧腕屈肌腱，尺侧为尺侧腕屈肌腱。桡侧腕屈肌腱的外侧是扪桡动脉的常用位置，皮下脂肪少的人可见桡动脉搏动。解剖学“鼻烟窝”是腕背侧的明显标志，它由拇长展肌和拇短伸肌腱、拇长伸肌腱围成，其底由舟骨、大多角骨、桡骨茎突和桡侧腕长、短伸肌组成。其深部是舟骨，舟骨骨折时该窝肿胀。腕关节结核和类风湿关节炎表现为全关节肿胀。腕背皮下半球形肿物多为腱鞘囊肿。月骨脱位后腕背或掌侧肿胀，握拳时可见第3掌骨头向近侧回缩（正常时较突出）。

2. 触诊　舟骨骨折时“鼻烟窝”有压痛。正常时桡骨茎突比尺骨茎突低1cm，当桡骨远端骨折时这种关系有改变。腱鞘囊肿常发生于手腕背部，为圆形、质韧、囊性感明显的肿物。疑有舟骨或月骨病变时，让患者半握拳尺偏，叩击第3掌骨头时腕部近中线处疼痛。

3. 动诊和量诊　通常以第3掌骨与前臂纵轴成一直线为腕关节中立位0°。正常活动范围：背屈35°～60°，掌屈50°～60°，桡偏25°～30°，尺偏30°～40°。腕关节的正常运动对手的活动有重要意义，因而其功能障碍有可能影响到手的功能，利用合掌法容易查出其轻微异常。

4. 特殊检查

（1）Finkelsein试验：患者拇指握于掌心，使腕关节被动尺偏，桡骨茎突处疼痛为阳性。为桡骨茎突狭窄性腱鞘炎的典型体征。

（2）腕关节尺侧挤压试验：腕关节中立位，使之被动向尺侧偏并挤压，下尺桡关节疼痛为阳性。多见于腕三角软骨损伤或尺骨茎突骨折。

（五）手部检查

手是人类劳动的器官，它具有复杂而重要的功能，由5个掌骨和14个指骨组成。人类的拇指具有对掌功能是区别于其他哺乳动物的重要特征。

1. 视诊　常见的畸形有并指、多指、巨指（多由脂肪瘤、淋巴瘤、血管瘤引起）等。钮孔畸形见于手指近侧指间关节背面中央腱束断裂；鹅颈畸形系因手内在肌萎缩或作用过强所致；爪形手是前臂肌群缺血性挛缩的结果；梭形指多为结核、内生软骨瘤或指间关节损伤。类风湿关节炎呈双侧多发性掌指、指间和腕关节肿大，晚期掌指关节尺偏。

2. 触诊　指骨、掌骨均可触到。手部瘢痕检查需配合动诊，观察是否与肌腱、神经粘连。

3. 动诊和量诊　手指各关节完全伸直为中立位0°。活动范围掌指关节屈60°～90°，伸0°，过伸20°；近侧指间关节屈90°，伸0°，远侧指间关节屈60°～90°，伸0°。手的休息位：是手休息时所处的自然静止的姿势，即腕关节背屈10°～15°，示指至小指呈半握拳状，拇指部分外展，拇指尖接近示指远侧指间关节。手的功能位：腕背屈20°～35°，拇指外展、对掌，其他手指略分开，掌指关节及近侧指间关节半屈曲，而远侧指间关节微屈曲，相当于握小球的体位。该体位使手能根据不同需要迅速做出不同的动作，发挥其功能，外伤后的功能位固定即以此为标准。

手指常发生屈肌腱鞘炎，屈伸患指可听到弹响，称为弹响指或扳机指。

（六）骨盆和髋部检查

髋关节是人体最大、最稳定的关节之一，属典型的球窝关节。它由股骨头、髋臼和股骨颈形成关节，下方与股骨相连。其结构与人体直立所需的负重与行走功能相适应。髋关节远较肩关节稳定，没有强大暴力一般脱位机会很少。负重和行走是髋关节的主要功能，其中负重功能更重要，保持一个稳定的髋关节是各种矫形手术的原则。由于人类直立行走，髋关节是下肢最易受累的关节。

1. 视诊　应首先注意髋部疾病所致的病理步态，常需行走、站立和卧位结合检查。特殊的步态，骨科医生应明了其机制，对诊断疾病十分重要。髋关节患慢性感染时，常呈屈曲内收畸形；髋关节后脱位时，常呈屈曲内收内旋畸形；股骨颈及转子间骨折时，伤肢呈外旋畸形。

2. 触诊　先天性髋关节脱位和股骨头缺血性坏死的患者，多有内收肌挛缩，可触及紧张的内收肌。骨折的患者有局部肿胀压痛；髋关节感染性疾病局部多有红肿、发热且有压痛。外伤性脱位的患者可有明显的局部不对称性突出。挤压分离试验对骨盆骨折的诊断具有重要意义。

3. 叩诊　髋部有骨折或炎症，握拳轻叩大粗隆或在下肢伸直位叩击足跟部时，可引起髋关节疼痛。

4. 动诊　髋关节中立位0°为髋膝伸直，髌骨向上。正常活动范围：屈130°~140°，伸0°，过伸可达15°；内收20°~30°，外展30°~45°；内旋40°~50°，外旋30°~40°。除检查活动范围外，还应注意在双腿并拢时能否下蹲，有无弹响。臀肌挛缩症的患者，双膝并拢不能下蹲，活动髋关节时会出现弹响，常称为弹响髋（snapping hip）。

5. 量诊　发生股骨颈骨折、髋脱位、髋关节结核或化脓性关节炎股骨头破坏时，大转子向上移位。测定方法有：①Shoemaker线，正常时，大转子尖与髂前上棘的连线延伸，在脐上与腹中线相交；大转子上移后，该延线与腹中线相交在脐下。②Nelaton线：患者侧卧并半屈髋，在髂前上棘和坐骨结节之间画线。正常时此线通过大转子尖。③Bryant三角，患者仰卧，从髂前上棘垂直向下和向大转于尖各画一线，再从大转子尖向近侧画一水平线，该三线构成一三角形。大转子上移时底边比健侧缩短。

6. 特殊检查

（1）滚动试验：患者仰卧位，检查者将一手掌放患者大腿上轻轻使其反复滚动，急性关节炎时可引起疼痛或滚动受限。

（2）“4”字试验（Patrick sign）：患者仰卧位，健肢伸直，患侧髋与膝屈曲，大腿外展、外旋将小腿置于健侧大腿上，形成一个“4”字，一手固定骨盆，另一手下压患肢，出现疼痛为阳性。见于骶髂关节及髋关节内有病变或内收肌有痉挛的患者。

（3）Thomas征：患者仰卧位，充分屈曲健侧髋膝，并使腰部贴于床面，若患肢自动抬高离开床面或迫使患肢与床面接触则腰部前凸时，称Thomas征阳性。见于髋部病变和腰肌挛缩。

（4）骨盆挤压分离试验：患者仰卧位，从双侧髂前上棘处对向挤压或向后外分离骨盆，引起骨盆疼痛为阳性。见于骨盆骨折。须注意检查时手法要轻柔以免加重骨折端出血。

（5）Trendelenburg试验：患者背向检查者，健肢屈髋、屈膝上提，用患肢站立，如健侧骨盆及臀褶下降为阳性。多见于臀中、小肌麻痹，髋关节脱位及陈旧性股骨颈骨折等。

（6）Allis征：患者仰卧位，屈髋、屈膝，两足平行放于床面，足跟对齐，观察双膝的高度，如一侧膝比另一侧高时，即为阳性。见于髋关节脱位、股骨或胫骨短缩。

（7）望远镜试验：患者仰卧位，下肢伸直，检查者一手握住患侧小腿，沿身体纵轴上下推拉，另一手触摸同侧大转子，如出现活塞样滑动感为阳性，多见于儿童先天性髋关节脱位。

（七）膝部检查

膝关节是人体最复杂的关节，解剖学上被列为屈戍关节。主要功能为屈伸活动，膝部内外侧韧带、关节囊、半月板和周围的软组织保持其稳定。

1. 视诊　检查时患者首先呈立正姿势站立。正常时，两膝和两踝应能同时并拢互相接触，若两踝能并拢而两膝不能互相接触则为膝内翻（genuvarum），又称“O 形腿”。若两膝并拢而两踝不能接触则为膝外翻（genu valgum），又称“X 形腿”。膝内、外翻是指远侧肢体的指向。在伸膝位，髌韧带两侧稍凹陷。有关节积液或滑膜增厚时，凹陷消失。比较两侧股四头肌有无萎缩，早期萎缩可见内侧头稍平坦，用软尺测量更为准确。

2. 触诊　触诊的顺序为先检查前侧，如股四头肌、髌骨、髌腱和胫骨结节之间的关系等，然后再俯卧位检查膝后侧，在屈曲位检查腘窝、外侧的股二头肌、内侧的半腱肌半膜肌有无压痛或挛缩。

髌骨前方出现囊性肿物，多为髌前滑囊炎。膝前外侧有囊性肿物，多为半月板囊肿；膝后部的肿物，多为腘窝囊肿。考虑膝关节积血或积液，可行浮髌试验。膝关节表面软组织较少，压痛点的位置往往就是病灶的位置，所以，检查压痛点对定位诊断有很大的帮助。髌骨下缘的平面正是关节间隙，关节间隙的压痛点可以考虑是半月板的损伤处或有骨赘之处。

内侧副韧带的压痛点往往不在关节间隙，而在股骨内髁结节处；外侧副韧带的压痛点在腓骨小头上方。髌骨上方的压痛点代表髌上囊的病灶。另外，膝关节的疼痛，要注意检查髋关节，因为髋关节疾病可刺激闭孔神经，引起膝关节牵涉痛。如果膝关节持续性疼痛、进行性加重，可考虑股骨下端和胫骨上端肿瘤的可能性。

3. 动诊和量诊　膝伸直为中立位 0°。正常活动范围：屈 120°～150°，伸 0°，过伸 5°～10°。膝关节伸直时产生疼痛的原因是由于肌肉和韧带紧张，导致关节面的压力加大所致。可考虑为关节面负重部位的病变。如果最大屈曲时有胀痛，可推测是由于股四头肌的紧张，髌上滑囊内的压力增高和肿胀的滑膜被挤压而引起，这是关节内有积液的表现。总之，一般情况下伸直痛是关节面的病变，屈曲痛是膝关节水肿或滑膜炎的表现。

当膝关节处于向外翻的压力下，并做膝关节屈曲动作时，若产生外侧疼痛，则说明股骨外髁和外侧半月板有病变。反之，内翻同时有屈曲疼痛者，病变在股骨内髁或内侧半月板。

4. 特殊检查

（1）侧方应力试验：患者仰卧位，将膝关节置于完全伸直位，分别做膝关节的被动外翻和内翻检查，与健侧对比。若超出正常外翻或内翻范围，则为阳性。说明有内侧或外侧副韧带损伤。

（2）抽屉试验：患者仰卧屈膝 90°，检查者轻坐在患侧足背上（固定），双手握住小腿上段，向后推，再向前拉。前交叉韧带断裂时，可向前拉 0.5cm 以上；后交叉韧带断裂者可向后推 0.5cm 以上。将膝置于屈曲 10°～15°进行试验（Lachman 试验），则可增加本试验的阳性率，有利于判断前交叉韧带的前内束或后外束损伤。

（3）McMurray 试验：患者仰卧位，检查者一手按住患膝，另一手握住踝部，将膝完全屈曲，足踝抵住臀部，然后将小腿极度外展外旋，或内收内旋，在保持这种应力的情况下，逐渐伸直，在伸直过程中若能听到或感到响声，或出现疼痛为阳性。说明半月板有病变。

（4）浮髌试验：患者仰卧位，伸膝，放松股四头肌，检查者的一手放在髌骨近侧，将髌上囊的液体挤向关节腔，同时另一手示指、中指急速下压。若感到髌骨碰击股骨髁部时，为浮髌试验阳性。一般中等量积液时（50ml），浮髌试验才呈阳性。

（八）踝和足部检查

踝关节属于屈戌关节，其主要功能是负重，运动功能主要限于屈伸，可有部分内外翻运动。与其他负重关节相比，踝关节活动范围小，但更为稳定。其周围多为韧带附着，有数条较强壮肌腱。由于其承担较大负重功能，故扭伤发病率较高。足由骨和关节形成内纵弓、外纵弓及前部的横弓，是维持身体平衡的重要结构。足弓还具有吸收震荡，负重，完成行走、跑跳动作等功能。

1. 视诊　观察双足大小和外形是否正常一致。足先天性、后天性畸形很多，常见的有：马蹄内翻足、高弓足、平足、踇外翻等。脚印对检查足弓、足的负重点及足的宽度均有重要意义。外伤时踝及足均有明显肿胀。

2. 触诊　主要注意疼痛的部位、性质，肿物的大小、质地。注意检查足背动脉，以了解足和下肢的血循环状态。一般可在足背第 1、2 跖骨之间触及其搏动。足背的软组织较薄，根据压痛点的位置，可估计疼痛位于某一骨骼、关节、肌腱和韧带。然后再根据主动和被动运动所引起的疼痛，就可以推测病变的部位。例如：跟痛症多在足跟跟骨前下方偏内侧，相当于跖腱膜附着于跟骨结节部。踝内翻时踝疼痛，而外翻时没有疼痛，压痛点在外踝，则推断病变在外踝的韧带上。

3. 动诊和量诊　踝关节中立位为小腿与足外缘垂直，正常活动范围：背屈 20°～30°，跖屈 40°～50°。足内、外翻活动主要在胫距关节；内收、外展在跖跗和跖间关节，范围很小。跖趾关节的中立位为足与地面平行。正常活动范围：背屈 30°～40°，跖屈 30°～40°。

（九）上肢神经检查

上肢的神经支配主要来自臂丛神经，它由 C_5～T_1 神经根组成。主要有桡神经、正中神经、尺神经和腋神经。通过对神经支配区感觉运动的检查可明确病变部位。

1. 桡神经　发自臂丛后束，为臂丛神经最大的一支，在肘关节水平分为深、浅二支。根据损伤水平及深、浅支受累不同，其表现亦不同，是上肢手术中最易损伤的神经之一。在肘关节以上损伤，出现垂腕畸形（drop－wrist deformity），手背“虎口”区皮肤麻木，掌指关节不能伸直。在肘关节以下，桡神经深支损伤时，因桡侧腕长伸肌功能存在，所以无垂腕畸形。单纯浅支损伤可发生子前臂下 1/3，仅有拇指背侧及手桡侧感觉障碍。

2. 正中神经　由臂丛内侧束和外侧束组成。损伤多发生于肘部和腕部，在腕关节水平损伤时，大鱼际瘫痪，桡侧三个半手指掌侧皮肤感觉消失，不能用拇指和示指捡起一根细针；损伤水平高于肘关节时，还表现为前臂旋前和拇指示指的指间关节不能屈曲。陈旧损伤还有大鱼际萎缩，拇指伸直与其他手指在同一水平面上，且不能对掌，称为“平手”或“猿手”畸形。

3. 尺神经　发自臂丛内侧束，在肘关节以下发出分支支配尺侧腕屈肌和指深屈肌尺侧半；在腕以下分支支配骨间肌、小鱼际、拇收肌、第 3、4 蚓状肌。尺神经在腕部损伤后，上述肌麻痹。查 Fro－ment 征可知有无拇收肌瘫痪。肘部尺神经损伤，尺侧腕屈肌瘫痪（患者抗阻力屈腕时，在腕部掌尺侧摸不到）。陈旧损伤出现典型的“爪形手”（clawfingers）：小鱼际和骨间肌萎缩（其中第 1 骨间背侧肌萎缩出现最早且最明显），小指和环指指间关节屈曲，掌指关节过伸。

4. 腋神经　发自臂丛后束，肌支支配三角肌和小圆肌，皮支分布于肩部和上臂后部的皮肤。肱骨外科颈骨折、肩关节脱位或使用腋杖不当时，都可损伤腋神经，导致三角肌瘫痪，臂不能外展、肩部感觉丧失。如三角肌萎缩，则可出现方肩畸形。

5. 腱反射　肱二头肌腱反射（$C_{5,6}$）：患者屈肘 90°，检查者手握其肘部，拇指置于肱二头肌腱上，用叩诊锤轻叩该指，可感到该肌收缩和肘关节屈曲。肱三头肌反射（$C_{6\sim7}$）：患者屈肘 60°，用叩诊锤轻叩肱三头肌腱，可见到肱三头肌收缩及伸肘。

（十）下肢神经检查

1. 坐骨神经　损伤后，下肢后侧、小腿前外侧、足底和足背外侧皮肤感觉障碍，不能屈伸足踝各关节。损伤平面高者尚不能主动屈膝。

2. 胫神经　损伤后，出现仰趾畸形，不能主动跖屈踝关节，足底皮肤感觉障碍。

3. 腓总神经　损伤后，足下垂内翻，不能主动背屈和外翻，小腿外侧及足背皮肤感觉障碍。

4. 腱反射

（1）膝（腱）反射（$L_{2\sim4}$）：患者仰卧位，下肢肌肉放松。检查者一手托腘窝部使膝半屈，另一手以叩诊锤轻叩髌腱，可见股四头肌收缩并有小腿上弹。

（2）踝反射或跟腱反射（$S_{1\sim2}$）：患者仰卧位，肌肉放松，两髋膝屈曲，两大腿外展。检查者一手掌抵足底使足轻度背屈，另一手以叩诊锤轻叩跟腱，可见小腿屈肌收缩及足跖屈。

（十一）脊髓损伤检查

脊柱骨折、脱位及脊髓损伤的发病率在逐年升高，神经系统检查对脊髓损伤的部位、程度的初步判断及进一步检查和治疗具有重要意义。其检查包括感觉、运动、反射、交感神经和括约肌功能等。

1. 视诊　检查时应尽量不搬动患者，去除衣服，注意观察：①呼吸，若胸腹式主动呼吸均消失，仅有腹部反常活动者为颈髓损伤。仅有胸部呼吸而无主动腹式呼吸者，为胸髓中段以下的损伤。②伤肢姿势，上肢完全瘫痪显示上颈髓损伤；屈肘位瘫为第7颈髓损伤。③阴茎可勃起者，反映脊髓休克已解除，尚保持骶神经功能。

2. 触诊和动诊　一般检查躯干、肢体的痛觉、触觉，根据脊髓节段分布判断感觉障碍平面所反映的损伤部位，做好记录；可反复检查几次，前后对比，以增强准确性并为观察疗效作依据。麻痹平面的上升或下降表示病情的加重或好转。不能忽视会阴部及肛周感觉检查。检查膀胱有无尿潴留。肛门指诊以检查肛门括约肌功能。触诊脊柱棘突及棘突旁有无压痛及后凸畸形，判断是否与脊髓损伤平面相符。

详细检查肌力、腱反射和其他反射。①腹壁反射：用钝针在上、中、下腹皮肤上轻划。正常者可见同侧腹肌收缩，上、中、下各段分别相当于胸髓$_{7\sim8、9\sim10、11\sim12}$。②提睾反射：用钝针划大腿内侧上1/3皮肤，正常时同侧睾丸上提。③肛门反射：针刺肛门周围皮肤，肛门皮肤出现皱缩或肛诊时感到肛门括约肌收缩。④球海绵体反射：用拇、示指两指挤压龟头或阴蒂，或牵拉插在膀胱内的蕈状导尿管，球海绵体和肛门外括约肌收缩。肛门反射、肛周感觉、球海绵体反射和屈趾肌自主运动的消失，合称为脊髓损伤四征。

（陈国武）

第二节　骨科相关实验室检查

与其他疾病一样，除了临床检查和影像学检查外，实验室检查也是骨科疾病诊疗过程中必不可少的工具。以下所讨论的是骨科有关实验室检查的参考值及其意义。

一、红细胞沉降率（ESR）

1. 参考值　男性0～15mm/h，女性0～20mm/h（魏氏法）。

2. 意义　增快：①风湿性疾病活动期；②活动性肺结核；③恶性肿瘤；④结缔组织病；⑤高球蛋白症，如多发性骨髓瘤；⑥妇女绝经期、妊娠期等。

二、出凝血功能检查

1. 血浆凝血酶原时间（PT）和国际标准化比值（INR）　参考值：PT 11～13s，INR 0.82～1.15。

PT比参考值延长3s以上有意义。凝血酶原时间延长见于：①先天性凝血因子缺乏，如凝血酶原（因子Ⅱ）、因子Ⅴ、因子Ⅶ、因子Ⅹ及纤维蛋白原缺乏；②获得性凝血因子缺乏：如继发性/原发性纤维蛋白溶解功能亢进、严重肝病等；③抗凝治疗；④维生素K缺乏。

PT缩短或INR减小见于：先天性凝血因子Ⅴ增多症、妇女口服避孕药、血栓栓塞性疾病及高凝状态等。

2. 部分活化的凝血活酶时间（APTT）和比值（APTT－R）　参考值：32～43s，APTT－R 0.8～1.2。

APTT延长10s以上有意义，见于凝血因子Ⅷ、Ⅸ和Ⅺ显著减少，血友病甲、乙、丙；凝血因子Ⅱ、Ⅴ、Ⅹ和纤维蛋白原显著减少，如先天性凝血酶原缺乏症、重症肝病等；纤溶系统活性亢进，如DIC、抗凝治疗、SLE。

APTT缩短见于血栓前状态和血栓性疾病。

3. 血浆纤维蛋白原（fibrinogen，FIB）　参考值：2.0～4.0g/L。

升高见于肺炎、胆囊炎、肾炎、风湿性关节炎、脑血栓、心肌梗死、糖尿病、恶性肿瘤等。

降低见于严重肝病、大量出血、DIC等。

三、血液生化

1. 血清钾（K）参考值　3.5～5.5mmol/L。

2. 血清钠（Na）参考值 135～145mmol/L。

3. 血清氯化物（Cl）参考值 95～110mmol/L。

4. 血清钙（Ca）参考值 成人2.12～2.69mmol/L，儿童2.25～2.69mmol/L。意义：①增高，甲状旁腺功能亢进、骨肿瘤、维生素D摄入过多，肾上腺皮质功能减退、结节病；②降低，甲状旁腺功能降低、维生素D缺乏、骨质软化症、佝偻病、引起血清蛋白减少的疾病（如恶性肿瘤）。

5. 血清离子钙参考值 1.10～1.34mmol/L。

意义：增高见于甲状旁腺功能亢进、代谢性酸中毒、肿瘤、维生素D摄入过多；降低见于甲状旁腺功能降低、维生素D缺乏、慢性肾衰竭。

6. 血清无机磷（P）参考值 成人0.80～1.60mmol/L，儿童1.50～2.08mmol/L。

意义：①增高，甲状旁腺功能降低、急慢性肾功能不全、多发性骨髓瘤、维生素D摄入过多、骨折愈合期；②降低，甲状旁腺功能亢进、骨质软化症、佝偻病、长期腹泻及吸收不良。

7. 血清硒（Se）参考值 1.02～2.29μmol/L。

降低：克山病、大骨节病、肝硬化、糖尿病等。

8. 尿酸（UA）参考值 男性149～416μmol/L，女性89～357μmol/L。

增高：痛风、肾脏疾病、慢性白血病、红细胞增多症、多发骨髓瘤。

9. 血清碱性磷酸酶（ALP）参考值 40～160U/L。

增高：①肝内外阻塞性黄疸明显增高；②肝脏疾病；③佝偻病、骨质软化症、成骨肉瘤、肿瘤的骨转移等；④甲状旁腺功能亢进、妊娠后期；⑤骨折恢复期；⑥生长发育期的儿童。

10. C反应蛋白（CRP）参考值 420～5 200μg/L。

阳性：急性化脓性感染、菌血症、组织坏死、恶性肿瘤、类风湿关节炎、结缔组织病、创伤及手术后。

11. 血清蛋白电泳 参考值：白蛋白：60%～70%；α_1球蛋白：1.7%～5.0%；a_2球蛋白：6.7%～12.5%；β球蛋白：8.3%～16.3%；γ球蛋白：10.7%～20.0%。

α_1球蛋白升高：肝癌、肝硬化、肾病综合征、营养不良。

α_2球蛋白升高：肾病综合征、胆汁性肝硬化、肝脓肿、营养不良。

β球蛋白升高：高脂血症、阻塞性黄疸、胆汁性肝硬化。

γ球蛋白升高：慢性感染、肝硬化、多发性骨髓瘤、肿瘤。

γ球蛋白降低：肾病综合征、慢性肝炎。

四、血清免疫学检查

1. 单克隆丙种球蛋白（M蛋白） 参考值：阴性。

阳性见于多发性骨髓瘤、巨球蛋白血症、恶性淋巴瘤、冷球蛋白血症等。

2. 抗链球菌溶血素“O”（ASO） 参考值：250kU/L。

增高：风湿性关节炎、风湿性心肌炎、扁桃体炎、猩红热等。

3. 类风湿因子（RF） 参考值：阴性。

RF有IgA、IgG、IgM、IgD和IgE五类。

IgM类RF与类风湿关节炎（RA）活动性无关。

IgG类RF与RA患者的滑膜炎、血管炎、关节外症状密切相关。

IgA类RF见于RA、硬皮病、Felty综合征、系统性红斑狼疮，是RA的活动性指标。

4. 人类白细胞抗原B27（HLA－B27） 参考值：阴性。

意义：大约90%的强直性脊柱炎患者HLA－B27阳性，故HLA－B27阳性对强直性脊柱炎的诊断有参考价值，尤其对临床高度疑似病例。但仍有10%强直性脊柱炎患者HLA－B27阴性，因此HLA－B27阴性也不能除外强直性脊柱炎。

五、脑脊液检查

（一）常规检查

1. 压力　成人在侧卧位时脑脊液正常压力为0.785～1.766kPa（80～180mmH_2O），椎管阻塞时脑脊液压力增高。

2. 外观　为无色透明水样液体。蛋白含量高时则呈黄色。如为血色者，应考虑蛛网膜下腔出血或穿刺损伤。

3. 潘氏（Pandy's）试验　又名石炭酸试验，为脑脊液中蛋白含量的定性试验，极为灵敏。根据白色混浊或沉淀物的多少用“+”号的多少表示，正常为阴性，用“-”号；如遇有椎管梗阻则由于蛋白含量增高而出现阳性反应，最高为“++++”，表示强度白色浑浊和沉淀。

4. 正常脑脊液　白细胞数为（0～5）×10^5/L（0～5个/mm），多为单个核的白细胞（小淋巴细胞和单核细胞）。6～10个为界限状态，10个以上即为异常。白细胞的增大见于脑脊髓膜或其实质的炎症。

（二）生物化学检查

1. 蛋白质定量　正常脑脊液中含有相当于0.5%的血浆蛋白，即45g/L。蛋白质增高多见于中枢神经系统感染、脑肿瘤、脑出血、脊髓压迫症、吉兰-巴雷综合征等。

2. 糖　正常脑脊液含有相当于60%～70%的血糖，即2.5～4.2mmol/L（45～75mg/dl）。各种椎管炎症时减少，糖量增高见于糖尿病。

3. 氯化物　正常脑脊液含有的氯化物为120～130mmol/L，较血氯为高，细菌性和真菌性脑膜炎时含量减少，结核性脑膜炎时尤其明显。

（三）特殊检查

1. 细菌学检查　为查明致病菌的种类及其抗药性与药敏试验，必要时行涂片、细菌培养或动物接种。

2. 脑脊液蛋白电泳　主要判定γ蛋白是否增高，有助于对恶性肿瘤的诊断。

3. 酶　观察其活性以判定脑组织受损程度及提高与预后之关系。

4. 免疫学方法测定　主要用于神经内科疾患的诊断和鉴别诊断。

六、尿液检查

1. 尿蛋白　参考值：0～0.15g/24h。

中度尿蛋白（0.5～4.0g/24h）见于多发性骨髓瘤、肾炎。

2. 尿钙　参考值：2.5～7.5mmol/24h。

增高：甲状旁腺功能亢进、维生素D中毒、多发性骨髓瘤等。

降低：甲状旁腺功能降低、恶性肿瘤骨转移、维生素D缺乏、肾病综合征等。

3. 尿磷　参考值：9.7～42mmol/l。

增高：肾小管佝偻病、甲状旁腺功能降低、代谢性酸中毒等；降低：急慢性肾功能不全、维生素D中毒等。

七、肺功能检查与血气分析

（一）肺功能的测定及分级

肺功能测定包括肺容量及通气功能的测定项目，包括有肺活量、功能残气量、肺总量、每分钟通气量、最大通气量、第一秒用力呼出量、用力呼气肺活量及用力呼气中期流速等。还需根据肺活量，最大通气量的预计值公式，按年龄、性别、身高、体重等，算出相应的值，然后以实测值与预计值相比，算出所占百分比，根据比值，来评定肺功能的损害程度并分级。肺功能评定参考标准见表1-2。

表 1-2 肺功能评定参考标准

肺功能评定	最大通气量	残气/肺总量	第 1 秒最大呼气流量
正常	>75%	<35%	>70%
轻度损害	60~74	36~50	55~69
中度损害	45~69	51~65	40~54
重度损害	30~44	66~80	25~39
极重度损害	<29	>81	<24

注：总评定重度：3 项中，至少有 2 项达重度以上损害。中度：①3 项中，至少有 2 项为中度损害；②3 项中，轻、中、重度损害各 1 项。轻度：不足中度者。

（二）血气分析参考值

血液 pH 7.40（7.35~7.45）；PCO_2 40mmHg（35~45）；PO_2 90mmHg（80~110）；SaO_2 96% ±1%。

八、关节液检查

关节液检查是关节炎鉴别诊断中最重要的方法之一。所有滑膜关节内部都有滑液（关节液），是由滑膜毛细血管内的血浆滤过液加上滑膜衬里细胞产生分泌的透明质酸而形成。正常关节腔内滑液量较少，其功能是帮助关节润滑和营养关节软骨。正常滑液清亮、透明、无色、黏稠度高。正常滑液细胞数低于 200×10^6/L（200/mm^3），且以单核细胞为主。滑液检查有助于鉴别诊断，尤其是对感染性或晶体性关节炎，滑液检查有助于确定诊断。

由于滑膜的炎症或其他的病理变化可以改变滑液的成分、细胞内容和滑液的物理生化特点，因此不同疾病的滑液表现各不相同，为此滑液检查应包括：①滑液物理性质的分析如颜色、清亮度、黏性、自发黏集试验及黏蛋白凝集试验等；②滑液的细胞计数及分类；③滑液内晶体的检查；④滑液病原体的培养、分离；⑤生化项目的测定：葡萄糖、免疫球蛋白、总蛋白定量等；⑥特殊检查：滑液类风湿因子、抗核抗体、补体等。

临床上常将滑液分为四类：Ⅰ类非炎症性；Ⅱ类炎症性；Ⅲ类感染性；Ⅳ类出血性，各类滑液的物理生化性质特点见表 1-3。

表 1-3 滑液的分类及特点

	正常	Ⅰ类非炎症性	Ⅱ类炎症性	Ⅲ类化脓性
肉眼观察	清亮透明	透明黄色	透明或浑浊黄色	浑浊黄-白色
黏性	很高	高	低	很低，凝固酶阳性
白细胞数（/L）	$<0.15\times10^9$	$<3\times10^9$	$<(3\sim5)\times10^9$	$(50\sim300)\times10^9$
中性粒细胞	<25%	<25%	>50%	>75%
黏蛋白凝集试验	很好	很好~好	好~较差	很差
葡萄糖浓度	接近血糖水平	接近血糖水	低于血糖水平差别 >1.4mmol/L	低于血糖水平差别 >2.8mmol/L
细菌涂片	-	-	-	有时可找到
细菌培养	-	-	-	可为 +

Ⅰ类非炎症性滑液常见于骨关节炎和创伤性关节炎；Ⅱ类炎症性滑液最常见于以下三组疾病：①类风湿关节炎或其他结缔组织病；②血清阴性脊柱关节病，如强直性脊柱炎、赖特综合征；③晶体性关节炎，如痛风、假痛风；Ⅲ类化脓性滑液最常见的疾病为细菌感染性关节炎及结核性关节炎；Ⅳ类滑液为出血性，可由全身疾病或局部原因所致。最常见的原因是血友病、出凝血机制障碍或抗凝过度、创伤、绒毛结节性滑膜炎和神经病性关节病等。

（陈国武）

第三节　骨科相关影像学检查

一、骨科 X 线检查

骨组织是人体的硬组织，含钙量多，密度高，X 线不易穿透，与周围软组织形成良好的对比条件，使 X 线检查时能显示清晰的影像。不仅可以了解骨与关节疾病的部位、范围、性质、程度和周围软组织的关系，为治疗提供可靠的参考，还可在治疗过程中指导骨折脱位的手法整复、牵引、固定和观察治疗效果、病变的发展以及预后的判断等。此外，还可利用 X 线检查观察骨骼生长发育的情况，观察有无先天性畸形，以及观察某些营养和代谢性疾病对骨骼的影响。但 X 线检查只能从影像的变化来判断，而不完全是伤病的实质变化情况，有不少病变的 X 线征象往往比临床症状出现的迟，如急性化脓性骨髓炎，早期破坏的是骨内软组织而不是骨小梁结构，所以早期 X 线检查可无明确的骨质变化；另外，当 X 线投照未对准病变部位或 X 线投照的影像质量不好，会影响对病变的判断。因此，对 X 线检查不可单纯依赖，它仅是辅助诊断手段之一而已。

（一）X 线检查的位置选择

拍摄 X 线片位置的正确，能够及时获得正确的诊断，避免误诊和漏诊，临床医生在填写申请 X 线检查单时，应包括检查部位和 X 线投照体位。

1. X 线检查常规位置　正、侧位：正位又分为前后正位和后前正位，X 线球管在患者前方、照相底片在体后是前后位；反之则为后前位。常规是采用前后位，特殊申请方用后前位。侧位是 X 线球管置侧方，X 线底片置另一侧，投照后获得侧位照片，与正位结合后即可获得被检查部位的完整的影像。

2. X 线检查特殊位置

（1）斜位：因侧位片上重叠阴影太多，某些部位需要申请斜位片，如为显示椎间孔或椎板病变，需要拍摄脊柱的斜位片。骶髂关节解剖上是偏斜的，也只有在斜位片上才能看清骶髂关节间隙。除常规斜位外，有些骨质需要特殊的斜位投照，如肩胛骨关节盂、腕舟状骨、腕大多角骨、胫腓骨上关节等。

（2）轴位：常规正侧位 X 线片上，不能观察到该部位的全貌，可加照轴位片，如髌骨、跟骨、肩胛骨喙突、尺骨鹰嘴等部位常需要轴位片来协助诊断。

（3）双侧对比 X 线片：为诊断骨损害的程度和性质，有时需要健侧对比，如儿童股骨头骨骺疾患，一定要对比才能看得出来。肩锁关节半脱位、踝关节韧带松弛，有时需要对比才能作出诊断。

（4）开口位：颈$_{1\sim2}$被门齿和下颌重叠，无法看清，开口位 X 线片可以看到寰枢椎脱位、齿状突骨折、齿状突发育畸形等病变。

（5）脊柱动力位 X 线片检查：对于颈椎或腰椎的疾患，可令患者过度伸展和屈曲颈椎或腰椎，拍摄 X 线侧位片，了解有无脊柱不稳定，对诊断和治疗有很大帮助。

（6）负重位 X 线片：常用于膝关节，可精确地显示骨关节炎患者的软骨破坏和力线异常。

（二）阅读 X 线片

1. X 线片的质量评价　读 X 线片一开始，先要评价此 X 线片的质量如何，质量不好的 X 线片常常会使有病变照示不出来，或无病变区看似有病变，会引起误差。好的 X 线片，黑白对比清晰，骨小梁、软组织的纹理清楚。

2. 骨结构

（1）骨膜在 X 线下不显影，只有骨过度生长时出现骨膜阴影，恶性肿瘤可先有骨膜阴影，青枝骨折或疲劳骨折也会出现阴影。若在骨皮质外有骨膜阴影，应考虑上述病变。

（2）骨皮质是致密骨呈透亮白色，骨干中部厚两端较薄，表面光滑，但肌肉韧带附着处可有局限性隆起或凹陷，是解剖上的骨沟或骨嵴，不要误认为是骨膜反应。

（3）骨松质：长管状骨的内层或两端、扁平骨如髂骨、椎体、跟骨均系骨松质。良好 X 线片上可以看到按力线排列的骨小梁；若排列紊乱可能有炎症或新生物。若骨小梁透明皮质变薄，可能是骨质疏松。有时在骨松质内看到有局限的疏松区或致密区，可能是无临床意义的软骨岛或骨岛，但要注意随访，以免遗漏了新生物。还有，在干骺端看到有一条或数条横行的白色骨致密阴影，这是发育期发生疾病或营养不良等原因产生的发育障碍线，也无临床意义。

（4）关节及关节周围软组织：关节面透明软骨不显影，故X线片上可以看到关节间隙，此有一定厚度，过宽可能有积液，关节间隙变窄，表示关节软骨有退变或破坏。

骨关节周围软组织如肌腱、肌肉、脂肪虽显影不明显，但它们的密度不一样，若X线片质量好，可以看到关节周围脂肪阴影，并可判断关节囊是否肿胀，淋巴结是否肿大，对诊断关节内疾患有帮助。

（5）儿童骨骺X线片：在长管状骨两端为骨骺，幼儿未骨化时为软骨，X线不显影；出现骨化后，骨化核逐渐长大，此时X线片上只看到关节间隙较大，在骨化核和干骺端也有透明的骺板，但幼儿发生软骨病或维生素A中毒时，骺板会出现增宽或杯状等形态异常。

（三）X线片临床应用

1. 创伤　X线片是创伤骨科的主要影像学检查方法。通过X线片，可快速得出骨折和脱位的精确诊断，同时可根据骨折的部位、程度、类型或力线了解骨折的特征。临床上，系列的X线片可用来了解骨折的愈合情况和并发症。有选择地应用非标准位置X线片、体层摄影和CT扫描有助于解剖结构复杂部位骨折的评估。MRI和核素扫描则有助于了解不明显的应力性骨折和急性无移位骨折。

2. 感染　急性骨髓炎的表现包括骨破坏、骨膜反应、软组织肿胀。软组织肿胀可能是疾病早期的惟一表现，X线片上的骨溶解表现通常在起病后7～10d才出现。亚急性和慢性骨髓炎的X线表现为骨的修复反应。受累骨可增粗、硬化并伴有皮质增厚，并可有死骨形成。关节感染患者，早期X线片仅表现为非特异的关节渗出。关节穿刺对关节感染的早期诊断非常重要。因关节软骨的丢失和软骨下骨的破坏，晚期X线表现为关节间隙狭窄。脊柱感染常起源于椎体终板，椎间盘和终板的破坏是脊柱感染的特征，X线片上可见椎间隙狭窄、终板破坏和椎旁脓肿。

3. 肿瘤　普通X线片是诊断骨肿瘤最有价值的方法。良性病变的典型表现是骨破坏伴有窄的移行带、骨膜反应均匀。侵袭性或恶性病变的特征是边界不清伴有较宽的移行带、虫蚀样或浸润性骨破坏，骨膜反应不连续和软组织包块。一些肿瘤在受累骨内具有特征性，如长骨内边界清晰的偏心性由骺端侵犯到软骨下的病变是骨巨细胞瘤的特征。X线片上看到的肿瘤基质对确定肿瘤性质有一定帮助。如弧形和漩涡形钙化是软骨肿瘤（如内生软骨瘤或软骨肉瘤）的特征性表现，而云雾状钙化则是产生骨样组织的肿瘤（如骨肉瘤）的表现。

4. 代谢性和内分泌性骨病　正常情况下骨形成和破坏处于平衡状态。发生各种内分泌和代谢性骨病时，平衡被打破，造成骨形成增加、骨吸收增加或骨矿化不全等表现，在X线片上表现为骨密度的减低或增加。骨软化患者可见透亮区或假性骨折。典型的不全骨折发生于耻骨支、股骨近端和尺骨近端，多为双侧对称。甲状旁腺功能亢进症的特征性表现为骨膜下、皮质内、内骨膜及韧带下骨吸收。

5. 先天性和发育性畸形　X线片对诊断先天性和发育性畸形非常重要。骨骼畸形包括形成不良，以及骨骼生长、发育、成熟和塑形的异常。通过X线片可诊断骨形成异常如骶骨发育不良、先天性假关节、腕骨间融合等。X线片可用于各种发育不良性疾病的诊断和观察（如胫内翻、髋关节发育不良等）。

6. 关节炎　包括各种因退行性病变、炎症和代谢因素而累及关节的疾病。X线片是诊断关节炎前最有用的影像学手段，大多数采用常规投照方法，负重位片可精确地了解负重关节（如膝关节）的软骨损害程度。X线片可显示受累关节的形态学畸形以及受累的骨骼范围。骨关节的X线特征是关节间隙狭窄、骨赘形成、软骨下囊性变及硬化。类风湿关节炎以关节边缘侵蚀、关节间隙均匀性狭窄、滑膜囊肿形成和半脱位为特征，双侧关节对称受累。痛风是一种结晶体关节病，X线的特征表现为边缘侵蚀而出现悬垂样变化、软组织肿块（痛风石）及关节的不对称受累。

（四）其他X线检查技术

1. 体层摄影检查　是利用X线焦距的不同，使病变分层显示影像减少组织重叠，可以观察到病变中心的情况，如肿瘤、椎体爆裂骨折有时采用。目前，常规体层摄影已基本由 CT 替代。临床上最常用的情况是用于检查骨科内固定患者的骨愈合情况，CT 扫描时会因为金属产生伪影，而常规体层摄影不会出现伪影。

2. 关节造影　是为了进一步观察关节囊、关节软骨和关节内软组织的损伤情况和病理变化，将造影对比剂注入关节腔并摄片的一种检查，常用于肩关节、腕关节、髋关节和膝关节等。由于应用造影剂的不同，显影征象也不一样。应用气体造影称之为阴性对比造影法，碘剂造影称之为阳性对比造影法，如果两者同时兼用则为双重对比关节造影，多用于膝关节。随着 MRI 的出现，关节造影检查的数量已明显减少。关节造影只是有选择地应用，常与 MRI 或 CT 扫描同时应用。

肩、腕关节是最常使用关节造影的部位。肩关节造影常用于了解有无肩袖撕裂。盂肱关节内注入造影剂后，出现肩峰下一三角肌下滑囊的渗漏表明有肩袖的全层撕裂，而渗漏仅见于肌腱部位则提示部分撕裂。关节造影时关节容量明显减少则支持粘连性关节囊炎的诊断。腕关节造影用于了解三角软骨和骨间韧带的撕裂。造影剂从一个关节间隔向另一个关节间隔流动表示有穿孔或撕裂。

3. 脊髓造影　是指将符合要求的阳性或阴性对比剂注入蛛网膜下腔，通过 X 线、CT 或其他影像检查显示脊髓本身及其周围组织的状态及有无异常的临床技术。

随着 CT 和 MRI 的出现，近年来单纯脊髓造影的使用已逐渐减少。现在脊髓造影多与 CT 一起应用。CT 的轴位影像可更全面地显示中央椎管、椎间孔、椎间盘、关节面和骨的形态。CT 脊髓造影有时用于怀疑椎管狭窄患者的诊断，可进一步了解骨和增生性改变的作用。通过脊髓造影显示狭窄节段的梗阻情况对了解脊髓压迫的严重性有一定帮助。对脊柱手术后因存在金属伪影或不能行 MRI 检查时，可采用脊髓造影。在脊柱畸形的患者中（如严重脊柱侧凸），有时很难获得椎管很好的断面，因而难以评估椎管内情况，此时脊髓造影检查就非常有用。例如严重的脊柱侧后凸畸形伴有脊髓压迫和成人严重的退行性侧弯，通过脊髓造影和 CT 扫描可以清楚地显示脊髓和神经根的压迫情况。

4. 椎间盘造影　是指在透视引导下通过套管针技术将造影剂注入髓核内。穿刺注射期间密切监测患者的症状。如果患者出现类似于平时的症状，则考虑椎间盘的病理变化与患者的症状相关。椎间盘造影是一种有目的的激发检查技术，主要用于伴或不伴有根性症状的慢性椎间盘源性疼痛的评估。

对保守治疗无效及既往诊断检查正常、模糊或与症状不一致的患者，可考虑椎间盘造影检查。椎间盘造影一般仅用于拟行手术的患者，检查有助于决定是否需要手术，并决定手术的范围。对多节段椎间盘病变患者，椎间盘造影对明确致病节段比较有价值。

二、CT 检查

CT（computerized tomography）是由 Hounsfield 研制设计，20 世纪 60 年代才发展起来的诊断工具。高分辨力 CT 机能够从躯干横断面图像观察脊柱、骨盆及四肢关节较复杂的解剖部位和病变，还有一定的分辨软组织的能力，且不受骨骼重叠及内脏器官遮盖的影响，对骨科疾病诊断、定位、区分性质范围等提供了非侵入性辅助检查手段。

随着临床经验的积累，检查方法的不断完善，CT 对骨科疾病诊断的准确性获得了不断的提高。特别是近 10 年来，随着螺旋 CT、超高速 CT、多排及 16 排探测器 CT 机等新一代 CT 机的引入和广泛使用，CT 三维重建技术得到了长足的进步。通过多平面重建（multiplatar reconstruction，MPR）、曲面重建（curved planar reconstruction，CPR）、表面遮蔽显示（surface shude display，SSD）等图像处理技术，可更清晰显示解剖结构复杂部位的病变情况，大大提高了 CT 扫描的诊断水平。

（一）CT 扫描在脊柱疾病的应用

对 CT 图像进行分析时应熟悉脊柱的大体解剖和断面解剖，识别不同平面在 CT 图像上的切面，常用的有经椎弓根椎体平面、经椎间孔平面、经椎间盘及经上关节突基底平面，通过断面来了解每一个节段平面本身的结构特点及其与周围器官的关系。同时它也和其他检查一样，CT 检查可以造成假象和误诊，临床上要加以注意。另外，窗口技术是 CT 显示中非常重要的功能，一张完善的脊柱 CT 片必须同时具有脊髓窗和骨窗两种不同窗技术的图像。

1. 颈椎、胸椎后纵韧带骨化　CT 扫描能测出骨化灶的横径、矢状径和脊髓受压程度。

2. 腰椎管狭窄症　CT 扫描可区分中央型或侧隐窝狭窄，可看到硬膜囊及神经根受压的程度。

3. 腰椎间盘突出症　CT 扫描能清楚显示突出物压迫硬膜囊及神经根，并可了解是否伴有椎管狭窄。对神经孔外及侧方型椎间盘突出，CT 有独到之处。

4. 先天性脊柱畸形　CT 扫描对于复杂的先天性脊柱畸形非常有用，脊髓造影后 CT 扫描可以清楚地显示脊髓及神经根有无压迫改变，是否合并有脊髓的异常如脊髓纵裂。复杂的先天性侧凸由于椎体旋转明显，且可能有相互的重叠，X 线片上的椎体畸形常常显示不清。脊柱的 CT 三维重建可以清楚地显示椎体的先天畸形，如半椎体、分节不良、脊柱裂和肋骨的畸形如并肋、肋骨缺如等，有助于正确地诊断和制订治疗计划。

（二）CT 扫描在关节疾病的应用

1. 髋关节　主要用于诊断先天性髋脱位，股骨头缺血性坏死、全髋关节置换术后出现的并发症，髋关节骨关节病及游离体，髋关节结核骨破坏与死骨情况。

2. 膝关节　膝关节屈曲 30°、60°位髌骨横断扫描，诊断髌骨半脱位、髌骨软骨软化症。

3. 肩关节　主要用于观察关节盂唇疾病。结合肩关节双对比造影后再行 CT 扫描，能清楚显示肩关节盂唇损伤、撕脱骨折等病变，如 Bankart 病变。

（三）CT 扫描在外伤骨折中的应用

CT 对于胸腰椎爆裂性骨折，能够显示碎骨块突入椎管，压迫脊髓。这对设计减压与摘除碎骨块手术，有一定指导意义。此外，还可了解脊柱骨折后稳定情况，决定脊柱内固定方式。骨盆骨折，尤其是严重粉碎骨折，CT 能显示骨折移位的程度，是否需要复位与内固定，并可指导手术入路与固定方法。尤其是螺旋 CT 可显示复杂的髋臼骨折，便于医生考虑如何达到满意的复位。

（四）CT 扫描在肿瘤中的应用

骨与软组织良、恶性肿瘤，都可进行 CT 扫描，了解骨破坏程度、肿瘤周围软组织改变、判断与周围大血管与神经的关系，考虑能否保留肢体。

CT 判断病变的基础是正常组织的解剖结构形态和密度发生了变化，通常所指的高、低、等密度病变是根据其与所在器官的密度相比较而言的。综合分析病变的部位、大小、形状、数目、边缘、相邻器官侵犯情况及病变的密度特点，就可以对病变作出定位及定性诊断。尽管 CT 对骨科疾病的临床诊断价值较高，但要记住在临床上仍应按一般检查、X 线片、CT 或 CTM 这一先后顺序检查，当 CT 与临床检查结果相矛盾时，仍应以临床为主，若盲目依靠 CT 则可能导致患者的误诊和误治，临床医生应对此加以注意。在读片时，必须以常规 X 线片为基础，不应在没有 X 线片的情况下直接阅读 CT 片子，更不可仅有 CT 片而无常规 X 线片。

三、MRI 检查

磁共振成像（magnetic resonance imaging，MRI）是 20 世纪 80 年代初开始应用于临床的影像诊断技术，是一种无创伤性的安全检查方法。磁共振是磁场内核能量吸收和发射产生的一种现象。磁共振成像依赖于能影响组织化学特性的内在组织参数，尤其是人体组织内的氢原子，这是磁共振成像的基础。每一组织具有特定的信号强度，此取决于组织内的氢原子数和两个物理参数，即 T_1（纵向弛豫时间或自旋 - 晶格弛豫时间）和 T_2（横向弛豫时间或自旋 - 自旋弛豫时间）。常规应用自旋 - 回波技术，主要的是 T_1、T_2 加权像，它影响组织的对比。肌肉骨骼组织成分特别适合作 MRI 检查，如骨髓组织于 T_1 加权像呈高信号强度，T_2 加权像呈中信号强度；骨皮质于 T_1、T_2 加权像都呈低信号强度。

（一）磁共振成像的优点

（1）MRI 成像 MRI 能从多方位、多层面提供解剖学信息和生物化学信息，可在分子水平提供诊断信息，如水肿、炎症、关节积液及早期肿瘤，以不同于正常的信号将上述病变显示出来。

（2）MRI 成像具有较 CT 更强的软组织分辨率，能反映炎症灶、肿瘤周围被侵犯情况，一般认为

MRI 在脑、脊髓和关节内病变的显示上优于 CT 扫描。

（3）通过不同序列，可获得脂肪抑制技术，不需要造影即可获得类似于脊髓造影的磁共振液体（水）成像技术。MRI 还可以应用钆增强剂（Gadolinium，Gd DTPA）做对比显影，进一步提高对病变组织的分辨能力。

（4）MRI 检查无放射线辐射，并具有高度对比分辨力，且能提高病理过程的敏感度（包括信号特点和形态学改变），因此 MRI 特别适宜于判断软骨、韧带和骨髓组织，这是普通 X 线片和 CT 不及之处。对人体没有放射性损害。

（二）磁共振成像在骨科中的应用

1. 脊柱疾病　MRI 可准确评价脊柱的各种病理情况，T_1 加权成像适用于评价髓内病变、脊髓囊肿和骨破坏病变，而 T_2 加权成像则用于评价骨唇增生、椎间盘退行性病变与脊髓损伤。

（1）脊髓病变：可清楚显示脊髓空洞、脊髓栓系、脊髓纵裂、硬膜内脂肪、脊髓脊膜膨出等脊髓病变。

（2）脊柱感染性疾患：如化脓性骨髓炎、脊柱结核与椎间盘炎。脊柱化脓性感染在 T_1 加权像上为低信号，T_2 加权像上为高信号。MRI 对于诊断脊柱结核很有用，除椎体破坏外，还可见脓肿形成，有助于制订手术计划。

（3）椎间盘病变：正常椎间盘在 T_1 加权像上呈低信号、T_2 加权像上呈高信号。随着年龄增加，椎间盘的水分逐渐减少，因此在 T_2 加权像上中央高信号区范围逐渐减小。目前认为椎间盘退行性病变首先是前方、侧方或后方的外层纤维环撕裂，但大多数患者的 MRI 上看不见上述纤维环的撕裂。少数情况下，在 T_2 加权像上，因继发水肿及肉眼可见的组织形成，纤维环撕裂呈现比较明显的高信号带。上述 T_2 高信号带可能与腰背痛有关。

椎间盘手术后患者，用 Gd－DTPA 增强剂行 MRI 可以区别是瘢痕还是又有新的椎间盘突出。在 T_1 加权像上瘢痕为低信号，如应用钆增强剂，则瘢痕成为高信号，而椎间盘组织不被增强，在 T_1 加权像和增强成像上均为低信号。

（4）椎管病变：MRI 可以清楚地显示椎管狭窄的部位、范围和程度。MRI 可以显示神经根管狭窄，硬膜外脂肪和侧隐窝脂肪减少是诊断神经根受压的重要征象。不过 CT 在判断骨组织、椎间盘组织在椎管狭窄中的作用仍要优于 MRI，尤其是 CT 脊髓造影，具有更好的对比度。

（5）脊柱、脊髓外伤：MRI 是脊柱与脊髓损伤重要检查手段，可提供较多信息，尤其是显示有关脊髓本身的创伤、椎管与椎旁软组织的改变，能够判断后方韧带复合结构的损伤情况，利于制订治疗方案。

MRI 对于脊椎压缩性骨折，除了可以显示骨折程度和脊柱序列情况，还可由椎体内骨髓信号的变化得知骨折的急慢性及愈合程度。如压缩性骨折非常严重而且扁平，在 T_1 加权像上呈高信号，T_2 加权像呈低信号，表示为慢性压缩性骨折，椎体内已被脂肪组织所替代。如果在 T_1 加权像上椎体呈低信号，在 T_2 加权像上呈高信号，则表示骨折后仍有骨髓水肿的现象，可能为亚急性骨折，其骨髓水肿可以引起患者背部疼痛。上述改变有助于临床上选择责任椎体进行椎体成形术或后凸成形术。

2. 关节疾病

（1）髋关节疾病：MRI 对软组织分辨率高，又有各种不同的序列技术，能早期发现股骨头缺血坏死、关节唇的撕裂、骨关节病与肿瘤。MRI 诊断股骨头坏死的敏感性要优于 CT。股骨头坏死早期一般局限于股骨头前上方，与负重部位一致。坏死组织的 MRI 特征：T_1、T_2 加权像均呈低信号，间质肉芽组织在 T_1 加权像呈低信号，T_2 加权像呈高信号，坏死边缘骨硬化在 T_1、T_2 加权像均呈低信号。

（2）膝关节疾病：MRI 现在常规用于半月板撕裂（半月板可见延伸到表面的线型异常信号）、交叉韧带损伤（特别是前交叉韧带，表现为韧带外形的变化和继发的信号变化）、侧副韧带损伤（水肿或连续性中断）的诊断。

（3）肩关节：多平面成像可较好地显示肩袖和盂唇。肩袖损伤（主要是冈上肌腱）可有肌腱的退行性病变（T_1 加权像和质子密度扫描上信号异常）、部分撕裂（T_1 加权像信号异常伴 T_2 加权像上的水肿）及完全撕裂，可见横过肌腱的液体信号（常为肌腱前缘，T_2 加权像高信号）并与关节腔和肩峰下滑囊相通。

3. 骨与软组织肿瘤　恶性骨及软组织肿瘤，破坏骨髓腔或软组织，其 MRI 表现较 X 线平片为早。骨巨细胞瘤、骨肉瘤等破坏骨髓腔，常有缺血坏死，在 MRI 上呈低信号。

4. 骨与关节感染　急性骨髓炎髓腔发生炎性改变及骨皮质外软组织改变，MRI 的敏感性较 X 线平片高，可以早期发现，尤其是深部组织。对急性骨髓炎，T_1 加权像见骨髓腔呈一致低信号至中等信号，骨皮质受累者呈中等信号；在 T_2 加权像上髓腔炎症区为高信号，高于正常髓腔。

四、放射性核素检查

骨的放射性核素骨显像是将亲骨性核素及其标记化合物引入体内，以使骨骼显影。尽管核素图像的分析解释与传统的 X 线检查有类似之处，但二者之间存在显著差异。

放射性核素显像通过在患者体内注入的放射性物质发射光子，通过光能转换产生图像，它既能显示骨的形态，又能反映骨的活性，定出病损部位。传统的 X 线检查、CT、MRI 及超声检查是通过外部能量产生的射线（或声波）穿过人身而产生图像。核医学的图像是功能显像而不是解剖显像。通过一次注射放射性物质可以观察全身情况，是解剖显像的补充。X 线检查只能在骨质结构和密度发生变化后才能发现病变，但放射性核素骨扫描在骨的结构或外形尚未发生改变时，即可显示病变，所以具有早期发现病变的优点，特别是对骨肿瘤、骨转移病灶有早期诊断的价值。

放射性核素骨扫描在发现骨病变上具有很高的敏感性，能在 X 线检查或酶试验出现异常前更早地显示骨病变的存在。骨显像分为静态显像（局部显像和全身显像）和动态显像（三时相和四时相显像）

骨骼的无机成分羟基磷灰石结晶，能与组织液中可交换的离子进行交换。如这些被交换的离子为放射性核素，则骨内呈现放射性，使骨组织显影，其分布与羟基磷灰石结晶的分布相一致。目前临床上常用的骨显像剂，主要有亚甲基二磷酸盐（MDP），其次是焦磷酸盐（PYP）。

临床应用：

（1）搜索早期骨肿瘤：恶性肿瘤容易发生骨转移，脊柱是继发性骨肿瘤的最常见部位。放射性骨扫描可较早发现病灶，甚至可发现多发性病灶。对病情的发展及预后的判断有重要意义。

检查发现：①核素高度浓集，常见于骨肉瘤、尤因肉瘤、转移癌、嗜酸性肉芽肿、骨囊肿；②核素轻度浓集，多见于软骨肉瘤、内生软骨肉瘤；③核素无浓集现象，见于软骨瘤、纤维瘤。

（2）骨髓炎早期，此时 X 线检查往往呈阴性结果，而核素扫描在骨髓炎症状出现 24h 后，即可在病灶区内发现浓集现象，较一般 X 线检查至少提早 2 周。而且随病程发展，浓集密度逐渐增高。

（3）核素显像能直接反映脊柱移植骨成骨活性的程度。

（4）骨梗死在核素图像中表现为“冷区”，且持续时间达数周以上。

（陈国武）

第二章

创伤急救

第一节　创伤的分类

与严重创伤的评分不同，严重创伤分类的目的在于采用科学的方法，迅速缓解大量伤员与救治力量有限的矛盾，科学安排伤员救治的轻重缓急，以确保危重伤员得到优先救治，整个治疗过程井然有序。对于各种创伤，可以采用伤部、伤因、伤型以及伤情4者相结合的分类方法，这样既可以明确诊断，也能表明损伤的严重程度。

一、按受伤部位分类

按解剖生理关系，可以把人体分成8个部位，每个部位损伤有它各自的特点。

1. 颅脑部　包括眉间、眶上缘、颧弓、外耳道、乳突尖到枕骨粗隆连线以上的部位。由完整而坚硬的颅骨与人体最重要而又最脆弱的脑组织组成。颅骨未损坏的伤员，可以出现脑震荡、脑挫伤，并可合并颅内出血；颅骨有破坏的伤员，一般有颅内出血和较重的脑挫裂伤，可立即威胁到伤员的生命，应抓紧时间治疗。硬脑膜是防御感染的主要屏障，脑实质对细菌感染的耐受力也较强，因此在伤后48～72小时进行清创有时仍可达到满意效果。

2. 颌面颈部　面部的表面划分是自鼻根起向两侧沿眶上缘上边至耳前、颞颌关节处，沿下颌骨下缘相接于颏的联合处。颈的表面为自胸骨柄上缘正中点沿锁骨上缘向两侧延伸，与前后腋线的延长线相交，沿斜方肌的上缘向内侧相接于第7颈椎棘突。它既是人体外貌的外露和表情部分，又是各特殊感觉器官和呼吸、饮食、语言等重要功能的集中表现部位。创伤一方面可以造成一种或几种器官，如脑、眼、耳、鼻等的同时损伤和功能障碍，甚至威胁到伤员生命。同时伤后颌面部留下的残疾可能给伤员造成巨大的心理障碍。这部分创伤最好由神经外科、眼科、耳鼻喉科、口腔科和普通外科的医生联合救治。

3. 胸部　上界与颈部相连；两侧由腋前、后皱襞与肩峰的连线与上肢相连；下界由胸骨剑突、肋下缘到第8肋间相连；后面由两侧第8肋间连线通过第11肋到第1腰椎中点的连线与腹部相连接。胸廓外形的完整和胸腔内的负压维持机体呼吸与循环功能。因此，胸壁的破坏或变形以及胸腔被血、气压缩都可以立即造成心肺功能的紊乱。所以胸壁伤与胸腔伤有同等的重要性，都应按重伤员对待。

4. 腹部　上界与胸部相连，下界从耻骨联合上缘顺腹股沟韧带沿髂前上棘、髂骨到骶骨上缘。腹部脏器众多，创伤的主要危险是内出血造成的休克和内脏破裂造成的腹膜炎，两者均可致命。因此，只要发现有内脏损伤，原则上都必须进行探查与有效的手术处理。

5. 骨盆部　上界为腹部，前下包括外阴与会阴部。由耻骨联合下缘向外连线到股骨大粗隆上缘，向后沿臀下皱襞到会阴部。集泌尿生殖与消化系统末端于一体。特点是有骨性盆壁保护盆腔脏器，但在骨盆骨折时除有大量出血外也可继发或伴有内脏损伤。特别是部分泌尿生殖器和消化道末端同时遭受创伤，可引起严重污染。

6. 脊柱脊髓部　解剖范围相当于棘突全部以及邻近部位。创伤引起的最大问题是造成不同平面和不同范围的截瘫或偏瘫，能致终身残废。救治时必须防止附加损害。

7. 上肢　上端与胸部相连，可分成肩、上臂、前臂与手4个部分，是人体生活和工作的主要运动器官，其特点是功能灵活，损伤的机会较多。治疗上肢创伤时要把重点放在恢复功能上。

8. 下肢　上端与骨盆部连接，分大腿、小腿与足部3个部分。其功能是移动身体与负重。伤后多需卧床治疗，治疗期长。治疗重点应使行动和负重功能恢复。

据战伤资料统计，在战伤中头颈部伤一般占15%~20%；躯干伤也占15%~20%（其中胸部8%，腹部6%），上肢伤占25%~30%，下肢伤占30%~35%。按交通事故伤资料统计依次为下肢（主要为小腿）85%，头部50%~80%，臂部20%~50%，其余部位则较少。由此可见和平、战时的创伤在部位上有一些差别。

二、按致伤原因分类

1. 刺伤　因锐器，如刺刀、剪刀、铁钉、钢丝等所致的组织损伤，其特点是伤口小而深，有时可以刺入深部体腔而皮肤仅有很小的伤口。刺伤内脏时可以引起体腔内脏大量出血和（或）穿孔。刺入心脏，可迅速致死。

2. 火器伤　为常规武器战伤，是以火药为动力的武器致伤。

（1）枪弹伤：由各种枪支所发射的弹丸所致的组织损伤。根据枪弹的速度不同，可以分为以下3类。

低速：366m/s（1 200英尺/s）以下，如一般的手枪子弹。

中速：366~762m/s（1 200~1 500英尺/s），如一般的卡宾枪和冲锋枪子弹。

高速：762m/s（2 500英尺/s）以上，如部分步枪子弹。子弹之所以具有致伤力是因为它具有动能，而子弹动能的大小又与它飞行速度的平方成正比，其计算公式如下：

$$KE = mv^2/2g$$

式中KE代表动能，m代表质量，v代表速度，g代表重力加速度。

当低速子弹穿入组织时，作用力沿着弹道的轴线前进，直接离断、撕裂和击穿弹道上的组织，形成一个伤道。而高速子弹贯穿组织时，不仅有前冲力，而且还有侧冲力，具有一定的向四周扩散的能量和速度，因而迫使伤道周围组织迅速向四周压缩和移位，形成比子弹大数倍甚至数十倍的椭圆形空腔，称暂时空腔，存在时间极短，约为数毫秒，其内压力有时可达100个大气压以上。子弹穿过后空腔很快缩小，留下一残存伤道，即临床上常见的伤道。伤道内充满失活组织、血液、血块、异物等。从病理学上可以将高速弹伤后的伤道及伤道周围组织分成以下3个区。

1）原发伤道：即投射物直接损伤组织所造成的损伤区域，其中充满失活组织、异物、污染物、血液和渗出液等。

2）挫伤区：紧靠原发伤道，为直接遭受挫伤的区域。此区的损伤范围在伤后数小时内不易判定，一般需要在2~3天后出现明显的炎症分界时才能分清。依受伤程度，可以发生部分或全部坏死，继而脱落，因而使原发伤道扩大，通常要比原发伤道大数倍。由坏死组织脱落后所形成的伤道称为继发伤道。

3）震荡区：挫伤区之外是震荡区，其范围大小与传至组织的能量多少有关。震荡区的主要病变是血循环障碍及其所引起的后果。因为此区内的组织并未直接遭受投射物的打击，伤后短时间内又看不出显著的变化，数小时后才出现不同程度的血液循环障碍，如充血、淤血、出血、血栓形成、渗出和水肿等。血栓形成可导致组织坏死。水肿可以压迫周围的组织，从而引起局部缺氧和坏死。震荡区的血液循环障碍为战伤感染的发生提供了条件。

以上3个区域并无明确的界限，并可能犬牙交错，因具体条件不同，损伤的范围和病变的发展过程也不尽相同，有的早期就可以愈合，有的却发生进行性坏死和感染。

最近的一些资料表明，某些高能撞击伤，如高速车祸所致的软组织伤的创面组织病理改变与枪弹伤的某些病理改变有相似之处。因此，了解高速枪弹伤伤道的病理特点对于平、战时高能创伤时局部创面的处理十分有益。

（2）弹片伤：炸弹、炮弹、手榴弹、地雷、水雷、鱼雷、常规弹头导弹等爆炸后的弹片向外飞散杀伤人体所致的损伤。在现代战争中弹片伤的比例大于枪弹伤。据一组933例西南边境反击战战伤统计，弹片伤发生率高达91.8%（表2－1）。

表2－1　西南边境反击作战933例火器伤伤因分析

	炮弹伤	地雷伤	枪伤	手榴弹伤	雷管伤	合计
例数	701	130	74	26	2	933
百分比	75.1	13.9	8	2.8	0.2	100

弹片伤所造成的周围伤道组织挫伤区随伤员距离爆炸中心远近而有轻重之分，但弹片爆炸时带入伤道的泥土等污染较枪弹伤更为严重，而且常为多处弹片致伤，伤道复杂。据一组越南战争中200例钢珠弹伤的资料统计，总共体表伤口有2 800处，平均每人14处受伤，最多者达318处。第4次中东战争，主要表现为坦克战，阿方使用前苏制反坦克火箭，以方则发射美制“转眼”武器，因而使得49%的伤员发生了主要以金属碎片所致的多发伤、多部位伤增的多发伤，而这种损伤在以往战争中是少见的。因此，高速弹片伤具有以下特点：在战多；伤情复杂，易于漏诊、误诊。

（3）冲击伤：冲击伤是指冲击波作用于人体造成的各种损伤，多为烈性炸药、瓦斯、空气燃烧弹或核武器爆炸时产生的压力波击中体表后释放能量所致。典型冲击伤的特点是多发性听器与内脏损伤（以心、肺、胃肠道为主），而体表常完好无损。冲击伤的伤情与实际所受的压力值密切相关。一般认为，压力值越高，伤情越严重。在冲击波的作用下，人体心肺和听器最易受损。临床上所见的爆震伤主要指空气冲击波和水下冲击波直接作用人体造成的损伤。另外，在冲击波通过固体传导使人体致伤或因冲击波的抛掷及其他间接作用引起的损伤虽然也属于冲击伤范围，但不把它叫作爆震伤。在战时，冲击伤见于原子弹、炸弹爆炸附近的损伤，平时则偶见于化工厂、矿井的爆炸事故等。冲击伤与一般创伤的区别在于它具有多处受伤、外轻内重以及伤情发展迅速等临床特点。

3. 挤压伤和挤压综合征　肌肉丰富的四肢、躯干受重物较长时间的重压（1小时以上）所致的损伤。如伤员四肢被挤压，受伤部位明显肿胀者称四肢挤压伤。如胸部受挤压后胸腔内压力骤然升高，心腔和胸腔内大静脉受压，上腔静脉内的血液向头、颈部逆流，由于这些静脉无静脉瓣，就使小静脉和毛细血管内的压力骤然升高而破裂出血，在面、颈、肩和上胸部皮下、球结膜和颊黏膜等处出现广泛性瘀斑和出血点，这种情况临床上又称为创伤性窒息。如挤压伤后出现受压部位肿胀，并伴有肌红蛋白尿及高钾血症的急性肾衰竭，称为挤压综合征。挤压伤和挤压综合征平时多见于地震、房屋倒塌、建筑事故等。

4. 撕裂伤　因钝物打击所致皮肤、软组织撕裂，常有明显的外出血，伤口周围组织有挫裂。

5. 撕脱伤　指高速旋转的机轮和马达纽带等将大片头皮撕脱或四肢皮肤皮下组织与深筋膜肌肉剥脱分离。脱离的组织常失去活力而深层组织则损伤较轻。有时皮下广泛撕脱而皮肤表面却很完整，这种现象应当引起重视。

6. 钝挫伤　为钝性物打击后表面皮肤尚完整，而深部体腔却可能损伤严重。如腹部钝挫伤时腹壁无伤口，而腹腔内脏却发生破裂出血或穿孔等。

7. 扭伤　外力作用于关节，使其发生过度扭转，引起关节、韧带、肌腱等损伤，严重者可以发生断裂。常出现皮肤青紫、疼痛、肿胀和关节活动功能障碍。

8. 其他损伤　如烧伤、冻伤等。

三、按受伤类型分类

1. 按创伤有无伤口分类　可分为闭合伤和开放伤两类。

（1）闭合伤：皮肤保持完整，表面并无伤口。闭合伤伤情不一定很轻，其难点在于难以确定有无体腔脏器损伤。如胸部闭合伤，可以引起胸内器官损伤，造成肺破裂、血胸、气胸；如颅脑闭合伤，可以发生脑挫裂伤和颅内血肿。

（2）开放伤：皮肤完整性遭破坏，有外出血，受伤时细菌侵入，感染机会多，如刺伤、撕裂伤等。也可同时有内脏或深部组织损伤。火器性损伤均为开放伤。

2. 火器伤按伤道形态分类　可以分成贯通伤、非贯通伤、切线伤和反跳伤 4 种。

3. 按体腔是否穿透分类　按颅腔、胸腔、腹腔、脊髓腔以及关节等创伤中的硬脑膜、胸膜、腹膜等是否被穿透，可以分成穿透伤和非穿透伤。

四、按损伤严重程度分类

1. 轻伤　没有重要脏器的损伤，不影响生命，无需住院治疗者，如小的挫伤或裂伤、小的单纯性骨折。10% 以内的无碍行动的 Ⅰ 度烧伤（面部、手部、会阴部除外）。

2. 中等伤　一般无生命危险，但可在一段时间内失去生活、工作和战斗能力，治愈时间较长，治愈后可能留有功能障碍。如广泛的软组织挫伤、上肢的开放性骨折、肢体挤压伤、创伤性截肢以及一般的腹腔脏器伤等。

3. 重伤　重要脏器或部位伤，伤势严重，有生命危险或发生严重并发症的危险而需要紧急治疗的伤员。部分伤员早期既不能耐受手术，也不宜转运。治愈时间较长，治愈后可能留有严重残废。如严重休克、内脏伤、大面积Ⅲ度烧伤、呼吸道阻塞以及开放性气胸等。

4. 极重度伤　伤员伤情危重，生命垂危，存活希望极小。如心脏和主动脉破裂。

（孙　波）

第二节　创伤救治原则

对创伤患者实施快速有效和合理的急救处理，不仅可以最大限度地挽救伤员生命，而且可以减轻伤残，更有利于恢复受伤机体的生理机能。最好的创伤的救治是从现场急救开始的，但由于创伤发生突然，可涉及机体任何部位，形式多样，复杂多变，严重度不一，给救治带来困难。面对创伤，如何在第一时间给予合理救治，需要掌握基本的急救处理原则。

一、察看现场脱离险境

创伤现场时常处于危险状态，给救援人员和伤员的生命构成危险。不注意事发现场的安全程度，盲目救援，就有可能造成不必要的伤亡。因此，救援人员到达现场后，要首先查看和分析救治场所的安全状况。如果没有危险因素，应就地抢救伤员，稳定其病情；如果现场安全性差，应想法将伤员移至安全场所，再实施救治。救治中应注意自身和伤员的安全。

二、迅速评估病情、分清轻重缓急

开始急救时，首先观察伤员的生命体征，如神志、呼吸、气道通畅程度、脉搏、肢体活动状况等；重点察看威胁生命的创伤，如大出血、活动性出血、开放性头胸腹部创伤等；只要情况许可，就应作全面的体检，以发现隐含的危及生命的创伤，如腹腔盆腔内大出血等，力争在最短时间内分清病情的轻重缓急。

为了避免创伤查体时发生疏漏，急诊急救（创伤）医师应牢记美国 Freeland 等建议的“CRASHPLAN”。

C：Cardiac（心脏）。

R：Respiratory（呼吸）。

A：Abdomen（腹部）。

S：Spine（脊柱）。

H：Head（头部）。

P：Pelvis（骨盆）。

L：Limb（四肢）。

A：Arteries（动脉）。

N：Nerves（神经）。

三、急救与呼救并重

现场救援者应根据伤员的数量和创伤的严重程度，在实施急救的同时，迅速与创伤急救中心或相关医疗机构发出求救，以得到更多的医护人员参与急救，使更多伤员在第一时间获得有效救治。

四、先救命后治伤

救治创伤的第一目的是挽救伤员的生命，因此应优先抢救危及伤员生命的心脏呼吸骤停、窒息、大出血、开放性或张力性气胸等。急救早期不忘 ABC，即开放气道、人工呼吸、循环支持。待伤员生命稳定后，再处理其他创伤，以利恢复其生理功能。

五、先重伤后轻伤

在创伤急救的实践中证明，先处理危及生命，或有可能危及生命的创伤，先救重伤员，能最大限度地挽救更多伤员的生命。在处理完严重创伤和重伤员后，再处理轻伤和病情轻的伤员。

六、先止血后包扎

出血能致命，未给伤口进行有效地止血就先包扎伤口，常达不到止血的目的，尤其是较大血管或动脉的出血更难。不适当的包扎还会掩盖伤口的出血状态，从而延误救治。另外，当对头部、胸部、腹部等部位的开放性伤口应通过适当包扎使之成为闭合性伤口；有多处伤口时，包扎依次为头部、胸部、腹部、四肢。

七、急救操作迅速平稳有效

现场救治伤员时，时间就是生命，要求各种抢救操作快速到位，尤其翻转体位、开放气道，人工呼吸，电击除颤等。由于伤员病情的复杂性、严重性和不确定性，不平稳的操作会导致伤情加重或造成新的创伤，因此，无论抢救环境条件多么差，救治难度多么大，各种抢救操作必须平稳有效。

八、先抢救后固定再搬运

有些伤员需要搬运转入医院进一步救治，对这类伤员应先通过急救稳定病情，再对受伤的肢体或躯干（特别是颈部和脊柱脊髓损伤）进行适当固定，最大限度地避免搬运中发生呼吸循环衰竭和创伤加重的可能。

九、快速转运重伤员

研究表明，快速将重伤员转运到条件较好的医院实施进一步救治可明显提高存活率，降低伤残率。因此，只要条件许可，应采用最快速的转运方案将伤员送到高水平医院救治。在复杂地形和偏远地区，直升机空中转运被认为是最佳转运方案。

十、医护与转运同行

重伤员在搬运或转运途中，需医护人员时刻关注病情变化，进行必要的救治。

（孙　波）

第三节　创伤严重程度的评估

创伤严重程度的评估是采用客观指标，对受伤伤员的伤情进行评价，使临床医生在处理创伤时，能对创伤的程度作出统一的评定，它有利于对创伤严重程度进行分类、治疗以及预测伤员的预后。

由于引起创伤的因素千差万别，加之受伤者本身机体反应的个体差异，因此，目前尚没有一种评估方法能够对不同原因、不同致伤部位以及不同致伤阶段的伤情进行全面的评估。20 世纪 60 年代末 70 年代初，一种称为“创伤评分系统”（scoring systems for trauma）的概念在国外兴起，并得以迅速发展。它是以分数来表示，可对伤员的预后和治疗效果进行定量评价，以及对群体伤员进行可靠的比较。他们的理论基础有的是来源于解剖学，有些则是根据伤员的生理紊乱来表示预后。先后曾采用的评分系统有“创伤简明定级标准（AIS）”“创伤严重程度记分法（ISS）”“创伤指数（TI）”“改良创伤评分系统（RTS）”“损伤严重特征系统（ASCOT）”以及 CRAMS 记分法等。其中 AIS 与 ISS 主要在急诊室和医院使用，而 TI 与 CRAMS 等主要用于抢救现场和救护车上。本节概略介绍 AIS、ISS 以及 CRAMS 评分法。

一、创伤简明定级标准

此标准由美国医学会（AMA）、汽车医学安全委员会（AAAM）以及汽车工程师协会（SAE）等共同组织制定。它是以解剖学损伤为基础的损伤严重程度评级方法，自 1969 年制定以来已几易其稿，使其更加完善而符合实际伤情评定的要求。前一段时间它的最新版本 AIS - 90 已出版发行。尽管按其标准创伤严重程度可分为 9 级，但在具体评价时主要还是采用 0 ~ 5 个定级标准，因 AIS 的 6 ~ 9 级已属于致死性创伤范围（24 小时内死亡），再详细的评定实属不必要。以腹部创伤为例：0 级，没有损伤；1 级，轻伤（如腹壁撕裂伤）；2 级，中度损伤（如肾挫伤）；3 级，严重而无生命危险的损伤（如中度脾撕裂伤）；4 级，严重而有生命危险的损伤（如十二指肠破裂伤）；5 级，极严重损伤（如广泛的肝破裂）。

AIS 的优点在于它的原则性与实用性。第一，它以解剖学损伤为依据，这样伤员的每一种损伤便只有一个 AIS 评分，而在以生理学参数为依据的评价中，由于伤员生理状况的变化，可以使伤员出现多个不同的损伤等级；第二，AIS 只评定伤情本身而不评定损伤造成的后果，其目的是使 AIS 成为评价损伤本身严重程度的方法，而不是用来评价损伤造成的功能障碍或残废；第三，AIS 也不是一个单纯预测伤员死亡的分级方法。当然，随着认识的深入，AIS 也需要不断地改进与完善。

二、创伤严重程度记分法

1974 年，Backer 参考 AIS 设计而制定出 ISS 评分系统，目前应用非常广泛。它是在 AIS 的基础上将 AIS 分值最高的 3 个解剖损伤部位的评分值的平方相加。其优点是客观，易于计算。它一律按伤情分类定级，把最严重的损伤，即 5 ~ 9 级一律定为第 5 级，而不管其后果如何。另外，它把颌面伤与头颈部伤分开来评价，更为精确与符合实际。因此，这一方法更确切地应称为 AIS - ISS 法。

记分方法是：先根据 AIS 按身体部位给伤员所有损伤逐一定级：1 级为轻度；2 级为中度；3 级为重度（无生命危险）；4 级为极重度（有生命危险）；5 级为危重（存活未定）。从中取 3 个最严重的伤，其级别的平方数相加所得的和就是该伤员创伤严重度的总分数。这一记分法的缺点是只适用于钝性损伤，另外，还可能忽略了同一解剖部位的多处损伤。

根据英国 Bull 的经验，伤员的年龄与 AIS - ISS 法测定出的 LD_{50}（半数致死分值）的关系见表 2 - 2。

表 2 - 2　伤员年龄与 LD_{50} 关系年龄（岁）

年龄（岁）	LD_{50} ISS
15 ~ 44	40
45 ~ 64	29
≥65	20

一般认为，当ISS大于50时伤员很难存活。当然，也有ISS大于66的伤员被救活的报道。

三、CRAMS法

CRAMS法是Clemmer在综合RPM法（呼吸、脉率、运动）和RSM法（呼吸、血压、运动）评定伤情基础上改进的一种采用循环、呼吸、腹部情况、运动、语言为评判标准的评分方法，适合于院前和急诊科。它用生理指标、创伤机制、受伤部位、创伤类型和年龄等综合评定伤情，其结果是更加符合院前伤员伤情的实际（表2-3）。

表2-3　综合评定伤情的方法

分值指标	2	1	0
循环（C）	返白试验正常和收缩压>100mmHg	返白试验>2秒和收缩压为85~99mmHg	返白试验消失或收缩压<85mmHg
呼吸（R）	正常	异常（浅、费劲或>35/min）	无
胸腹部（A）	胸腹部无压痛	胸或腹有压痛	腹紧张、胸壁浮动和胸腹有贯通伤
运动（M）	服从命令正常	仅对疼痛有反应	固定体位或无反应
语言（S）	正常（自发）	语无伦次、答非所问	不能或发出无法理解的声音

具体方法是评价伤员循环状况（C）、呼吸状况（R）、腹部（包括胸部）状况（A）、运动状况（M）以及语言能力（S）5项内容，每项内容分0~23个分值。以上5项的得分之和即为伤员的CRAMS分值。一般认为，以CRAMS的分值小于或等于8为重伤标准。

（孙　波）

第四节　创伤的早期救治

创伤又称机械性损伤，创伤引起人体组织或器官的破坏。严重创伤还可能有致命的大出血、休克、窒息及意识障碍直至死亡。创伤是当今人类一大公害，约占全球病死率的7%。据统计，创伤是美国45周岁以下人群死亡的首要原因，是65岁以下人群死亡的第4位病因。目前，我国每年死于各类创伤的总人数已超过70万，在人口死因构成中占第4位，已经被纳入国家疾病控制计划。

一、创伤基本概念和分类

（一）按致伤原因分类

1. 刺伤　因锐器所致的组织损伤，如刺刀、剪刀、铁钉、竹片或钢丝等所致组织损伤。刺伤的特点是伤口小而深，可刺到深部体腔，而只有很小的皮肤损伤。刺伤内脏，可引起体腔内大量出血、穿孔；刺伤心脏，可立即致死。平时常见斗殴、歹徒行凶刺伤或自杀，战时多见于白刃战伤。刺伤一般污染轻，如不伤及重要血管和内脏，治愈较快。

2. 火器伤　由枪、炮、火箭等用火药做动力的武器发射投射物（枪弹丸、炮弹等）所致的损伤，包括弹丸伤和弹片伤。

（1）弹丸伤：弹丸伤亦称“枪弹伤”，是枪弹击中人体所产生的损伤。现代战伤中，炸伤发生率低，占战伤的20%~30%。按枪弹出入口情况，致伤形态分为4种。

1）贯通伤（pelforation wound）：亦称“穿通伤”。投射物击中人体后，产生既有入口又有出口的伤道。按出入口大小分3种情况：

A. 入口与出口同大，多见于高速、稳定的枪弹正位击中人体较薄弱的部位而又未破坏组织的回缩力时。在伤道较长、枪弹的功能已大部分消耗于伤道内的情况下，即使入口和出口都较小，组织的破坏亦会很严重。

B. 出口大于入口，见于多数枪弹伤。投射物击中人体后，因受阻而失去稳定性，甚至发生翻滚，增加了投射物与组织接触面积。如果投射物发生破碎或造成粉碎性骨折，则可能因继发性投射物产生很大冲击力，引起组织更严重的破坏，导致出口很大。

C. 入口大于出口，多发生在近距离射击时，枪弹的初起和撞击速度几乎完全一致，产生的冲击力很大，与破坏入口皮肤的回缩力，造成入口处的皮肤崩裂，从而形成较大入口。

2）盲管伤（blind wound）：投射物击中人体时，只有入口而无出口的伤道，多由射击距离较远、能量不大的投射物造成。由于投射物停留在体内，其能量也全部消耗在体内，因而造成的组织损伤有时较贯通伤更严重。

3）切线伤（tangential wound）：高速投射物从切线方向撞击人体表面组织所引起的沟槽状损伤，其伤情取决于弹头或弹片等投射物侧击力的大小。如高能投射物在近距离内切线位击中体表，传给体内的能量很大，亦可造成深层组织或脏器损伤。故发生切线伤时，应注意观察深部组织的情况。

4）反跳伤（ricochet wound）：当高速投射物的动能已接近耗尽时击中人体某一坚硬部位，因无力穿入深层，而从入口处反跳弹出所形成的组织损伤。其入口与出口为同一点。被击中的部位常有轻微出血和组织撕裂，但偶可伤及深部。如头部反跳伤，在其相应部位的脑组织也能发生出血等损伤。

（2）弹片伤：炮弹、炸弹、手榴弹等爆炸后的弹片击中人体后引起的损伤，占现代战争中战伤的70% ~80%。大弹片致伤时，常呈“面杀伤”，伤口较小、较浅，但数量不多。

（3）高速小弹片（珠）伤（high - speed small fragment pellet injury）：初速 >762m/s、自重 <5g 的弹片或钢珠击中人体后所致的损伤。多为飞机投放的集束型子母弹致伤。一次投放爆炸后可飞散出数十万个钢珠或碎弹片，呈“面杀伤”，一人可同时被多个钢珠或碎弹片击中而发生多处伤。

（4）钢珠弹伤（steel pellet wound）：飞散的钢珠击中人体所造成的损伤，是高速小弹片（珠）伤的主要组成部分，其伤情特点和防治同高速小弹片（珠）伤。

（5）炸伤（explosive wound）：各种爆炸性武器，如航弹、炮弹、水雷、地雷、手榴弹等爆炸后对人体所产生的损伤，包括弹片伤及高压气浪所致的损伤。弹片可造成人体任何部位的外伤，重者可立即死亡。高压气浪可造成肢体缺损、断离或其他部位体表撕裂伤。在有些战伤统计中，把“炸伤”作为“弹片伤”的同义词。

（6）地雷伤（mine injury）：由地雷爆炸所致的人体损伤，是炸伤的一种。直接致伤因素是冲击波和弹片。

（7）冲击伤（blast injury）：冲击伤亦称“爆震伤”。核武器及炮弹等爆炸时产生的强冲击波作用于人体而引起的损伤。空气冲击波的致伤因素主要有超压和动压两种。超压可引起内脏出血、骨膜破裂和听小骨骨折等病变，其中以含气的肺组织损伤最重。

3. 挤压伤　人体肌肉丰富的肢体，受重物长时间挤压（一般 >1 ~6h）造成一种以肌肉为主的软组织创伤。受挤压的肌肉因缺血坏死，有的因肌肉坏死逐渐由结缔组织代替而发生挛缩。在受到严重挤压的伤员中，除局部病变外，还可发生挤压综合征，即以肌红蛋白尿和高血钾为体征的急性肾功能衰竭及休克。挤压伤和挤压综合征是同一种伤，严重程度不同而表现不同。

4. 玻璃碎片伤（glass fragment injury）　简称“玻片伤”。因飞散的碎玻璃击中人体而造成的损伤。核爆炸或大型炸弹爆炸时，在相当广阔的地域，建筑物上门窗玻璃会被冲击波击碎，并向四周飞散，击中人体后可造成切割伤，甚至可穿透体腔，形成穿透伤。其伤情和发生率与玻璃片质量、撞击速度和撞击部位有关。

5. 钝挫伤（contusion）　因钝性暴力作用而引起的软组织闭合性损伤。当钝器作用于体表的面积较大时，其力的强度不足以造成皮肤破裂，但却能使其下的皮下组织、肌肉和小血管甚至内脏损伤，表现为伤部肿胀、疼痛和皮下瘀血，严重者可发生肌纤维撕裂和深部血肿。如致伤暴力旋转方向，则引起捻挫伤，其损伤程度更重些。

（二）按创伤有无伤口分类

1. 闭合伤　皮肤保持完整性，表面并无伤口。其伤情并不一定很轻，其难点在于确定有无体腔脏器损伤。如腹部闭合伤，可能引起腹内空腔或实质性脏器伤。闭合性胸部伤，可引起胸内器官损伤，造成肺破裂、血胸、气胸。闭合性颅脑伤，可发生脑挫裂伤，颅内血肿。

2. 开放伤　皮肤完整性遭到破坏，甚至可引起深部器官损伤，有外出血，受伤时细菌侵入，感染机会增多，如刺伤、火器伤等。按有无穿透体腔分以下几种：

（1）非穿透伤（nonperforating wound）：投射物穿入体壁而未穿透体腔的损伤。多较表浅，伤情较轻。但在少数情况下，体腔虽未破坏，体腔内的组织也可因投射物通过体表时能量传向深部内脏而损伤。治疗时应确诊有无内脏损伤，如有应先处理内脏的损伤。

（2）穿透伤（perforating wound）：投射物穿透体腔（颅腔、胸腔、腹腔、盆腔、脊髓腔、关节腔等）而造成的脏器和组织损伤，多为重伤。发生穿透伤时，被穿透的体腔与外界直接相通，细菌易于侵入而发生严重感染。处理方法因致伤部位而异。

（三）按受伤部位分类

损伤的解剖部位可分为头部伤、颌面部伤、颈部伤、胸部伤、骨盆部（或泌尿生殖系）伤、上肢伤和下肢伤。

（四）按伤情轻重和需要紧急救治先后分类

1. 重伤　严重休克，内脏伤而有生命危险者。

2. 中等伤　四肢长骨骨折、广泛软组织损伤。

3. 轻伤　一般轻微的撕裂伤和扭伤，不影响生命，无须住院治疗者。

（五）创伤中常用的分类名词概念

1. 多发伤（multiple injury）　由单一因素所造成的多部位、多脏器严重损伤。常伴有大出血、休克和严重的生理功能紊乱，从而危及生命。诊断时必须做全面检查，以免漏诊。治疗上，首先是保全生命，其次是保全肢体。手术指征是收缩压在12.0kPa（90mmHg）以上、脉率在120次/min以下、手足转暖。如内出血无法控制时，可在积极抗休克的同时施行手术。如复苏效果不佳，需查明有无隐蔽的创伤。凡有危及生命的损伤应优先手术。当数处创伤均有优先手术指征时，可同时多组手术进行。

2. 多处伤　同一部位或同一脏器的多处损伤，包括腹部肝、脾损伤，小肠多处穿孔，上肢多处弹片伤，体表多处裂伤等。多处伤伤情不一，轻者不需特殊治疗（如体表多处擦伤），重者可致死（如肝脏多处挫裂伤）。战伤统计时，常将多发伤与多处伤合称为多处伤。此时主要指某伤员同时有两处以上部位受伤。

3. 多系统伤（multi - systemic injuries）　多个重要生命系统（如神经、呼吸、循环、消化、泌尿、内分泌等）同时发生损伤。严重创伤，特别是多发伤，常表现为多系统伤，如严重肺损伤并发大血管伤，创伤分类统计时，一般不作为专门的分类词应用。

4. 并发伤（assoclated injuries）　两处以上损伤时，除主要较重损伤外的其他部位较轻损伤。如严重颅脑伤并发肋骨骨折，肋骨骨折为并发伤；肝破裂并发脾脏被膜下血肿，脾脏被膜下血肿为并发伤等。通常不作为分类词应用。

5. 复合伤（combined injuries）　两种以上致伤因素同时或相继作用于人体所造成的损伤。多见于核爆炸时，以及常规战争和意外爆炸时。

6. 混合性（mixed injuries）　由两种以上的致伤因素（如弹片、枪弹、刃器等）所引起的损伤。如某一伤员既有弹片伤，又有枪弹伤，则称此伤员发生混合伤。

7. 联合伤（united injuries）　指同一致伤因素所引起两个相邻部位的连续性损伤，常见的有胸腹联合伤、眶颅联合伤等。胸腹联合伤占全部伤员数的0.029 9%，其死亡率约为13.3%。战时多由弹片及枪弹所致，但跳伞着地膝部猛烈屈曲挤压上腹亦可发生胸腹联合伤。诊断要注意伤道的位置、临床表现、伤口流出物性质和X线检查，如从胸、腹部X线检查看到有腹内脏器进入胸腹即可确诊。

（六）创伤的系统检查程序

对出诊的医生来说除了通过检查对创伤做出评估之外，对危重患者还需做创伤范围以外的系统检查，以明确是否存在威胁生命的伤情，并安排及时抢救治疗。因为创伤患者的伤情一般比较危重，要求检查快速、准确、不发生漏诊。通常按如下顺序检查：

1. 头面部　检查重点为判断有无颅脑损伤。

（1）意识状态。

（2）观察有无头皮裂伤、出血。触摸有无头皮血肿及颅骨凹陷。

（3）观察有无面部裂伤、出血。头皮和面部裂伤的出血量常常很大。面部肿胀者需除外上下颌骨骨折。

（4）观察有无眼球损伤，注意瞳孔大小及对光反应。眼窝周围皮下血肿（黑眼圈）提示可能有前颅凹骨折。

（5）鼻腔、外耳道出血及脑脊液外漏提示有颅底骨折。

（6）注意有无发绀，有无口腔内损伤及积血，昏迷者要防止误吸。

2. 颈部　检查重点为判断有无颈椎骨折及高位截瘫。

（1）观察颈部有无畸形及活动障碍，触摸颈椎棘突有无压痛及顺列改变。

（2）判断有无脊髓及臂丛神经损伤。

（3）注意气管位置是否正中。

3. 胸部　检查重点为判断有无肋骨骨折及其并发症。

（1）观察有无胸廓畸形及反向呼吸，注意呼吸次数、样式及胸廓起伏状态。

（2）检查有无胸廓挤压痛，叩诊浊音，呼吸音减弱或消失。检查心界大小、心律心音变化。怀疑肋骨骨折及其并发症存在者需拍摄胸部X线片，必要时需做血气分析及心电图。胸部外伤是较常见的，造成危重伤势的外伤，常常严重扰乱心肺功能，应特别重视。多段肋骨骨折可导致反向呼吸及肺挫伤，严重影响通气换气功能。少见的严重损伤如气管支气管断裂、纵隔损伤、心脏压塞等。一旦发现或怀疑，应立即呼请胸外科会诊，采取紧急处理。

4. 腹部　检查重点为判断有无肝脾等内脏破裂及内出血。

（1）腹壁若有损伤，常提示内脏也有损伤。

（2）注意有无腹部膨胀，肝浊音界消失或缩小，腹肌紧张、压痛、反跳痛，肠鸣音减弱或消失，有移动性浊音等。

（3）检查肝区、脾区、肾区有无肿胀、压痛、叩痛等。肝脾破裂常并发大量内出血，导致休克，威胁生命。肾损伤常伴尿外溢，局部反应常较严重。腹壁损伤肠管损伤也是常见的，常有内容物漏出，腹膜刺激明显。

5. 胸腰椎和骨盆　检查重点为判断有无骨折及其并发症。

（1）观察胸腰椎有无畸形、血肿，检查有无压痛、叩痛。

（2）判断有无脊髓或神经损伤。

（3）注意骨盆有无变形、肿胀（局部）、压痛及下肢拒动等。

（4）观察男性患者尿道外口有无滴血及排尿困难等。

6. 四肢　检查重点为有无骨折及严重并发症。在外伤中四肢外伤是发生率最高的，对院外医生来说诊断各种软组织损伤、骨折和关节脱位等是不难的，重要的是要估量这些损伤及其并发症带来的严重后果。以下情况需注意：

（1）在四肢骨折应特别重视有无并发血管、神经损伤，检查肢体远端的血循状况、感觉、运动等。

（2）开放骨折在检查后应予包扎，适当外固定，以减少出血和疼痛。

（3）断肢应视为重度创伤，应立即开放静脉输液、通知有条件医院手术室准备断肢再植术。

（4）对肢体肿胀严重，尤其是前臂和小腿者需警惕骨筋膜间隙综合征的可能性。注意有无5P表现：①由疼痛转为无痛（painless）；②苍白（pallor）或发绀、大理石花纹；③感觉异常（paresthesia）；④肌肉麻痹（paralysia）；⑤无脉（pulselessness）。一旦确诊应立即行筋膜切开减压术。

（5）股骨或多发骨折者，若伴有呼吸窘迫和颅脑症状需考虑脂肪栓塞综合征的可能性。体检中要特别注意肩颈和胸腋部皮肤有无出血点。

（6）伤口较深、软组织损伤严重、疼痛剧烈、伤部肿胀范围迅速扩大、加剧，并出现全身中毒症状者需警惕气性坏疽的可能。气性坏疽的潜伏期可短至6h，故凡怀疑其发生可能性时，必须尽快送到医院进行以下三项重要检查：①伤口周围有无捻发音；②伤口内渗出液涂片检查有无大量革兰阳性杆菌；③X线片观察肌内、肌间有无气体。

二、创伤的早期自救互救

据流行病学的统计资料表明，创伤患者的死亡呈现三个峰值分布。第一个峰值一般出现在伤后数秒至数分钟内，称为即刻死亡，约占创伤总死亡率的50%。死因多为严重的颅脑损伤，高位脊髓损伤，心脏、主动脉或其他大血管破裂，呼吸道阻塞等，这类患者基本都死于事故现场，只有其中的极少数患者可能被救活。第二个峰值一般出现在伤后2～3h内，称为早期死亡，约占创伤总死亡率的30%。死亡原因多为脑、胸或腹内血管或实质性脏器破裂，严重多发伤、严重骨折等引起大量失血。这类患者是创伤救治的重点对象，因此，这段时间又在临床上被称为“黄金时刻”。第三个峰值一般出现在伤后数周之内，称为后期死亡，约占创伤总死亡率的20%。死因多为严重感染、毒血症和多器官功能衰竭。由此可见，通过建立完善的创伤救治系统，争取在伤后早期按创伤救治程序对患者实施确定性的抢救是减少创伤死亡率的重要措施。现代创伤应急救援中自救与互救是两种重要形式。

（一）自救

自救指伤情发生后，专业医疗急救人员到达前，现场人员自身采取的保护防御措施，包括受伤者自己实施的救援行为，迅速远离危险地区，对伤口进行简单的压迫止血包扎处理等。自救行为主体是伤者本身，要求伤者熟悉受伤后可能发生的进一步的危险，而采取及时必要的自我保护和自我救治措施。

（二）互救

指伤情发生后，专业医疗急救人员到达前，现场受害人员之间相互的救护，以及其他人员（包括社会救援力量）实施的救援行动。重大伤害事故发生时，往往自身救援力量显得十分有限，所以互救在这时显得尤为重要。轻伤人员可以救助重伤者，在最短时间内给予必要的救助措施，减少更大危险的发生。同时争取他人救助和社会力量的救援也相当重要。

（三）一般应急救治原则

1. 重视和加强早期救治　创伤与失血性休克是创伤伤员常见而严重的并发症，如果不及时有效地治疗，将会导致一系列严重后果，如败血症、急性呼吸窘迫综合征、多脏器功能衰竭综合征，甚至死亡。重视和加强早期救治，对创伤与失血性休克的预后有重大影响。早期救治是以救命为主，采取先救治后诊断或边救治边检查诊断的方式进行抗休克治疗。

2. 科学的抢救程序是抢救成功的关键　外界各种暴力作用于机体时可引起组织器官的解剖结构破坏和不同程度的功能损害。当影响到心血管、呼吸或中枢神经等生命支持系统功能时，机体的生命就受到严重的威胁；而当创伤仅作用于体表、空腔脏器或肌肉骨骼时，虽然不会危及生命，但也可产生明显的伤残作用。临床上容易识别判断和处理机体主要的或明显的创伤，然而对于许多相对次要或隐匿的创伤则不易早期识别和处理。值得注意的是，这种创伤往往还是致命的。创伤对机体造成复杂和多方面的损害作用，增加了临床检查和处理的困难，甚至有时会产生各方面的矛盾。创伤救治程序是对创伤患者进行评估和优先处理的方案，在快速、简捷判断伤情的基础上，进行及时、合理、有效的确定性抢救。

创伤救治程序可分为三个不同阶段的优先方案，即第一优先、第二优先和第三优先。第一优先的目的是维持和（或）恢复患者生命支持系统的功能，包括一系列基本的创伤复苏措施和生命支持系统功能检查。重点是：①判断循环和呼吸系统的稳定性，并及时提供处理，以减轻组织器官的缺氧；②判断颅脑外伤的严重程度，并及时提供处理；③预防脊髓的进一步损伤。第二优先的目的是迅速明确并控制生命支持系统的一系列病理生理性改变，包括实施各种确定性的救治措施和有针对性的检查。第三优先的目的是及时确定并处理一些隐匿的病理生理性变化。

3. 有效的安全及急救教育是重要的预防措施　创伤所引起的社会问题已越来越受到人们的关注。和平时期，交通事故和各种工伤事故是创伤的主要原因。就交通事故而言，增强公民的广泛参与和防范意识对减少此类创伤发生具有重大的现实意义。而通过建立健全交通法规和管理体制，改善道路运输条件，以及提高行人、驾驶员和警察等道路使用者的素质等，可以最大限度地减少交通事故伤的发生。而在厂矿企业中，重视安全生产教育，严格各项规章制度，加强防范意识和安全措施等对于减少工伤事故的发生具有重要的作用。另外，全民急救知识的普及教育和院前急救技术的提高，对提高创伤早期急救复苏水平，减少创伤急救中的二次损伤作用（如在搬运患者时防止脊髓损伤等），有效预防创伤并发症等均具有重要作用。

创伤死亡有三个高峰。因多发创伤、骨折、脏器破裂、血管损伤引起的难以控制的大出血，多在伤后1～2h内死亡。掌握“黄金1小时”，这个阶段现场急救、途中转运和急诊救治直接决定着创伤患者的救治结果，目前临床创伤复苏主要集中在这个阶段，应做到迅速、准确、及时而有效。危重的多发伤、严重的创伤性和失血性休克患者的伤后“黄金1小时”内，前10min又是决定性的时间，此被称为“白金10分钟”，比“黄金1小时”更宝贵。这段时间内如果伤员的出血被控制和处置，预防了窒息的发生，即可避免患者死亡。“白金10分钟”期间是以减少或避免心脏停跳发生为处置目标，为后续的抢救赢得时间。护理人员一定要明确将患者从致命危险中抢救出来，才能争分夺秒在“黄金时机”挽救患者的生命。故着眼于通过伤情评估－紧急救治－明确诊断－进一步救治才是科学的创伤患者抢救程序。因此，健全一整套较为科学的急诊抢救机制以及有效的抢救预案，努力提高院前急救能力是十分必要的。文献指出，如能在伤后5min内给予救命性措施，伤后30min内给予医疗急救，则18%～32%伤员的生命会因此而得到挽救或避免致残。特别是呼吸、心跳停止的伤员，如能及早进行正确的心肺复苏，存活率可达25%，每延长1min病死率增加3%。

4. 建立完备的创伤救治系统　现代创伤救治系统主要由三个部分构成：院前急救、院内救治和康复医疗，并通过通讯联络系统、患者转运系统和抢救治疗系统三个重要环节，相互密切地连接成为完整体系。现代创伤救治系统的建立是确保创伤患者早期接受确定性救治的关键因素。

三、创伤的现场处理程序

（一）应急实施程序

现场处理以保证和维持患者的生命为主要目的。

（1）迅速脱离致伤区，使伤员免受致伤因子的继续损害。

（2）保持呼吸道通畅，吸氧，必要时做环甲膜（气管）造口术或气管插管，人工呼吸。若心跳呼吸骤停，立即施行心肺复苏术。

（3）体腔开放伤口的处理：开放性气胸立即用大块棉垫填塞、包扎固定，并予闭式引流。颅脑开放伤脑膨出、腹部开放伤脏器脱出，外露的脏器不要回纳，用湿无菌纱布包扎。

（4）控制可见出血：采取伤口内填塞加压包扎，非重要血管可钳扎止血，四肢大血管出血上止血带，但要标明时间。

（5）疑有颈椎损伤者应予以颈托固定，胸腰椎损伤者可用胸腹带外固定或真空夹板固定，应用平板或铲式担架搬运，避免脊柱的任何扭曲。肢体骨折者需用夹板固定。

（6）建立静脉通道，有休克者予以适当液体复苏等处理。对疑有骨盆骨折或腹部损伤者应在上肢静脉置管。

（7）离断指（肢）体、耳廓等宜用干净敷料包裹，有条件者可外置冰袋降温。

（8）刺入性异物应固定后搬运，过长者应设法锯断，不能在现场拔出。

（9）严重多发伤应首先处理危及生命的损伤。

对于群体患者，具体应急程序应首先进行患者分类。就是说医护人员在有大量患者存在，而又无法及时全部处理的情况下，按照伤病情的轻重，将患者分别归类处理的方法，即以需要同类医疗救护和医疗转送措施为标准，将患者分成相应的组别。通过分类，能有计划地在短时间内很快地让患者得到救治，并可以迅速、及时地疏散大量患者。只有将患者疏散到各个不同的专科医院，或尽可能多的医院中去，才能挽救患者的生命。

医疗分类的前提：①由熟练的医师负责承担医疗分类任务；②为医疗分类准备相应的医药器材；③拥有医疗分类的职能单位和机构。医疗分类是在诊断及对损伤发展的预后估计基础上进行的，同时也应考虑必要的预防措施。

医疗分类内容可分成治疗分类和后送分类。治疗分类就是将患者分组，以便实施各种不同性质的医疗救护措施。后送分类是将患者按一定标准分组，以便继续后送治疗，后送分类必须决定：到哪里去，即医疗后送的目标；按什么顺序，即是第一批后送还是第二批后送；用什么运输工具；后送患者采取什么体位，即患者是坐位还是必须卧位。

医疗分类标准分为危害标准、治疗标准和后送标准。

医疗分类的首要任务就是将危害环境和他人的患者与其他患者分开。第二个任务就是分别将轻、中、重患者分开。第三个任务就是判定患者耐受能力和后送的紧急性。后送分类时误判或错判，都会导致患者的误诊，损害患者的健康，或在医疗后送的过程中耽误有效的医疗救护。

当患者数量剧增，以致投入所有的急诊医护力量仍不能满足要求时，即应采取批量患者分类法。鉴于所有批量患者的涌现都是突然的，而且，轻患者总是最先到达，所以只有组织严密，才能有条不紊地完成有目的的分类工作。要防止患者擅自进入抢救区，必须让他们集中在周围较宽阔的区域中，并在此分类。有时需纠察人员维持秩序。患者大批到达时，必须放弃一般原则，以便尽快和尽可能多地救护患者。不要在轻患者和长时间复苏或费时费事的手术上耗费时间。因此，不可避免地要用另一些分类标准，使用与一般情况下不同的另一些治疗原则。总体上讲还是应将患者分成四大组，即立即治疗组、可推迟治疗组，最简单治疗组和观望治疗组。

（二）应急处理注意事项

1. 保证急救物品的齐备　院前急救药品、物品要做到全面，准备到位，急救设备必须随时处于完好状态，由专人检查，专人管理，使用后及时补充，急救人员必须熟练掌握抢救药品的用法、用量、适应证和禁忌证。必须重视院前急救药品的齐全、急救设备的完好，避免因急救器材准备不足、药品不全及使用不当引发相关的法律问题。

2. 严格按照急救工作流程进行　参与急救的医务人员，应在规定时间出车到达患者家中或急救现场；应态度和蔼，仔细询问病史，认真进行体格检查，并做必需的辅助检查，根据病史及体格检查做出疾病诊断；依据诊断进行相应治疗，做到病史、体检、诊断、治疗四个相符合，且转运途中密切观察患者病情变化，并及时给予相应处理；到达医院后详细向接诊医生交代病情及用药情况，办理各种交接手续。

3. 提高院前急救质量　强化急救意识，提高急救业务技术水平，加强技术练兵和严格的组织管理是院前急救成功的关键。医护人员必须树立“时间就是生命”的急救意识，随时处于应急状态，具备较高急救水平，掌握全面的医疗护理知识，具有全科医生的知识水平。在具体技能上，每个急救医护人员必须熟练掌握各种急救仪器的规范操作，如心电监护仪、除颤仪、心电图机、呼吸机等的使用。掌握各种急救技术，如徒手心肺复苏（CPR），气管插管术，电除颤术，呼吸机呼吸支持治疗，止血、包扎，固定与搬运等，且在考核管理上也应将此作为重要内容来体现。

4. 注意全身和局部的关系　造成创伤的原因和伤势的情况有时十分复杂，如果在现场急救中只将注意力集中在处理局部损伤，而忽视了危及生命的并发伤或并发症，有时会导致无法挽回的失误。此失误的出现，主要是抢救者经验不足，在抢救患者时因慌乱和疏忽所致。主要表现在：①忽视询问必要的病史，如致伤原因、受伤时的体位、受伤时间、致伤物的性质及伤后的意识等。②忽视了是否存在创伤性休克及其他损伤，而只忙于处理骨折。忘记骨折本身往往不是致命的原因，而骨折并发症（如股骨干骨折、骨盆骨折往往失血在 800mL 以上，容易致失血性休克或大血管损伤），并发内脏损伤（如颅脑损伤，气胸，肝、脾、肾损伤等）也易造成休克。所以在抢救患者时，应首先了解生命体征是否平稳，有无其他损伤及并发症，在抢救患者生命的前提下，处理局部损伤。

5. 强化法律意识，加强自我保护　院前急救对象均为急、危、重症患者，或随时出现的各类灾害事故，成批伤员可造成紧张甚至恐怖的现场抢救环境，以及酗酒、吸毒、自杀、他杀等现场，抢救时本身带有的法律纠纷。目前，患者不仅对医疗护理质量、服务质量的要求高，而且对医疗消费和自我利益保护观念日益增强，这就要求管理者及院前急救人员增强法律意识，学习有关法律知识，如《中华人民共和国执业医师法》、《医疗事故处理条例》等法律法规，依法办事，将法制教育纳入继续教育的规范化培训中，加强工作的责任心，在工作中应用法律知识保护患者和自身的合法权益，提高遵照法律程序处理医患矛盾的能力。

6. 尊重患者及家属知情权，完善院前急救各项记录　院前急救记录要详细、完整、规范，使用医学术语，执行口头医嘱后及时补充医嘱记录，完善出诊登记和院前急救病情告知书及医嘱记录，详细记录院前急救过程。医护人员向家属交代病情，病情的严重性及可能发生的后果和治疗方案，并签字表示知情。对病情危重，拒绝救治，不配合检查、治疗者，应让其在病历中签字，拒绝签字者急救医生应在急救病历中注明，做到有据可查。急救病历的书写应认真、及时、规范、准确，字迹清楚，所有院前急救的各种记录均应装订交病案室归档保存。

（石义华）

第五节　四肢及骨盆骨折

骨折常发生在战争、自然灾害或交通事故。随着社会人口的老龄化，骨质疏松症的发病率增高，在日常生活中老年人摔倒所致的髋部骨折、腕部骨折也日益增多。早期的诊断、正确的处理，可以使骨折患者获得较好的功能恢复，减少骨折的致残率。如果处理不当可能出现严重的功能障碍甚至导致死亡。

一、骨折概论

（一）骨折的定义

骨皮质与骨松质的完整性和连续性中断。其成因可由创伤和骨骼疾病所致。

（二）骨折的常见类型

根据骨折部位是否与外界相通可将骨折分为开放性骨折和闭合性骨折。根据骨折的程度可分为完全骨折和不全骨折。完全性骨折根据骨折线的方向和形态又可分为横行骨折、短斜行骨折、长斜行骨折、螺旋骨折、T 型骨折、粉碎骨折、嵌插骨折和压缩骨折等。根据病因可分为外伤性骨折、病理性骨折和疲劳（应力性）骨折。

（三）临床表现

（1）全身表现

1）失血性休克：骨折部位出血，特别是骨盆骨折、股骨骨折和多发性骨折，严重的开放性骨折或并发重要内脏器官损伤常常可导致失血性休克。

2）发热：骨折后一般体温正常，出血量较大的骨折，如股骨骨折、骨盆骨折，血肿吸收时可出现低热。开放性骨折，出现高热时，应考虑感染的可能。

（2）局部表现

1）局部疼痛、肿胀、局部皮肤青紫和肢体功能障碍。

2）骨折的特有体征：①畸形：骨折段移位使患肢外形发生改变，表现为肢体缩短、成角或旋转畸形。②异常活动：正常情况下肢体不能活动的部位，骨折后出现不正常的活动。③骨擦音或骨擦感：骨折端相互摩擦时，可产生骨擦音或骨擦感。

（四）辅助检查

良好的 X 线或 CT 等影像学检查可以为诊断提供大量信息，骨折的 X 线检查一般应拍摄包括邻近一个关节的正、侧位片（图 2－1），某些特殊部位还应加摄一些特殊位置的 X 线片（图 2－2）。CT 三维成像技术，提供了直观的三维骨折影像，对治疗有很大的指导作用（图2－3）。

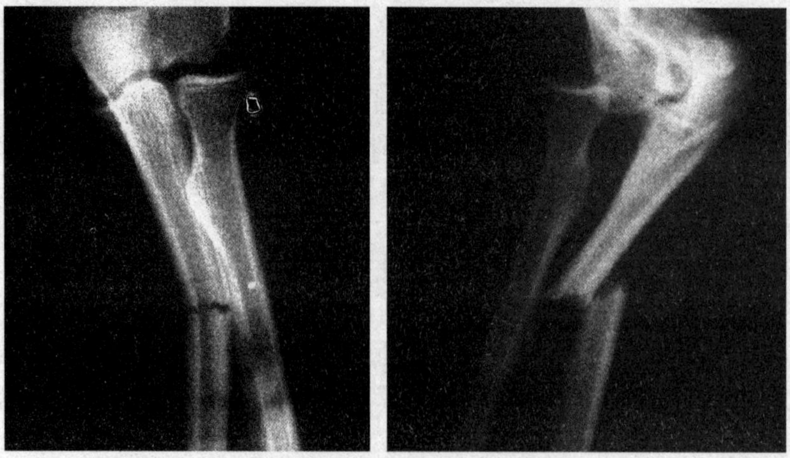

图2－1　尺骨上段骨折并发上尺桡关节脱位正、侧位片

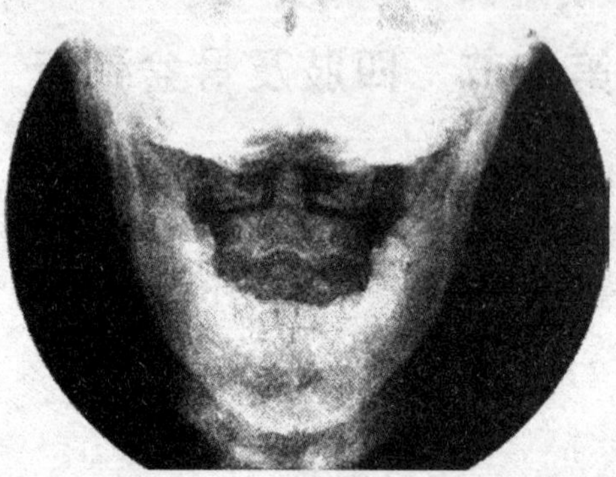

图2－2　张口位片可以显示枢椎齿状突及环枢关节

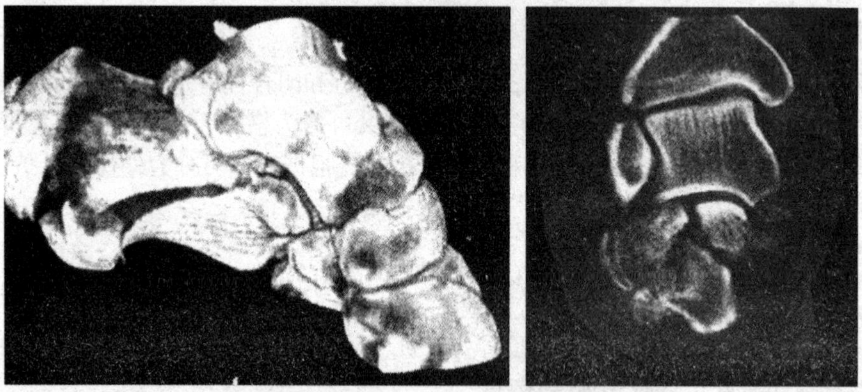

图2－3　CT三维重建显示跟骨骨折

（五）诊断

骨折诊断的基本要求是：尽早发现骨折，明确骨折的部位、类型、严重程度及其对周围组织的影响，并对伤员的全身情况做出判断，据此制定治疗决策和预后评估。多数情况下，骨折不难诊断，特别是移位明显的骨折，根据患者受伤时的病史，仔细体检和X线摄片，一般就能确定骨折是否存在。但在以下情况时，容易出现漏诊：①嵌插骨折和不全骨折，疼痛与畸形常不明显，X线片有时也难以清楚显示。②并发其他脏器损伤时，有时只重视其他重要脏器损伤的诊治而遗漏了骨折。③多处、多段骨折，有时只注意了症状明显部位的骨折，而忽视了症状不明显处的骨折。④昏迷、醉酒、精神患者或智障人士、儿童、老年人、语言表达障碍的患者也容易造成漏诊。对于骨折的诊断，不应只限于骨折本身，同时应了解是否并发其他直接威胁患者生命的创伤。其次应了解骨折本身对患者全身情况的影响。

骨折对周围组织损伤的原因有两种：①造成骨折的暴力同时引起的损伤。②骨折后骨折断端和骨折片造成的损伤。骨折周围软组织损伤中最严重的是重要血管、神经的损伤，必须仔细检查，及时发现。

（六）骨折的愈合过程

骨折后人体是以再生的形式修复，即骨折部最终能被新骨完全替代，恢复骨的原有结构和功能。和其他组织愈合不一样，骨折愈合后不会遗留瘢痕。骨折愈合是一个复杂的过程，受血供、力学环境等多种因素的影响，不同治疗方法和不同部位的骨折愈合过程各有特点。

（1）骨折的愈合方式

1）间接愈合：在局部制动、不进行内固定、骨折端较稳定的情况下，骨折愈合经历其自然的发展过程。一般需先经过三个阶段：①血肿机化期。②原始骨痂形成期。③改建塑型期。最后才被骨完全替代，称为二期愈合。

2）直接愈合：在完全解剖复位和绝对固定的条件下，骨折端之间发生直接愈合，或称一期愈合。X 线片上表现为没有外骨痂形成，骨折线逐渐消失。

（2）影响骨折愈合的因素

1）全身因素：①年龄：不同年龄骨折愈合差异很大，如新生儿股骨骨折 2 周可达坚固愈合，成人股骨骨折一般需 3 个月左右。儿童骨折愈合较快，老年人则所需时间更长。②健康状况与伴发疾病，特别是患有慢性消耗性疾病者，如糖尿病、营养不良、恶性肿瘤及钙磷代谢紊乱，骨折愈合时间明显延长。

2）局部因素：①骨折的类型和数量：螺旋形和斜形骨折，骨折断面接触面大，愈合较快。横形骨折断面接触面小，愈合较慢。多发性骨折或多段性骨折，愈合较慢。②骨折部位的血液供应：是影响骨折愈合的重要因素，如胫骨干中、下 1/3 骨折骨折愈合较慢；股骨颈囊内骨折，股骨头血液供应几乎完全中断，容易发生缺血性坏死。③软组织损伤程度：开放性软组织损伤骨折端的血液供应，影响骨折的愈合。④软组织嵌入：组织嵌入两骨折端之间，阻碍了两骨折端的对合及接触，骨折难以愈合甚至不愈合。⑤感染：局部感染可导致化脓性骨髓炎，出现软组织坏死和死骨形成，严重影响骨折愈合。

3）治疗方法的影响：①反复多次的手法复位，可损伤局部软组织和骨外膜，不利于骨折愈合，应予避免。②开放复位时，软组织和骨膜剥离过多影响骨折段血供，可能导致骨折延迟愈合或不愈合，应在严格的手术指征情况下使用，并尽可能少地干扰和破坏局部血液供应。③开放性骨折清创时，过多地摘除碎骨片，造成骨质缺损，影响骨折愈合。④骨折进行持续骨牵引治疗时，牵引力过大，可造成骨折段分离，并可因血管痉挛而致局部血液供应不足，导致骨折延迟愈合或不愈合。⑤骨折固定不牢固，骨折处仍可受到剪力和旋转力的影响，干扰骨痂生长，不利于骨折愈合。⑥过早和不恰当的功能锻炼，可能妨碍骨折部位的固定，影响骨折愈合。

（七）并发症

（1）全身并发症

1）休克：休克多见于多发性骨折、股骨骨折、骨盆骨折、脊柱骨折和严重的开放性骨折。患者常因广泛的软组织损伤、大量出血、剧烈疼痛或并发内脏损伤等引起休克。

2）脂肪栓塞综合征：脂肪栓塞综合征是造成多发性骨折患者死亡的主要原因之一。它也可以发生在髓腔内应用任何外科器械的手术患者。脂肪栓塞综合征的发病机制以机械和化学的联合作用为主，即髓腔中的中性脂肪滴进入血液后引起一系列免疫反应，产生纤维蛋白和其代谢产物诱发的血管内凝血；同时白细胞血小板和脂肪滴互相聚集于肺部毛细血管而形成局部的机械性阻塞。另外入血的中性脂肪酸分解的游离脂肪酸使肺毛细血管通透性增加而产生急性肺间质水肿，从而使肺部损害进一步加重，最终导致呼吸衰竭。最常见的临床表现为呼吸急促、心动过速、发热和神志改变等。这些临床表现可在受伤后即刻出现，也可在于创伤后 2～3d 后出现。心动过速和呼吸急促是动脉低氧血症的直接表现。另可表现为嗜睡、烦躁、意识模糊直至昏迷。有部分患者可出现咯血。动脉低氧血症是其一个重要特征。在早期可出现血小板减少，血红蛋白下降。胸部 X 线片可出现暴风雪样肺部渗出阴影。心电图可发现明显的S波、心律失常、T波倒置及右束支传导阻滞。脂肪栓塞综合征的治疗一般应遵循下列原则：保持呼吸道通畅，恢复血容量，维持水、电解质平衡，避免不必要的输液及受伤肢体的制动等。

3）挤压综合征：是一种肢体肌肉组织长时间受到持续挤压而造成的肢体肌肉局部缺血－再灌注损伤，临床上表现为一种以肌红蛋白血症、肌红蛋白尿症和高钾血症为特点的急性肾功能衰竭。本综合征多发生于地震、车祸、长时间应用抗休克裤、断肢再植术后失败、止血带应用时间过长、昏迷及骨筋膜间隔综合征减压以后等。在肢体受压解除后数小时内应在补液的同时使用甘露醇和碱性利尿剂，以维持尿量8L/d，尿pH＞6.5。防止急性肾功能衰竭。尿液碱化应一直持续应用到尿液中不再存在肌红蛋白为止。受压肢体局部的筋膜切开减压术具有重要的治疗作用。如全身中毒症状明显而危及生命时，则应及时进行截肢术。

4）坠积性肺炎：多发于长期卧床的老年下肢骨折患者。由于长期卧床，胸部活动受限，加上卧位使肺部分泌物难以排出，易发生坠积性肺炎。

5）泌尿系感染及结石：多见于脊柱骨折并发脊髓损伤引起的瘫痪患者。由于此类患者尿潴留及长期留置导尿，很容易产生泌尿系统感染及结石。

（2）局部并发症

1）骨筋膜间室综合征：骨筋膜间室综合征是肢体骨筋膜室组织的微循环和功能受到骨筋膜室内持续增高的压力影响而发生的综合征。可以造成肢体残废，重者危及生命。小腿和前臂是发生骨筋膜室综合征最常见的部位。任何原因造成的骨筋膜室内压力增高，都可导致骨筋膜室综合征。常见为下列两大因素：

A. 骨筋膜室容积减少：①筋膜缺损的修补术；②过紧的捆扎；③局部的压迫。

B. 骨筋膜室内容物增加：①出血、大血管损伤或出血性疾病。②毛细血管通透性增加、缺血后肿胀、剧烈运动或骨科手术创伤等。③毛细血管压力增加、剧烈运动、静脉阻塞、长腿绷带包扎。④肌肉肥厚。⑤渗出性浸润。⑥肾病综合征。

引起骨筋膜间室综合征的主要原因是骨筋膜室组织压力骤增，导致骨筋膜室内的肌肉、神经出现缺血－水肿的恶性循环，最终导致肌肉、神经的不可逆的损害。典型的骨筋膜间室综合征的临床表现可归纳为：疼痛（pain）、苍白（pallor）、感觉异常（parenthesis）、瘫痪（paralysis）和无脉（pulselessness）。

骨筋膜间室综合征的临床诊断较困难，因此直接测量骨筋膜间室内压力成为一种有价值的临床诊断手段。在正常封闭的骨筋膜间室内的组织压为0kPa。当组织压高于患者舒张压的1.33～4.00kPa时，骨筋膜间室内组织发生异常的灌注和相对的缺血。当组织压上升至4.0～4.67kPa时，即有切开减压的手术指征。当组织压等于或超过患者的舒张压时，骨筋膜间室内已完全丧失有效组织血液灌注，即使此时远端脉搏仍然存在，也必须急诊切开减压。但必须指出，虽然组织压测定和其他一些客观检测方法在诊断骨筋膜间室综合征中有重要参考价值，但仔细的物理检查及密切的观察在早期骨筋膜间室综合征的诊断和治疗中仍具有十分重要的临床意义。

一旦怀疑本综合征可能发生，应立即去除石膏、夹板等影响循环的外在压迫，同时患肢应放置于心脏水平位，密切观察室内组织压的变化及肢体其他的症状和体征。当组织压持续升高，患者的症状和体征不断加重时，应急诊进行筋膜切开减压术，其目的是抢救具有活力和功能的肢体，因此尽可能地充分减压，而不应该过多地考虑皮肤切口的长短。骨筋膜间室内的每块肌肉都应该仔细检查，肌外膜鞘也必须松解。根据减压当时神经损伤的程度决定是否需要神经的手术探查和减压。充分减压后，不缝合筋膜，如果肢体肿胀影响皮肤缝合，则敞开创口，待日后延期缝合或植皮。肢体切开减压后，肌肉缺血坏死过程中的代谢产物，如血红蛋白、肌红蛋白及其他酸性物质等可能进入血液循环，因此，必须严密观察可能出现的水与电解质紊乱、酸中毒、肾功能衰竭、心律失常及休克等并发症的发生，必要时予截肢以抢救生命。

2）骨折的延迟愈合、不愈合及畸形愈合：骨折部位在应愈合的时间内未能愈合称为骨折延迟愈合。继续固定并加强功能锻炼，可望愈合。因固定不当，骨折局部经常活动，长时间后骨折修复活动停止，骨折端平滑，骨折间隙变宽，骨折端硬化形成假关节，骨髓腔闭塞，称为骨折不愈合。骨折未能通过复位达到解剖位置的愈合叫做畸形愈合。

3）缺血性骨坏死：又称骨缺血性坏死，即骨折后因循环障碍引起骨质坏死，如腕舟状骨骨折后舟状骨坏死，股骨颈骨折后股骨头坏死及距骨骨折后距骨体坏死等。从病因学上，缺血性骨坏死可分为创伤性缺血性骨坏死和非创伤性缺血性骨坏死，但其发病机制基本相同，都是由于在骨的某一区域的血管发生栓塞，引起局部骨组织的血液灌注下降或闭阻而导致局部骨坏死。处理方法是早期复位，固定较长时间，在骨坏死现象消失前不负重。后期可考虑关节融合或人工关节置换术。

4）周围神经损伤：对骨折伤员，都应检查患肢的运动和感觉，判断有无神经损伤。如肱骨干骨折，可损伤桡神经。肱骨内髁或内上髁骨折，可并发尺神经损伤。桡骨下端骨折可伤及正中神经。腓骨颈骨折可伤及腓总神经。骨折并发神经伤，应根据神经损伤的程度，决定进行神经探查或观察一段时间无恢复时再做探查手术。

5）创伤性关节炎：涉及关节面的骨折可损伤关节软骨。一般认为损伤的关节软骨面之间的移位不应该超过关节软骨本身的厚度，否则将导致应力分布异常，骨折畸形愈合或关节周围软组织损伤或导致负重力线的改变。以上因素均可造成承受异常高应力的软骨磨损、软骨退变、软骨下骨硬化，最终导致创伤性关节炎的发生。因此，关节内骨折或关节周围骨折应强调早期解剖复位，恢复关节面平整。其他部位的骨折治疗时也应重视恢复肢体的负重力线，这对防止创伤性关节炎的发生有着十分重要的意义。一旦发生严重的创伤性关节炎，常需做人工关节置换术或关节融合术才能改善肢体的功能。

6）迟发性神经炎：迟发性神经炎多继发于骨折畸形愈合、异位骨化或骨痂包绕压迫等。迟发性尺神经炎临床最常见，因为尺神经位于皮下容易损伤，并且位于骨性肘管内。当肘关节屈曲，特别在肘外翻时，肘管容积减少，神经受压更明显。迟发性神经炎的治疗主要是消除压迫神经的原因。

7）创伤性骨化：关节创伤，特别是肘关节骨折脱位可引起关节附近软组织内出现广泛的钙化组织，严重的可影响关节活动。这种因创伤而导致的异位骨化称之为创伤性骨化，亦称为骨化性肌炎。创伤性骨化一般在创伤后3周才可在X线片上发现，但长达1年左右才成熟稳定。文献报道，放射、吲哚美辛（消炎痛）等治疗具有抑制异位骨形成的作用。一般在损伤后6～12个月后骨化范围已局限、骨化已成熟，而患者存在严重的关节功能障碍时，可行手术切除骨化部分，以改进关节的活动度。

8）血管损伤：邻近骨折的大血管可被骨折端刺破或压迫，引起肢体循环障碍，如肱骨髁上骨折可损伤肱动脉；股骨下端骨折及胫骨上端骨折可损伤腘动脉；锁骨骨折可损伤锁骨下动脉。重要的动脉损伤可危及生命，引起肢体坏死或缺血挛缩。重要的静脉伤也可造成严重肢体肿胀等症状。对重要的血管损伤应及时发现和探查处理。

9）脊髓损伤：脊柱骨折脱位常并发脊髓损伤，除脊髓本身在创伤时受到的损伤外，还可由于血肿、破裂的椎间盘、骨折碎片等的局部压迫，以及脊髓受伤后的水肿、出血、坏死等继发性改变造成脊髓的进一步损害。脊髓损伤后除造成损伤平面以下发生截瘫，还可由于患者长期卧床造成褥疮、泌尿系统感染、肺部感染及关节僵硬等。

10）关节僵硬：关节僵硬是关节内、外组织反应性渗出水肿，引起关节内、外纤维粘连，同时关节囊、韧带及周围肌肉发生挛缩，而最终导致的关节功能障碍。通常引起关节僵硬的原因有肢体固定时间过长、缺乏及时和合理的肢体功能锻炼、关节内或经关节骨折和关节感染等。关节僵硬患者常伴有患肢肿胀、肌肉挛缩和局部骨质疏松，临床上将其称为“骨折病”。应积极鼓励患者进行积极的患肢早期功能锻炼，尽量减少不必要的制动时间，配合局部理疗，以预防“骨折病”的发生。严重的关节僵硬常需手术治疗。

（八）治疗原则

骨折治疗的基本要求是及时改善全身情况，妥善处理重要脏器和其他组织的并发损伤；骨折应早期复位、确切固定，立即开始并坚持功能锻炼，以保证骨折在适当的位置尽快愈合；同时防止骨折并发症，使患者尽快康复。

骨折的治疗必须在患者全身情况允许后进行，颅脑、胸腹和其他危及生命的损伤均应优先处理。在不影响抢救生命的前提下，对于开放性骨折、出血不止的患者，可以先进行简单的包扎止血，明显的大血管出血可先进行结扎止血。骨折部位可先用夹板或支具做临时固定，然后再做搬动和接受 X 线等其他检查，以减少患者痛苦和防止骨折断端造成进一步损伤。

骨折治疗的目标是使骨折在功能和外观都能满意恢复的位置上愈合，且愈合过程应尽可能地缩短，患者在该过程中的疼痛和不便应最大限度减少，尽可能地防止骨折的全身与局部并发症。

骨折治疗的方法有闭合治疗和开放治疗两种。开放治疗常应用于：①开放骨折。②多发性骨折。③骨折线经关节，引起关节面不平整的骨折。④骨折端间软组织嵌入。⑤病理骨折。⑥伴有血管、神经损伤的骨折。⑦闭合治疗失败的骨折。无论闭合还是开放治疗，骨折治疗的三大要素仍是复位、固定和功能锻炼。

在急诊创伤患者中，开放性骨折是临床最为常见的骨折。常按 Gustillo - Anderson 分类系统分为三型：Ⅰ型：低能量所致创伤，创口 < 1cm，轻度软组织损伤。Ⅱ型：中等能量创伤，创口 > 1cm，中度软组织损伤，无需植皮或用皮瓣移植就可闭合创口。Ⅲ型：高能创伤，骨折移位明显或有粉碎，广泛软组织损伤，污染严重。Ⅲa：软组织损伤广泛，但尚能覆盖骨组织。Ⅲb：软组织广泛损伤，污染重，骨膜撕裂，骨暴露，需皮瓣或游离组织移植覆盖创口。Ⅲc：伴有大血管损伤需及时修补，软组织覆盖差，通常需要皮瓣或肌皮瓣移植。

开放性骨折的治疗原则首先是通过彻底的清创将开放性创口变为闭合性创口，然后按照复位、固定、功能锻炼的原则处理。清创是治疗开放性骨折的关键步骤。伤后 6 ~ 8h 以内是清创成功的关键。清创的顺序是由浅入深，按皮肤、皮下组织、深筋膜、肌肉肌腱、神经血管、骨骼的顺序逐一进行。清创后应复位骨折和骨折的固定。固定的方法常采用石膏、牵引、内固定和外固定支架。清创和固定完成后，创口的闭合的方法：①一期缝合关闭创口。②用自体皮肤移植、局部或游离皮瓣肌皮瓣转移一期消灭创口。③不关闭创口，留待二期处理。

二、上肢骨折

（一）锁骨骨折

锁骨内端与胸骨相连构成胸锁关节，外侧与肩峰相连构成肩锁关节，横架于胸骨和肩峰之间，是肩胛带与躯干联系的支架。锁骨骨折多发生儿童及青壮年。间接暴力造成锁骨中段的斜形或横行骨折，直接暴力造成骨折多为粉碎或横型。幼儿多为青枝骨折。临床表现为局部肿胀，压痛或有畸形，可能摸及骨折断端。伤肩下沉并向前内倾斜，上臂贴胸不愿活动，X 线摄片可以明确骨折的类型。治疗：幼儿青枝骨折用三角巾悬吊即可。有移位的锁骨骨折，可在闭合复位后用“8”字绷带固定 4 周后了解骨折愈合情况。锁骨骨折并发神经、血管损伤，畸形愈合影响功能，不愈合或少数要求解剖复位者，可切开复位内固定。

（二）肱骨骨折

肱骨骨折可以分为肱骨近端骨折、肱骨干骨折、肱骨远端骨折。

1. 肱骨近端骨折　常发生在肱骨干皮质骨与肱骨头松质骨交接处，好发于中老年人。如果所受暴力大，骨折移位多，可损伤腋神经和臂丛神经，以及腋窝处动、静脉。临床表现为肩部疼痛、肿胀、皮下瘀血、肩关节活动受限。大结节下方骨折处有压痛。根据肩部正位 X 片可显示骨折的类型，必要时可行 CT 重建。无移位骨折无需固定，三角巾悬吊患侧上肢 4 周。移位骨折在麻醉下行手法复位，超肩关节夹板、石膏外固定。手法复位不成功，复位不满意，肱骨近端骨折并发神经血管损伤的患者可以行开放复位内固定。

2. 肱骨干骨折　肱骨外科颈以下至肱骨髁上为肱骨干。肱骨中下段骨折容易并发桡神经损伤。出现垂腕、拇指不能外展、掌指关节不能自主伸直等畸形。肱骨干骨折诊断容易。肱骨中、下段骨折应注意并发桡神经伤（图 2 - 4）。无移位肱骨干骨折可用夹板或石膏托固定，移位骨折行手法复位后采用外固定。神经血管损伤，可以行开放复位内固定。

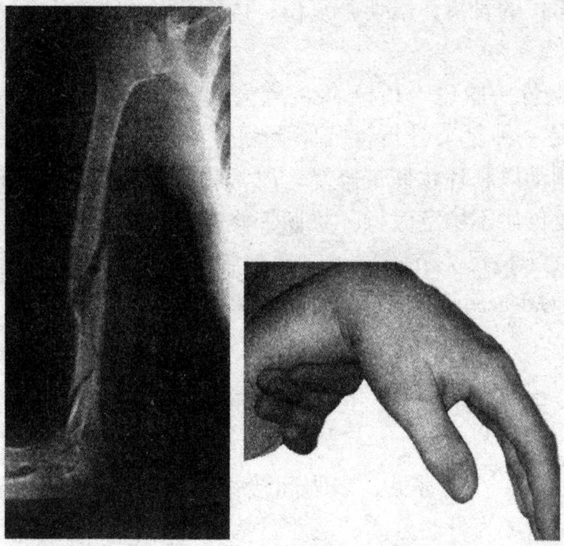

图 2-4　肱骨中下段粉碎性骨折致桡神经损伤垂腕畸形

3. 肱骨远端骨折　包括肱骨髁上骨折和髁间骨折。肱骨髁上骨折多发生 10 岁以下儿童，成年人很少见。

（1）伸直型：最多见，容易损伤正中神经和肱动脉（图 2-5）。

（2）屈曲型：较少见，肘关节在屈曲位跌倒，较少发生血管、神经损伤。

（3）肱骨髁间骨折，按骨折线形状可分 T 型和 Y 型或粉碎型骨折。

临床表现患者多系儿童。外伤后肿胀、疼痛、功能障碍并有畸形。在诊断肱骨髁上骨折同时要注意手部温度、脉搏、运动及感觉，以明确有无血管，神经损伤。肱骨髁上骨折一般采用手法复位超关节外固定治疗。当有血管、神经伤时，应考虑手术探查血管神经，骨折开放复位内固定。肱骨远端骨折在治疗后常可发生肘内翻畸形，一旦发生通过手术截骨矫正。

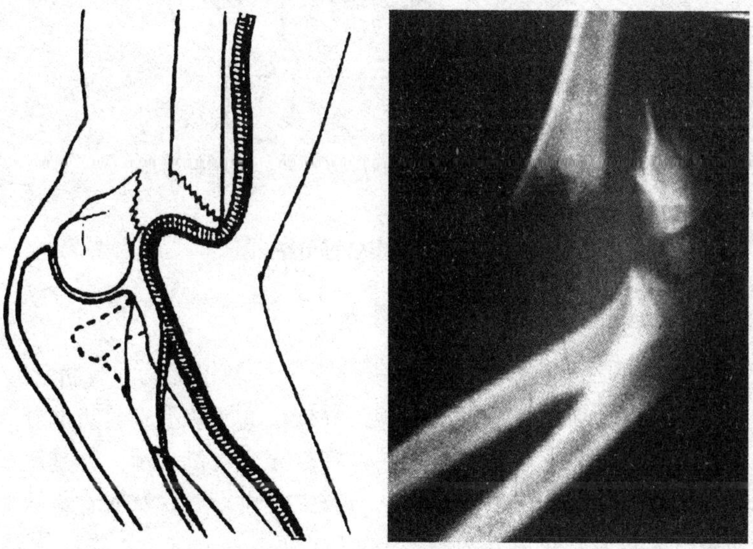

图 2-5　伸直型肱骨髁上骨折容易引起肘部血管神经损伤

（三）尺、桡骨骨折

常见，多发生青少年。暴力所造成的骨折常在同一个平面上，断端可有蝶形骨块。间接暴力所致骨折常不在同一平面，常见尺骨骨折面在远侧，桡骨骨折面在近侧。临床常见前臂明显的肿胀和疼痛、畸形、前臂活动丧失。易引起骨筋膜间室综合征。尺、桡骨双骨折是一种不稳定的骨折，不易复位，并且复位后易再移位。因此，有移位的骨折，以切开复位、内固定治疗为主。另外尺桡骨双骨折有下述2种特殊类型：

1. 尺骨上1/3骨折并发桡骨头脱位　1914年，意大利外科医生 Monteggia 最早报道了这种类型骨折，称孟氏骨折。孟氏骨折是一种复杂骨折，临床上须做到：①早期准确诊断。②坚强的尺骨固定。③桡骨头准确复位。④术后制动以利环状韧带修复。故常骨折开放复位、内固定，术中观察桡骨头复位及稳定情况，如不能复位或复位后不稳定应行环状韧带修复。

2. 桡骨中下1/3骨折并发下桡尺关节脱位　它常是腕关节桡背侧直接受力或跌倒时前臂旋前位撑地造成的，称 Galeazzi 骨折。Galeazzi 骨折是不稳定的骨折，以切开复位、内固定为主。

（四）桡骨远端骨折

桡骨远端骨折常见。多发生于老年妇女、儿童及青年。骨折发生在桡骨远端2~3cm范围内，多为闭合骨折。

1. 伸直型骨折（Colles 骨折）　最常见，多为间接暴力致伤。跌倒时腕背伸掌心触地，前臂旋前肘屈曲。骨折线多为横形。儿童可为骨骺分离，老年常为粉碎骨折。骨折远段向背侧，桡侧移位，近段向掌侧移位，可影响掌侧肌腱活动。暴力轻时可发生嵌入骨折无移位。粉碎骨折可累及关节，或并发下桡尺关节韧带断裂，下尺桡关节脱位，分离，或造成尺骨茎突撕脱。

2. 屈曲型骨折（Smith 骨折）　较少见。骨折发生原因与伸直型相反，故又称“反 Colles”骨折。跌倒时腕掌屈，手背触地发生桡骨远端骨折。骨折远端向掌侧移位，骨折近端向背侧移位。

桡骨远端骨折临床表现为：腕部肿胀，疼痛，活动受限。伸直型骨折移位明显时，可见餐叉状及枪刺样畸形（图2-6）。屈曲型骨折与伸直型骨折症状相似，畸形相反，X线片显示桡骨远端向掌侧移位。无移位的桡骨远端骨折可采取石膏或夹板外固定，移位的桡骨远端骨折，应尽早复位、固定，开放复位内固定常用于闭合复位不成功患者。

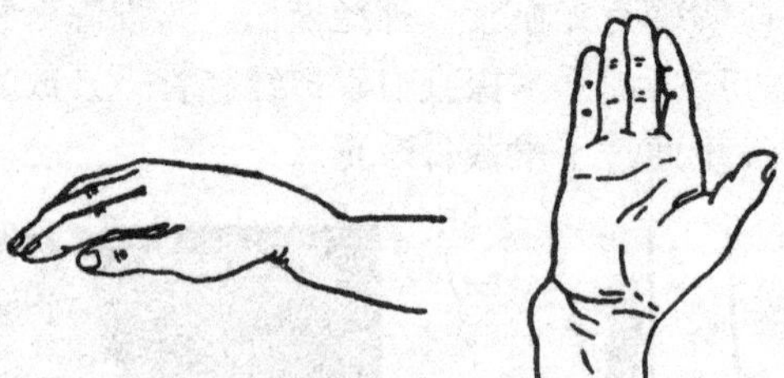

图2-6　伸直型桡骨远端骨折餐叉、枪刺样畸形

三、下肢骨折

（一）股骨颈骨折

由股骨头下至股骨颈基底部之间的骨折称股骨颈骨折，是老年常见的骨折之一。尤以老年女性较多。按骨折部位分为：①头下型：全部骨折位于头颈交界处。②头颈型：骨折的外上部分通过头下，而内下方带有部分颈内侧皮质，此型最多见。③经颈型：骨折完全通过颈部。④基底型：骨折面接近转子间线。头下型、头颈型、经颈型均是关节囊内骨折，易发生骨折不愈合及股骨头缺血坏死，基底型系囊外骨折，骨折相对容易愈合。按骨折的稳定程度（Garden 分型）分为：Ⅰ型：无移位；Ⅱ型：轻度移位；Ⅲ型：骨折近端外展，骨折远端上移并轻度外旋；Ⅳ型：骨折远端明显上移并外旋。股骨颈骨折常见于老年人，外伤后髋部疼痛，出现患肢短缩、屈曲及外旋畸形。髋关节正、侧位X线片可确定骨折类型、部位、移位情况及治疗方法的选择。股骨颈嵌插性骨折和全身情况极差不能耐受手术的老年人可采用非手术治疗，对于移位的股骨颈骨折多需手术，常用闭合复位空心螺钉内固定（图2-7），对于年龄较大的老年患者，股骨颈骨折不愈合者可行人工髋关节置换术（图2-8）。

（二）股骨粗隆间骨折

股骨粗隆间骨折系指股骨颈基底至小粗隆水平之间的骨折，多见于老年人，属于关节囊外骨折。骨折多为间接暴力所致。因局部骨质疏松脆弱，骨折多为粉碎性。临床表现为有跌倒等外伤史，局部疼痛、肿胀、压痛和功能障碍均较明显，髋外侧可见皮下瘀血斑，患肢呈外旋畸形，X 线摄片可确诊。对于不能耐受手术的患者采用牵引以纠正下肢短缩，外旋和髋内翻畸形，治疗期间应积极预防卧床引起的一系列并发症。对于一般情况较好的老龄患者可积极手术治疗，常常采用闭合复位髓内钉固定，可以使患者早期离床活动，减少并发症发生。

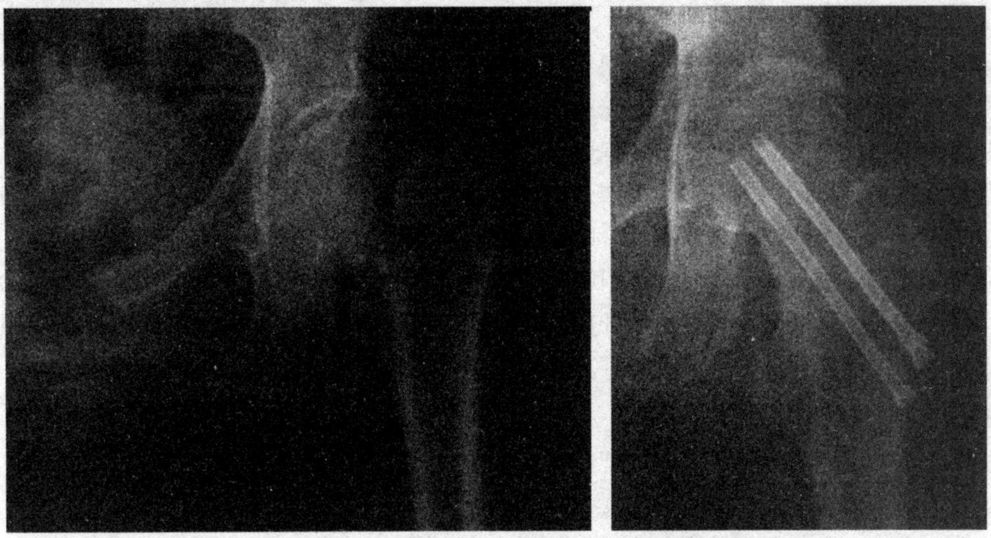

图 2－7 股骨颈骨折闭合复位空心螺钉内固定

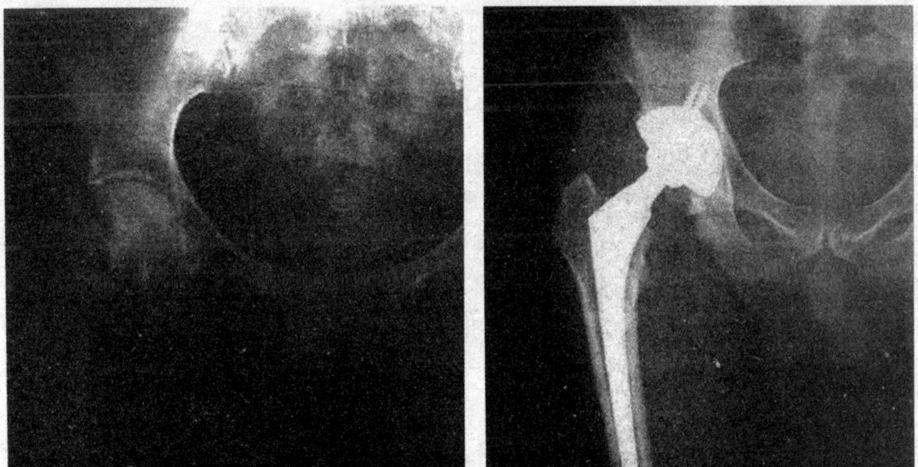

图 2－8 股骨颈骨折不愈和全髋关节置换

（三）股骨干骨折

股骨干骨折是指小粗隆下 2～5cm 至股骨髁上 2～5cm 的股骨骨折。致伤原因多是强大的暴力，可并发失血性休克者或开放性骨折。疼痛、胀肿、畸形和骨摩擦音和肢体短缩畸形较为明显，X 线照片可显示骨折部位、类型和移位方向。股骨干骨折，常有周围软组织严重挫伤，如急救输送时应临时固定伤肢，以防止骨折端移位损伤临近的股动、静脉、腘动静脉。对于股骨干骨折非手术治疗多采用骨牵引复位，6～8 周后改为石膏外固定，开放性骨折、股骨干骨折并发血管神经损伤，非手术复位不满意者常采取开放复位、内固定治疗。

（四）髌骨骨折

直接暴力如撞压、打击等可引起髌骨粉碎性骨折。间接暴力常为膝屈曲位，股四头肌突然强烈收缩而致髌骨横断或上、下极的撕脱。临床表现为：膝关节肿胀积血、疼痛，膝关节不能自动伸直，可摸及骨折块间的间隙。X 线照片可明确骨折类型及移位情况。髌骨骨折治疗的目的是恢复关节面的平整，修补断裂的肌腱和破裂的关节囊，防止创伤性关节炎、滑囊炎的发生，恢复膝关节的功能。无移位性骨折，石膏托固定关节伸直位 4 周，逐渐练习膝关节屈曲活动。移位性髌骨骨折多采取开放复位、内固定治疗。

（五）胫腓骨骨干骨折

直接暴力多致横型或粉碎性骨折，软组织损伤常较严重，易造成开放性骨折。间接暴力多致斜型或螺旋型骨折。由于胫腓骨位置表浅，一般诊断不困难，常可在疼痛、肿胀的局部扪出移位的骨断端。重要的是要及时发现骨折是否并发胫前后动静脉和腓总神经的损伤，同时应该了解是否出现骨筋膜室综合征。将足背动脉的搏动、足部感觉、踝关节及拇趾能否背屈活动作为常规记录。X 线检查可确定骨折的类型和移位情况，在摄片的同时应注意膝、踝关节有否骨折。无移位的胫腓骨骨折可采取非手术治疗。移位的闭合性胫腓骨骨折可手法复位、牵引复位，外固定治疗。开放性胫腓骨骨折、非手术治疗不成功和伴有血管神经损伤的胫腓骨骨折多采用开放复位、内固定或支架外固定治疗。无论小腿的闭合骨折还是开放骨折，若有筋膜间隙综合征的现象都应进行骨筋膜室切开减压术。

（六）踝部骨折

踝关节韧带损伤常称为踝关节扭伤。较大的暴力，可引起骨折。踝部骨折多由间接暴力引起。可产生外翻骨折和内翻骨折。

1. 外翻性骨折　暴力使踝关节极度外翻。可致内踝骨折，骨折线呈横形。若暴力持续，距骨将撞击外踝，造成外踝的斜形骨折或下胫腓韧带撕裂。

2. 内翻性骨折　踝部极度内翻，可引起外侧副韧带损伤伴有腓骨尖撕脱或外踝横形骨折，若暴力持续，距骨将撞击内踝，引起内踝斜形骨折。在上述暴力作用的同时，若踝关节处于内收跖屈位，则暴力可同时向后，引起距骨向后移位，撞击后踝，引起后踝骨折。若受伤时，踝关节处于背屈位，可引起胫骨前唇骨折。临床表现为踝部肿胀，呈外翻或内翻畸形，压痛和功能障碍。可根据 X 线片上骨折线的走向，分析骨折的发生机制，有助于正确复位。踝部骨折是关节内骨折，所以解剖复位、早期功能锻炼。无移位的骨折一般将踝关节外固定于中立位。4 周后拆除外固定，开始行走。有移位的骨折在麻醉下，做手法复位和小夹板、小腿管形石膏外固定。手法复位失败者。踝部多处骨折并有胫腓骨下端分离、并发踝部神经、血管损伤或开放性骨折，多采取开放复位、内固定治疗。

（七）跟骨骨折

常由高处坠下或挤压致伤，常伴有脊椎骨折，骨盆骨折，头、胸、腹伤。跟骨骨折根据骨折是否进入关节面可分两类：

1. 骨折不影响关节面者　常见的有：①跟骨结节纵行骨折。②跟骨结节横形骨折。③载距突骨折。④跟骨前端骨折。⑤靠近跟距关节的骨折。

2. 骨折影响关节面者　①部分跟距关节面塌陷骨折：多系高处跌下，骨折线进入跟距关节，常因重力压缩使跟骨外侧关节面发生塌陷。②全部跟距关节面塌陷骨折：最常见，跟骨体完全粉碎，关节面中部塌陷，向两侧崩裂。

跟骨骨折患者多有典型的高处跌下、重物挤压等外伤史，伤后局部疼痛、肿胀、压痛明显，皮下瘀血，出现跟部的畸形，不能负重和关节活动受限等。X 线照侧位与纵轴位片、CT 三维重建成像对确定骨折类型及选择治疗方式有较大意义。对不影响关节面的骨折常以手法复位、管型石膏固定于轻度跖屈位 4 ~ 6 周，如手法复位失败，则可行切开复位、内固定治疗。对影响关节面的骨折可行切开复位、内固定治疗。

四、骨盆骨折

骨盆骨折是一种严重外伤，多见于交通事故和塌方，由直接暴力所致。多伴有并发症或多发伤。最严重的是失血性休克及盆腔脏器并发伤，救治不当有很高的死亡率。

（一）稳定性骨盆骨折

1. 骨盆边缘孤立性骨折　这类骨折多因外力骤然作用，使肌肉猛烈收缩或直接暴力造成，骨折发生在骨盆边缘部位。①髂前上棘或坐骨结节撕脱骨折。前者因缝匠肌，后者因腘绳肌猛力收缩所致。②髂骨翼骨折。骨折多因直接暴力（如侧方挤压伤）所致，发生在骨盆边缘，未波及骨盆环。骨折可为粉碎性，一般移位不大。③骶骨骨折或尾骨骨折脱位。多为直接暴力所致，不累及骨盆环。

2. 骨盆环单处骨折　骨盆是一闭合环，若只有单处骨折，骨折块移位较少，不致导致骨盆环的变形，故其稳定性尚可。①髂骨骨折。②一侧耻骨上下支骨折。③耻骨联合轻度分离。④骶髂关节轻度脱位。⑤髋臼骨折并发股骨头中心型脱位。

（二）不稳定性骨盆骨折

骨盆环遭受破坏，骨折移位和畸形严重，不仅可有骨盆环的分离，并并发骨折块的纵向移位。

（1）一侧耻骨上下支骨折伴耻骨联合分离。

（2）双侧耻骨上下支骨折。

（3）骶髂关节脱位伴耻骨上下支骨折或耻骨联合分离。

（4）髂骨骨折伴耻骨联合分离或耻骨上下支骨折。

骨盆骨折患者有严重外伤史，局部肿胀，在会阴部、耻骨联合处可见皮下瘀斑，压痛明显。骨盆挤压分离试验阳性。可出现患侧肢体缩短。如出现腹膜后血肿则可有腹痛、腹胀、肠鸣减弱及腹肌紧张等腹膜刺激的症状，应与腹腔内出血鉴别。并发泌尿系损伤患者可出现排尿困难、尿道口溢血现象。X 线摄片及骨盆 CT 三维重建，能明确骨盆骨折的类型（图 2－9）。

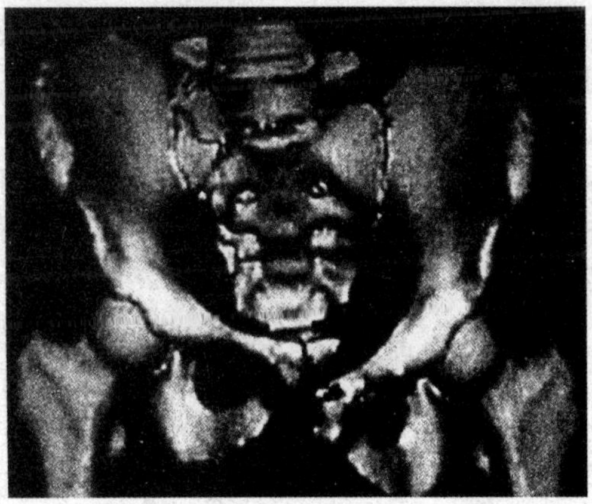

图 2－9　骨盆骨折的 CT 三维重建

骨盆骨折的治疗应首先对休克及各种危及生命的并发症进行处理。对稳定性骨盆骨折可采取卧床休息。骨盆兜带悬吊牵引、下肢持续牵引治疗。对不稳定的骨盆骨折可开放复位、内固定治疗。

（石义华）

第三章

术前准备与术后处理

手术是骨科治疗的组成部分和重要手段，也是取得治疗效果的关键环节，但一次成功的手术，可以完全毁于术前准备的微小疏忽和失败于术后处理的不当。因此，骨科医生要像认真对待手术操作一样，重视骨科围手术期的处理。

第一节　术前准备

术前准备的目的应该是使患者以最佳的状态接受手术。术前准备与手术的类型有密切关系。骨科手术种类繁多，但就手术急缓的程度大致可分为三大类：①择期手术：大多数需要骨科治疗的患者，病情发展均较缓慢，短时期内不会发生很大变化，手术时间可选择在患者的最佳状态下进行。如小儿麻痹后遗症的矫正手术等属于择期性手术。这类手术的特点是术前准备时间的长短不受疾病本身的限制，手术的迟早也不会影响治疗的效果，手术可选择在做好充分准备和条件成熟的情况下进行。②限期手术，有些疾病如恶性骨肿瘤等，手术前准备的时间不能任意延长，否则会失去手术的时机。为了取得较好的手术效果，要在相应的时间内有计划地完成各项准备工作，及时完成手术，这类疾病的手术称为限期手术。③急症手术：开放性骨折的清创缝合、断肢再植等，属于急症手术。这类患者病情发展快，只能在一些必要环节上分秒必争地完成准备工作，及时手术，否则将会延误治疗，造成严重后果。三种手术的术前准备基本相同，但急症手术因伤势较重，加之伤口污染、损伤严重继续出血等，通常需要在较短时间内完成必要的术前准备，而后二者可以从容不迫地做完必要检查，待条件适宜再行手术。急症手术因其紧迫的特殊性，以下单独列出。

一、急症手术的术前准备

除特别紧急的情况，如呼吸道梗阻、心跳骤停、脑疝及大出血等外，大多数急诊室患者仍应争取时间完成必要的准备。首先在不延误病情发展的前提下，进行必要的检查，尽量作出正确的估计，拟订出较为切合实际的手术方案。其次要立即建立通畅的静脉通道，补充适量的液体和血液，如为不能控制的大出血，应在快速输血的同时进行手术止血。

骨科医生可按下列三个步骤处理，即首诊检查、再次检查及有效处理措施。

（一）首诊检查

主要是保护生命体征，一般遵循 ABC 原则：

1. 保持气道通畅（airway，A）　在交通事故中，死亡最常见的原因为气道梗阻。急诊首诊医生首先要检查患者的呼吸道是否通畅，排除任何气道梗阻因素。

2. 呼吸支持（breathing，B）　对患者的气道通气功能进行评价，危及生命的急症有张力性气胸、巨大血胸、反常呼吸及误吸等。张力性气胸可通过严重的气胸体征及胸膜腔正压引起的纵隔偏移、静脉回流减少而诊断，此时应立即行胸膜腔穿刺减轻症状。这需要在 X 线检查完成之前进行。反常性呼吸（连枷胸）表现为患者虽能自主通气，但患者有持续发绀和呼吸困难，可通过观察胸壁的反常运动而诊断，需要通气支持治疗。对于呕吐物、血块、脱落牙齿，需要及时清除，处理的措施有向前托起患者颜面部、经鼻腔或口腔气管插管和气管切开等，气管切开一般用于紧急情况，不能作为一种常规方法。另外，对急性窒息的患者还可行环甲膜穿刺，但注意一般不适用于12岁以下儿童。

3. 循环功能支持（circulation，C） 检查患者的生命体征，即刻进行循环功能的评价和支持是必需的。控制外出血，加压包扎，抬高患肢，帮助减少静脉出血，增加静脉回心血量，而传统的头低位帮助不大。

4. 功能判定 对清醒的患者，进行快速规范的神经系统检查是必要的。对不清醒的患者，按照Glasgow评分（GCS），根据患者的光反应、肢体活动和痛觉刺激反应来评判患者的病情和预后。

（二）再次检查

再次检查的内容如下：

1. 病史 病史应包括外伤发生的时间、地点、损伤机制、患者伤后情况、治疗经过、转送过程及患者既往史，如患者神志不清，应询问转送人员和家属。为便于记忆，可按照“AMPLE”顺序进行；A：过敏史（allergies）；M：药物（medications）；P：过去病史（Past illness）；L：进食时间（Last meal）；E：外伤发生情况（Events of accident）。

2. 详细的体格检查 体格检查应小心、全面，从头到脚依次进行。首先是神志情况，主要根据Glasgow评分（GCS）；仔细检查头面部，注意检查可能隐藏在头发内的损伤；对于高位截瘫患者，要注意区分头外伤和颈髓损伤，常规X检查是必须的，颈部在明确损伤前一定要固定；血胸、气胸是可预防性死亡的常见原因，注意要监测血压和肺通气功能，详细检查胸部，仔细阅读胸部X线片；腹部损伤也是可预防性死亡的常见原因，仔细检查腹部体征和监测生命指征变化，必要时行腹腔穿刺和灌洗术。四肢外伤一般比较明显，但要注意多发伤和合并血管、神经损伤的可能性。

3. 对任何可疑骨折行X线检查 对所有的多发伤患者，在初次检查后，都应行胸片、颈椎侧位和骨盆像，如怀疑脊柱骨折，应行正侧位及颈椎张口位像，必要时进一步CT检查。对意识有问题的头部外伤患者，常规行头颅CT检查。

（三）有效处理措施

在多发伤患者的诊治中，可能会包括许多专家参与的多次手术和操作。应该综合患者全身的病情，适时讨论手术时机、类型和手术操作范围。

二、常规手术准备

在手术前应按以下流程：明确诊断，确定手术指征；术前综合评估患者情况；术前讨论，确定手术治疗方案；术前与患者及家属的交流；调整患者的健康状态最佳化；细化医生准备。

（一）明确诊断，确定手术指征

术者必须全面掌握病史、临床表现和影像化验检查资料，将资料归纳分析后得出明确的诊断，并复验入院诊断是否正确，提出有力的手术指征。

（二）术前综合评估

在确定患者是否需要手术治疗后，需要对患者进行术前综合评估，评价手术的风险，除外手术禁忌，这一阶段的主要目的在于确定患者能否接受手术治疗的问题。评估病史和有重点系统回顾的体格检查，然后决定是否需要进一步检查。根据患者的疾病程度、主要脏器功能状态以及全身健康状态，将手术危险分层化，可将患者对手术的耐受性分成二类四级（表3－1）。对于第一类患者，经过一段时间的一般准备后即可进行手术。而对于第二类患者，由于其对手术的耐受性差，手术风险非常高，且有可能高于手术的益处，那么需要多科室（例如麻醉科医生、内科医生等）会诊，请麻醉师及内科医生各自提出自己的见解，并最终确定是否存在手术禁忌。如果无手术禁忌，需要对主要脏器的功能进行认真检查，有针对性地做好细致的特殊准备后，才能考虑手术。如有必要可分期手术，暂时改善全身情况后再彻底地手术。

表3-1 患者耐受性的分类、分级

病人情况	一类		二类	
	Ⅰ级	Ⅱ级	Ⅲ级	Ⅳ级
骨科疾病对机体的影响	局限，无或极小	较少，易纠正	较明显	严重
主要脏器功能变化	基本正常	早期，代偿期	轻度，失代偿期	严重，失代偿期
全身健康状况	良好	较好	差	极差

（三）术前讨论

在明确患者诊断、确定其具备手术指征并除外手术禁忌后，应提请术前讨论。此阶段的主要目的在于解决手术方法的问题。

在术前讨论中，首先由主管医师介绍患者的病史、重要体征以及辅助检查等资料，作出诊断，提出强有力的手术指征，同时提出手术治疗的目的及手术方案（包括术前准备情况、手术操作步骤、需要准备的特殊器械、术后结果评价以及术后护理注意事项等）。科内医生对此提出建议及评价，首先需要再次确认诊断是否正确，是否需要进一步检查；其次，评价手术方案是否合理，例如手术途径是否合理等等；最后，确定最终手术方案。

（四）术前交待

因为患者及其家属的决定才是最终的决定，也只有他们才能决定是否可以接受手术的危险，所以一旦医生方面对治疗的意见达成一致，那么就需要在术前向患者本人及家属或单位交待清楚疾病的治疗原则、手术方案以及预后等，与其协商治疗方案，使患者方面从心理上认清接受手术的必要性，对手术要达到的目的及可能发生的并发症与意外事项等有所了解。如果医生与患者两方面最终对手术方案达成一致，应嘱患者或其监护人、委托人签好手术同意书。

（五）调整患者的健康状态最佳化

任何一种骨科手术，都需要将每个患者的手术前情况调整到最佳状态。这也是术前准备的目的。通常，手术前需要以下准备工作：

（1）患者心理方面的准备：手术对患者是一极严重的心理应激，多数患者怀有恐惧感。患者住院后，由于生活环境的改变和工作、家庭联系的暂时中断，特别是对自身疾病的种种猜疑，患者的思想是很复杂的。对即将进行的手术治疗，怀着各种各样的顾虑：害怕麻醉不满意而术中疼痛；担心手术后不能坚持工作和丧失劳动力；对肿瘤根治性手术的效果悲观失望等。医护人员应和家属、亲友一起共同做过细的思想工作，有针对性地解除患者的各种忧虑，增强患者与疾病斗争的决心。同时，医生和护士要优质服务和满腔热忱、无微不至地关怀，使患者对手术充满信心，让患者从医护人员的言行中，建立起对手术的安全感和必胜的信念。

（2）适应性锻炼：长期吸烟者，住院后应立即戒烟。要求特殊体位下手术的患者（如颈椎前路手术，术中取头后仰、颈部过伸姿势），术前2～3天应在医生指导下进行相应的训练。术后病情需要较长时间卧床者，术前应进行卧床大、小便的练习。

（3）饮食的管理：中小手术的饮食一般不需严格限制，但必须在术前12小时禁食，术前6小时禁饮，以防麻醉和手术过程中发生呕吐而误吸入肺。

（4）肠道的处理：局麻下的一般手术，肠道无须准备。需要全麻和硬膜外麻醉者，手术前一日晚灌肠一次，排出积存的粪块，可减轻术后的腹胀，并防止麻醉后肛门松弛粪便污染手术台。

（5）手术前用药：体质差伴营养不良的患者，术前数日可适当输入适量的白蛋白液、复方氨基酸等，并口服各种维生素。手术复杂和时间较长或在感染区内的手术，术前48小时开始预防性抗生素的应用，可使手术过程中血液内和手术野内保持一定浓度的抗生素，对减少术后切口感染的发生率有一定作用。

（6）手术部位的皮肤准备：病情允许时，患者在手术前一日应洗澡、洗头和修剪指（趾）甲，并更换清洁的衣服，按各专科的要求剃去手术部位的毛发，清除皮肤污垢，范围一般应包括手术区周围5～20cm，剃毛时应避免损伤皮肤。备皮的时间多数在手术前一日完成。手术前日晚主管医师应该仔细检查皮肤准备情况，如发现切口附近皮肤有破损、毛囊炎，应推迟手术日期。

（7）如术前应用抗凝药物，则应停用抗凝药物一周以上，并复查出凝血时间。

（8）高血压、糖尿病患者应控制血压及血糖接近正常水平。

（9）术后功能锻炼，器械的学习与使用。由于骨科手术后患者大多需要配合康复锻炼，因此术前应指导患者学习使用。

（10）如预计要输血，查血型，交叉配血试验，备血、预存自体血或准备吸引－收集－过滤－回输装置。

（11）特殊患者的术前准备：术前慢性贫血、营养不良的患者，应给以高蛋白质及高糖饮食，并补给各种维生素，必要时多次少量输血或血浆。幽门梗阻的患者常伴有较严重的水与电解质紊乱，术前应加以纠正，同时每晚用温盐水洗胃一次，共3～5天，有利于胃黏膜炎症与水肿的改善。肝脏疾病的手术前准备应加强保肝措施，以增加肝糖原的储备。

婴幼儿有些器官发育不完善，基础代谢率高，糖原储备量较少，而且总血量明显低于成年人。手术前应特别注意水、电解质失调的纠正；宜常规应用维生素K，以纠正术中的出血倾向；即使是短时间禁食，术前也应静脉滴注5%～10%的葡萄糖溶液。

老年人的重要生命器官逐渐出现退行性变，代偿和应激能力较差，消化和吸收功能日益减弱。另外，老年人常伴慢性心血管疾病和肺气肿，对手术的耐受力相应较弱。术前应该特别注意改善心功能和肺功能，加强营养，纠正贫血，最大限度地增加手术的安全性。

（六）细化医生准备

1. 术前测量与设计　术前有关的绘图、设计、测量等是术前必须做好的准备工作，例如股骨上端截骨术，截骨线的设计、矫正的角度及矫正后的固定措施等都必须在手术前通过描图、剪纸计划好，以期术中能够达到预期矫正的目的。

2. 手术径路的选择　骨科手术途径非常之多，选错途径将增加手术困难，并有损伤重要结构的可能，一般来说以分开软组织少而能清楚显示病灶的手术途径为最佳途径。

3. 手术体位　手术体位与显露病灶的难易极有关系，为了显露满意，要慎重选择体位和铺无菌巾的方法。

4. 手术部位的定位　在术前要考虑周到，采用何种方法才能做到准确无误，特别是胸椎及胸腰段，如有变形或畸形，术中的定位标志常不明确，易发生错误，应该在术前找好标志，必要时应借助术中X线透视或照片定位。

5. 器械准备　骨科手术常需要一些特殊器械和内固定物，为了方便手术，有些器械需要术者亲自选好，交手术室护士灭菌备用。

6. 其他科室准备　术中需要行放射线造影、特殊化验检查和冰冻切片检查时，主管医师应在手术前一日与有关科室取得联系。

（刘永强）

第二节　手术后处理

手术的结束并不意味着治疗的结束，术后处理是手术治疗的重要组成部分之一，忽视术后处理往往会对手术效果产生负面影响。术后处理也有全身和局部之分，短期和长期之别。

一、全身处理

与一般外科手术的术后处理基本相同，骨科手术后当天和短期内，须密切观察和及时处理手术创伤和失血反应、麻醉反应、手术并发症，以及观察是否继续失血、原有病情是否加重等。常规观察血压、脉搏、呼吸、体温、神志、液体出入量，治疗方面包括输液、镇痛及抗菌药物的应用等等。需要强调以下几个问题。

（一）麻醉后反应

骨科手术的麻醉，成人上肢常用臂丛神经阻滞，下肢常用硬脊膜外麻醉，除儿童外，很少对四肢手术应用全身麻醉。脊柱手术或经胸手术的患者，在术后应重点护理。麻醉的改进并不意味着可以放松术后观察和处理。

（二）输液与输血

禁食期间，每日应由外周静脉补入一定数量的葡萄糖、盐水和电解质。成年人每日补液总量为2 500 ~3 500ml，其中等渗盐水不超过500ml，其余液体由5%和10%的葡萄糖液补充。三日后仍不能进食者，每日可静脉补钾3 ~4g，如有大量的额外丢失，应如数补入。术后有严重低蛋白血症者，可间断补入复方氨基酸、人体白蛋白和血浆，以利于手术创口的愈合。慢性失血伴贫血的患者，术后应继续给予输血，以保证手术的成功。

（三）饮食与营养

骨科手术很少干扰胃肠道，多从口服途径给液、给药和补充营养。一般情况下，局部麻醉后饮食不需严格的限制。较大的手术，进食的时间和饮食的种类取决于病变的性质和手术及麻醉的方式。由于手术创伤的影响、麻醉和镇痛药物的作用，术后短时间内患者的食欲有所减退。全身麻醉的患者有正常排气和排便后，开始正常进食。口服饮食的原则是先从容易消化吸收的流质开始，逐步过渡到半流质，最后恢复到正常的普通饮食。

（四）抗感染

预防性应用抗生素大大降低了术后感染的发生，但是随便地预防性应用抗生素，非但不能减少感染的发生，反而有促进耐药菌株生长的危险，使医务人员忽视无菌术和手术基本操作的要求，错误地用抗生素来弥补无菌术和手术操作上的缺陷。

一般对于血运丰富的部位，如手部手术、一般软组织手术、时间短、不超过1 ~2h的无菌手术，均不需预防性使用抗生素。但对于人工关节置换术、大关节开放手术、脊柱手术等较大的手术或使用内固定的手术，均可考虑预防性应用抗生素。使用的方法为在麻醉后或作切口前从静脉给予抗菌药物1个剂量，若手术时间长或污染严重，可在4 ~6h后再给药一次。一般术后使用3天，有内固定物者5 ~7天，体温正常即可停用。

一旦手术部位出现感染迹象，宜及时更换广谱、高效及敏感的抗生素，并给予全身支持疗法，当发现切口内有脓液时，宜及时切开引流或闭合冲洗。

（五）止痛、镇静和催眠药物的应用

几乎所有的骨科急症患者都会有疼痛和焦虑，使患者情绪尽快稳定下来非常重要。用药应根据患者的体表面积、既往药物应用剂量和病情来决定。

理想的止痛、镇静药物用量应使患者保持规律的昼夜作息制度，即白天清醒无痛，夜间安然入眠。日间因可以分散注意力，轻度的疼痛不适可以忍受，而夜间不同，失眠可导致患者虚弱。可考虑在患者入院后应用非成瘾性止痛剂。

1. 止痛剂　应用前应了解患者疼痛的严重程度。最有效的止痛方法是使用由患者控制的胃肠外途径鸦片类止痛剂。胃肠外应用止痛剂，可在避免毒性作用的同时保持血液中最低有效浓度。吗啡和度冷丁是最常用的药物。临床上常用的仍然是阿片类药物，一般在术后可用度冷丁50 ~100mg或吗啡5 ~10mg，肌内注射，疼痛持续者必要时可以4 ~6h重复1次。患者自控镇痛（PCA）和椎管内给药镇痛法，如硬膜外注药镇痛是近年来发展的较新的镇痛技术，若使用得当，临床效果较好。

2. 麻醉剂　这些药物有共同的副作用，持续应用4周后会产生成瘾性。药物的作用和副作用都有个体差异，要通过实验性应用药物尽快找出适合患者的最有效的药物。注意，对于慢性疼痛病史的患

者，麻醉剂不能有效地控制疼痛，一般要联合应用止痛剂。药物的副作用包括抑制呼吸和咳嗽反射、降低膀胱的敏感性和结肠活动、恶心呕吐等，要及早采取干预措施。

3. 镇静催眠药物　对于过度焦虑的患者，镇静药联合止痛剂往往有效。如患者正在接受功能锻炼，要在当天避免使用肌松剂。

（六）预防静脉血栓

血栓栓塞是困扰每个手术者的棘手问题。老年人和卧床超过 1 天者都应采取预防措施，包括抬高患肢、鼓励患者做肌肉收缩功能锻炼改善循环，有条件时可应用弹力绷带和弹力袜或使用足底静脉泵。高危患者包括：既往有血栓病史；既往下肢手术史或慢性静脉曲张病史；口服避孕药；肿瘤；骨盆、股骨骨折；吸烟；下肢行关节置换后等。对这些患者应常规预防性治疗，腰麻或硬膜外麻醉可能会减少深静脉血栓（deep venous thrombosis，DVT）发生的几率。对于高危患者，术前应行多普勒超声检查。华法林及低分子肝素和四肢静脉泵，均可应用于预防性治疗。在预防血栓治疗的同时，要注意抗凝引起的并发症（出血、感染等）。

（七）各种管道的处理

由于治疗上的需要，骨科手术后的患者常常带有各种管道，因放置管道的目的不同，各管道的拔出时间不尽相同。因此，必须认真管理，既要发挥各管道的治疗作用，又要防止因管道所产生的并发症。

1. 留置导尿管　肛门和盆腔手术后常留有导尿管，留管时间长短不等，少数可长达 1 ~ 2 周。留管期间应记录每日尿量，定时更换外接管和引流瓶，应防止尿管过早脱出。留置时间较长的导尿管，应用呋南西林溶液冲洗膀胱，拔管前数日可先试夹管，每 4 小时开放一次，以促使膀胱功能的恢复。

2. 体腔引流管　手术后胸腔引流管等在治疗上有重要意义。术后应仔细观察引流物数量和性质方面的变化，定时更换外接管及引流瓶，保持清洁，防止脱出。引流管的留置时间差异较大，确实达到治疗目的后才能考虑拔管。关于拔管的方法、步骤及适应证，可参考各有关章节。

3. 切口引流的处理　部分手术为了防止术后切口内积血或积液，术毕于切口内留置有橡皮条或细橡皮管作为引流用，一般 24 ~ 48 小时后拔出。手术创面较大、渗出物较多时，可适当延长时间，但要经常更换已被浸透的敷料，防止切口污染。

二、局部处理

患者从手术室返回病室后，对于手术肢体的局部处理，应注意以下几点。

（一）患者的体位

手术后患者的卧床姿势取决于麻醉方法、手术部位和方式，以及患者的全身情况。全麻未清醒之前应平卧并将头转向一侧，以防呕吐物误吸。硬膜外麻醉和腰麻手术后应平卧 6 小时，可减少麻醉后并发症如头痛的发生。胸部、腹部和颈部的手术，如病情许可常采用半侧卧位，有利于呼吸和循环。脊柱或臀部手术后，常采用仰卧位或俯卧位。对于四肢手术，术后多需抬高患肢，其高度一般应超过心脏平面，以利于淋巴、静脉回流，减轻肢体水肿。

（二）观察患肢血液循环

手术当天与以后几天密切观察患肢血液循环，是骨科术后处理的重要环节。其次，手术后用引流或负压吸引装置将伤口内的渗血渗液引出，对改善患肢血液循环和预防感染也极为重要。除负压吸引装置外，引流条的放置时间不可超过 36 小时，否则可增加伤口感染的机会。

（三）预防褥疮等并发症

患者手术后常需长期卧床休养，容易发生褥疮、肺炎、尿路感染或结石等并发症，故定期翻身、协助四肢活动、鼓励起坐、主动活动、深呼吸、多饮水等，都是重要的预防措施。

（四）手术切口的处理与观察

1. 无感染的缝合切口　缝合切口无感染时应按时拆除缝合线，并根据切口愈合情况，按统一的要求作出准确记录。

（1）拆线的时间：经临床观察无任何感染迹象的切口，不应随意更换敷料。结合患者的年龄、营养状态、手术部位和切口大小等情况，决定缝线拆除的时间。颈部血运丰富，切口愈合较快，术后4～5天即可拆线；胸腹部切口需7～10天；下肢、腰背部切口需10～14天；腹部减张缝合线的拆除时间不得少于两周。切口一旦发生感染，折线的时间应该提前。

（2）切口的分类和愈合的记录：根据手术中的无菌程度，通常将缝合的切口分为三类，分别用罗马字Ⅰ、Ⅱ及Ⅲ来表示。而切口愈合的情况也分为三级，分别用甲、乙和丙来表示。每一个患者出院时都要对切口的愈合等级作出正确的记录，如Ⅰ·甲、Ⅰ·乙、Ⅱ·甲或Ⅲ·丙等。有关分类和分级条件归纳于表3－2及表3－3。

表3－2　缝合切口的分类

切口	基本条件	表示法
无菌切口	手术基本上在无菌情况下进行	Ⅰ类
污染切口	手术野与消化道、泌尿道及呼吸道相通	Ⅱ类
感染切口	化脓、坏死的手术	Ⅲ类

表3－3　切口愈合的等级

愈合级	愈合特点	表示法
甲级愈合	切口愈合良好，无不良反应	甲
乙级愈合	切口愈合欠佳，如有硬结、积液等，但未化脓	乙
丙级愈合	切口化脓感染及切口裂开	丙

2. 感染切口的处理　切口一旦发生感染，应及时拆除缝线，敞开伤口充分引流。交换敷料时，要仔细清除异物和坏死组织，脓性分泌物应作需氧菌和厌氧菌培养及药敏试验，以便能准确地选用有效的抗生素。若感染逐渐控制，肉芽组织迅速生长，可争取二期缝合，以缩短病程。

3. 观察创口出（渗）血　骨与关节手术后常因骨面继续渗血而创口流血。如渗血面积不大，应加压包扎，流血自止；如流血不止，则需手术探查，予以止血。

4. 观察创口感染　创口疼痛，体温上升，白细胞总数和中性粒细胞百分比上升，切口部位肿胀、波动和压痛等，显示有化脓性感染，治疗原则是有脓排脓。

（五）石膏护理

石膏固定待石膏干硬后才能搬动，注意观察末梢血循环情况，防止并发症，后期还应观察石膏有无松动或折断，防止固定失败。拆石膏的时间，则决定于所做的手术以及X线摄片征象。

（六）功能锻炼

功能锻炼可促进局部功能的恢复和全身健康，手术后应尽早活动，活动强度和幅度要循序渐进。早期活动可改善呼吸和循环，减少肺部并发症和下肢深静脉血栓形成的机会，也有利于胃肠道和膀胱功能的迅速恢复。

三、手术后的对症处理

（一）恶心、呕吐

手术后恶心、呕吐是麻醉恢复过程中常见的反应，也可能是吗啡一类镇痛剂的副作用。随着麻醉药和镇痛药作用的消失，恶心和呕吐即可停止，不需要特殊处理。但频繁的呕吐也可能是某些并发症的早期症状之一，呕吐有阵发性腹痛时，应想到机械性肠梗阻的存在。处理上要有针对性，如果无特殊情况，给以适当的镇静剂或解痉药即可。

（二）腹胀

腹部手术后胃肠道的蠕动功能暂时处于抑制状态，手术创伤愈大，持续时间愈长。胃肠道蠕动功能约在术后48~72小时逐渐恢复，大致经过“无蠕动期－不规律蠕动期－规律蠕动期”三个阶段。胃肠道蠕动功能未能恢复之前，随着每一次呼吸所咽下的空气在消化道内大量积存，是引起腹胀的主要原因。严重的胃肠胀气可压迫膈肌影响肺的膨胀，压迫下腔静脉使下肢血液回流受阻，增加了深静脉血栓形成的机会。非胃肠道本身的手术，防治术后腹胀的主要措施是肌注新斯的明0.5mg，每四小时一次，能促进肠蠕动的恢复。

（三）排尿困难

多发生于肛门、直肠和盆腔手术后的患者，全身麻醉或脊髓内麻醉后也可引起，前者系由于切口疼痛反射性引起膀胱括约肌痉挛，后者是由于排尿反射受到抑制的结果。少数患者由于不习惯卧床排尿，下腹膨胀有排尿感，但无法排出。处理方法：病情允许时，可协助患者改变姿势（或侧卧或立位）后排尿，也可于膀胱区进行理疗、热敷和按摩，以促进排尿。一般措施无效时，应在无菌操作下予以导尿，并留置尿管2~3天后拔除。尿潴留：创伤或术后尿潴留并不少见，如果膀胱已经扩张，需要有数天时间才能恢复至正常的敏感性，因此如果患者需要导尿的话，应使用细尿管，5ml气囊，留置尿管接引流袋。尿管应放置到患者下地行走或白天不用麻醉剂治疗为止。

（四）便秘

尽量采取有效的措施，保证患者的大便习惯不受影响，饮食习惯改变和止痛剂的应用常会引起便秘。如果患者正常进食后仍有便秘，可口服通便灵或麻仁润肠丸，必要时可用开塞露塞肛或灌肠。矿物油也会有所帮助，但会造成维生素吸收障碍。

（五）肺炎

长期卧床的患者容易发生坠积性肺炎。术后鼓励患者咳嗽、雾化吸入、使用化痰药，防止术后肺不张。一旦发生肺炎，需要使用敏感的抗生素及有效地排痰。

（六）褥疮

褥疮容易出现在高龄、重症疾病及神经系统疾病的患者中，好发部位为腰骶部、足跟、臀部等。褥疮可以成为感染源，甚至危及生命。加强护理、经常变换体位、使用特殊床垫、积极治疗全身疾病及纠正营养不良是预防褥疮的基本手段，一旦发生后，对严重程度达三度者应尽早行清创及肌皮瓣覆盖。

（七）心血管系统并发症

对于老龄患者，术前许多人合并有心血管疾病，术后可以发生心律失常、心绞痛、心肌梗死，严重者可以发生心力衰竭、心搏骤停。术后宜加强监测，必要时送入ICU病房，一旦发生意外，需及时处理，并请内科会诊。

（刘永强）

第三节 术后康复

骨科手术后康复治疗的目的是通过综合性康复治疗，巩固和扩展手术效果，改善和恢复功能，预防疾病的复发，使患者重返社会和改善生存质量。广义的术后康复治疗除了功能训练和假肢矫形器辅助治疗以外，还包括物理治疗、心理治疗、康复咨询、药物、护理等。

一、功能锻炼

在骨科临床中常用的功能锻炼在康复医学中也称为运动疗法，是利用运动锻炼，通过促进功能恢复或功能代偿来促进机体康复的方法。功能锻炼对预防并发症及保持整体健康有重要意义，为大部分骨科患者所必需，是骨科康复的基本方法，其他康复疗法则起辅助及补充作用。功能锻炼时的肢体和躯干运动，按运动方式分主动运动、被动运动和助力运动。外力作用于人体某一部分所引起的动作称为被动运动，一般用于维持或增大已受限制的关节活动范围、防止肌肉萎缩和关节挛缩。依靠患者自身的肌力进行运动的方式称为主动运动，主要用于维持关节的活动范围、增强肌力和持久力以及增强肌肉间协调性的训练。助力运动在肌肉主动收缩的基础上施加被动助力，适用于肌力在三级以下或病体虚弱时完成运动，以保持和改善肌力及关节活动度。应用专用的器械，在一定的范围内作持续的被动运动，以改善关节及周围组织的血液和淋巴循环、改善组织营养的方法称为连续被动运动。当肌力和关节活动度恢复到一定程度后，还应通过进一步的功能锻炼，如跑步、行走、骑车、游泳、跳绳、踏车和平衡板等增进机体的运动耐力、运动敏捷性和协调性，为即将回到日常工作和运动中作最后的准备。这些锻炼同时能增进患者的耐力。

（一）肌力锻炼

肌纤维按碱性染色的深浅分为Ⅰ型和Ⅱ型纤维。Ⅰ型统称为慢肌纤维，其收缩较慢，厌氧潜能很低，对抗疲劳的能力很大，是做低强度运动及休息时维持姿势的主要动力。Ⅱ型统称为快肌纤维，其中ⅡB型收缩快，厌氧潜能很高，产生张力高，易疲劳，是做高强度运动时的主要动力。不同的肌力锻炼方式，对运动单元募集率的程度及Ⅰ、Ⅱ型纤维的作用程度不同。一般而言，损伤后首先萎缩的是慢肌纤维，这可能主要是由于慢肌纤维容易反映正常本体感觉的消失，因此，应先做慢速功能的康复治疗，然后做快速功能的康复治疗。肌力锻炼时应正确掌握运动量与训练节奏，根据疲劳和超量恢复的规律，无明显疲劳时不会出现明显的超量恢复，故每次肌肉训练应引起一定的肌肉疲劳，但过大的运动量可引起肌肉急性劳损，过于频繁的练习易使疲劳积累，导致肌肉劳损。肌力锻炼时还应注意无痛锻炼，因为疼痛往往是引起或加重损伤的警告信号。有心血管疾病的患者，在锻炼时还需注意心血管反应和必要的监护。

1. 等长锻炼　等长锻炼是指肌肉收缩但肌肉长度和关节位置没有发生明显改变，是肢体被固定、关节活动度明显受限制或存在关节损伤等情况下防止肌肉萎缩、增强肌力的一种康复技术。优点是容易执行和重复，不需要特殊仪器和花费不多。缺点是有显著的角度和速度特异性，有报道认为这种锻炼对增强肌肉的耐力作用较差，同时对改善运动的精确性、协调性无明显帮助。通过选择一定的角度进行锻炼（多角度等长练习）能最大程度地全面增强肌力，同时减少对组织愈合的影响。通过双侧肢体的锻炼，可最大程度地利用“交叉”效应（cross - effect），即健侧肢体锻炼同样能增强患肢的肌力（大约30%）。每次等长收缩的时间不宜过长，一般不超过5～10秒。对那些因为害怕疼痛而不愿做自主收缩者，可用经皮电神经刺激（transcutanous electrical nerve stimulation，TENS），刺激强度应介于其感觉和运动阈之间，每次治疗时间约为10分钟。

2. 等张锻炼　等张锻炼时肌纤维长度改变，张力基本不变，同时产生关节活动。根据肌肉在收缩中长度变化的不同，又分为向心性和离心性收缩。向心性收缩时肌肉两端相互靠近，是维持正常关节活动的主要方式；离心性收缩时肌肉被动拉长，主要用于姿势的维持。等张锻炼典型的方法是直接或通过滑轮举起重物的练习，如哑铃或沙袋等。其优点是容易执行，需要的器械很少，能够很好地提高肌肉的肌力和耐力；缺点是等张锻炼时肌力输出和所受的阻力，将随着不断改变的关节角度和力矩而变化，还受到运动加速及减速的影响，阻力负荷不能大于运动周期中最低的肌力输出，否则无法完成全幅度运动。这样，在每一个周期中大部分时间所承受的负荷偏低，影响锻炼效果。

渐进性抗阻训练（progressive resistance exercise，PRE）是Delorme于1945年首先提出并逐渐发展起来的经典的等张收缩训练。其原理是基于大负荷、重复次数少的练习有利于发展肌力。先测得某一肌群重复10次所能完成的最大负荷，以此负荷量为基准分三段训练。第一段取50%的最大负荷量重复10次；第二段取75%的最大负荷量重复10次；第三段取100%的最大负荷量重复10次。每天完成三段训练一次。当在最大负荷量下能完成15次时，需提高最大负荷标准。

3. 等速锻炼　1967年首先由Hislop和James Pernne等提出等速运动的概念，被认为是肌力测试和训练技术的一项革命。等速收缩需依赖特殊的等速肌力仪，锻炼时关节的活动速度恒定，但阻力会随肌力而变化。肌纤维可缩短或拉长，产生明显的关节活动，类似肌肉等张收缩。运动中等速仪提供的是一种顺应性阻力，如果肌肉收缩产生过多的力则为设备所吸收，转化为阻力，阻力和肌肉收缩时产生的力相互适应，即在一定的范围内用力越大，阻力也越大，所以等速收缩兼有等张和等长收缩的某些特点或优点，可使肌肉在短时间内增强肌力。等速技术在临床上主要运用于对肌肉功能进行评定、对各种运动系统伤病后的肌肉进行针对性的康复训练、对康复治疗进行客观的疗效评定等。等速锻炼的优点是安全、客观、重复性好、锻炼效率高等。缺点是这种锻炼是非生理性的，而且设备昂贵，锻炼时花费时间较多，使用过程中最好有康复师指导。

（二）关节活动度练习

疾病和手术后的关节活动障碍主要是因为关节韧带、关节囊和关节周围肌腱挛缩或关节内外粘连所致，属于纤维性挛缩。制动后肌肉发生萎缩，首先发生萎缩的是慢肌纤维，可能是由于慢肌纤维容易反映本体感觉的消失。在制动第5周，股四头肌大约萎缩40%。如果固定在肌肉短缩的位置，其萎缩的速率还可以加快。肌肉萎缩伴随着肌力下降。缺乏运动和负重的刺激，软骨细胞和纤维软骨细胞的营养就会受到影响。产生的废物也不能被消除，因而影响其正常的新陈代谢，表现为软骨细胞的异染性、含水量下降，细胞聚集成团，软骨受到破坏。这种变化超过8周就不可逆。成纤维细胞产生的胶原纤维循着应力方向排列，缺乏应力刺激其排列就会缺乏规律。在关节囊部位，这种变化加上原有胶原纤维的吸收会造成关节僵硬。对于韧带会造成韧带附着部位的吸收，韧带中胶原纤维顺应性和张力下降。制动8周后，韧带止点处的强度减少40%，刚度减少30%。由于制动产生不利于功能恢复的变化，而且制动超过6～8周后，这种变化的结果将非常严重，有些甚至是不可逆的，因此在条件允许的前提下，应该尽早进行主动或被动运动。

关节活动度练习的基本原则是逐步牵伸挛缩和粘连的纤维组织，需要注意的是及早地活动关节能防止关节组织的粘连和萎缩。大多数锻炼能够并且应该由患者单独完成，少数则需在康复师的指导下或借助特殊的器械来完成。应强调依据患者的个体情况决定活动开始的时间和活动范围。方法主要有：

1. 主动运动　动作宜平稳缓慢，尽可能达到最大幅度，用力以引起轻度疼痛为度。多轴关节应依次进行各方向的运动。每个动作重复20～30次，每日进行2～4次。

2. 被动运动　按需要的方向进行关节被动运动，以牵伸挛缩、粘连的组织。但必须根据患者的疼痛感觉控制用力程度，以免引起新的损伤。

3. 助力运动　徒手或通过棍棒、绳索和滑轮装置等方式帮助患者运动，兼有主动和被动运动的特点。

4. 关节功能牵引法　利用持续一定时间的重力牵引，可以更好地牵伸挛缩和粘连的纤维组织，从而更有效地恢复关节活动度。

（三）耐力锻炼

耐力是指有关肌肉持续进行某项特定任务的能力。特点是肌肉维持姿势及作较低强度的反复收缩，主要针对不易疲劳和中度耐疲劳的Ⅰ型和ⅡA型纤维。其能量消耗依靠糖原及脂肪酸的氧化分解来提供，而不同于大强度快速运动时依靠无氧酵解供能，故不易造成体内的乳酸积聚。耐力性运动涉及全身性大肌群时，机体的有氧代谢大大活跃，故也称为有氧运动。有氧代谢能力同呼吸系统的摄氧、循环系统的运氧和参与能量代谢的酶的活力有关，因此有氧训练实质上是一种增强呼吸、循环、代谢功能的方法，其运动强度约为最大耗氧量的40%～70%。有氧运动锻炼可维持或提高患者的有氧运动能力，减少日常活动中的劳累程度，提高日常生活的活动能力，还可以改善心、肺及代谢功能，控制血脂及体重，对防止血管硬化及心血管疾病、提高远期生存率有重要作用。

（四）持续被动锻炼

自Salter在20世纪70年代初提出关节的持续性被动活动（continue passive movement，CPM）的概念以来，CPM已成为关节外科康复中的一个重要内容。CPM被证明能增进关节软骨的营养和代谢、促进关节软骨的修复和向正常的透明软骨转化、预防关节粘连、防止关节挛缩、促进韧带和肌腱修复、改善局部血液淋巴循环、预防静脉血栓、促进肿胀、疼痛等症状的消除等。CPM需用专用的器械进行，关节活动度一般从无痛可动范围开始，以后酌情增加。运动速度一般选择每分钟 1 个周期。运动持续时间原为每天 20 小时，现多缩短为每日进行 12、8、4 小时，也有每日 2 次，每次 1～2 小时。CPM 适用于人工关节置换术或韧带重建术后，也适用于关节挛缩、粘连松解术或关节软骨损伤修复术后、自体游离骨膜或软骨膜移植修复术后、四肢骨折尤其是关节内或干骺端骨折切开复位内固定术后等康复锻炼。

二、物理疗法

物理疗法简称理疗，是康复医学的重要组成部分，主要是利用各种物理因子作用于人体，预防和治疗疾病，促进机体康复。按作用的物理因子分类，一般分为两大类。第一类为自然的物理因子，包括矿泉疗法、气候疗法、日光疗法、空气疗法、海水疗法等；第二类为人工物理因子，包括电疗法、光疗法、超声疗法、磁疗法、冷疗法及水疗法等。骨科康复多采用人工物理因子，主要治疗作用包括消炎、镇痛、改善血循环、兴奋神经及肌肉组织、促进组织再生、促进瘢痕软化吸收、促进粘连松解和调节中枢神经系统及自主神经系统功能等。

（一）光疗法

光疗法是利用日光或人工光线（红外线、紫外线、激光）防治疾病和促进机体康复的方法。

1. 红外线疗法　应用光谱中波长为 0.70～400μm 的辐射线照射人体治疗疾病，称为红外线疗法。红外线治疗作用的基础是温热效应。在红外线照射下，组织温度升高，毛细血管扩张，血流加快，物质代谢增强，组织细胞活力及再生能力提高。红外线治疗慢性炎症时，可改善血液循环，增加细胞的吞噬功能，消除肿胀，促进炎症消散。红外线可降低神经系统的兴奋性，有镇痛、解除横纹肌和平滑肌痉挛以及促进神经功能恢复等作用。红外线还经常用于治疗扭、挫伤，促进组织水肿与血肿消散，减少术后粘连，促进瘢痕软化，减轻瘢痕挛缩等。红外线疗法在骨科多应用于亚急性或慢性损伤、扭伤、肌肉劳损、周围神经损伤、骨折、腱鞘炎、术后粘连等，但有高热、出血倾向及恶性肿瘤者都禁用红外线治疗。

2. 紫外线疗法　紫外线的光谱范围是 100～400nm，应用人工紫外线照射来防治疾病称为紫外线疗法。紫外线的治疗作用包括抗炎、镇痛、加速组织再生、调节神经、脱敏、增强免疫功能等。多适用于各种感染性疾病、术后感染、神经痛和神经炎等的防治，恶性肿瘤、红斑狼疮、光敏性皮炎、出血倾向等都禁用紫外线治疗。

3. 激光疗法　应用物体受激光辐射所产生的光能来治疗疾病，称为激光疗法。激光的生物学效应包括热效应、机械效应、光化学效应和电磁效应。激光的治疗作用为消炎、止痛和促进组织再生。在骨科可适用于伤口感染、扭挫伤、神经炎和肩周炎。

（二）电疗法

1. 直流电疗法　直流电疗法使用低电压的平稳直流，通过人体的一定部位以治疗疾病，是最早应用的电疗方法之一。目前，单纯应用直流电疗法较少。但它是离子导入疗法和低频电疗法的基础。在直流电的作用下，局部小血管扩张，血循环改善，加强组织的营养，提高细胞的生活能力，加速代谢产物的排除，因而直流电有促进炎症消散、提高组织功能、促进再生过程等作用。直流电可改变周围神经的兴奋性，并且有改善组织营养、促进神经纤维再生和消除炎症等作用，因此，直流电常用以治疗神经炎、神经痛和神经损伤。断续直流电刺激神经干或骨骼肌时，在直流电通断的瞬间引起神经肌肉兴奋，而出现肌肉收缩反应。断续直流电可用以治疗神经传导功能失常和防治肌肉萎缩。直流电疗法在骨科适用于骨折、骨折延迟愈合、周围神经损伤、神经痛、神经炎、术后瘢痕粘连等的治疗。急性湿疹、急性化脓性炎症、出血倾向禁用。

2. 直流电药物离子导入疗法　在直流电场的作用下，使药物离子从皮肤黏膜进入体内以治疗疾病的方法，称为直流电离子导入疗法。该疗法的作用是直流电和药物的综合作用，适用于周围神经炎、神经痛、骨折、术后瘢痕粘连等。

（三）超声波疗法

频率 >20kHz 的高频声波对组织有温热和机械作用。与其他热疗作用一样，超声波也具有镇痛、缓解肌肉痉挛和加强组织代谢的作用。此外，还能促进骨痂生长。对新鲜的软组织损伤，超声波可以止痛、弥散血肿和软化瘢痕组织。在骨科可用于腕管综合征、急性腰扭伤、肩周炎、腱鞘炎、网球肘等，但若使用过量，可能会损伤组织，须格外小心。

（四）传导热疗法

利用各种热源直接传给人体，达到防治疾病和康复目的的方法称为传导热疗法。以蜡疗常用。石蜡加热融化后涂布于体表，将热能传至机体。石蜡的温热作用能促进局部血液循环增快，使细胞通透性增强，有利于血肿吸收和水肿消散，提高局部新陈代谢，从而具有消炎作用。由于石蜡在冷却过程中凝固收缩，对皮肤产生柔和的机械压迫作用，能防止组织内的淋巴液和血液渗出，促进渗出液的吸收，并使热作用深而持久。此外，石蜡内含有油质，对皮肤和结缔组织有润滑、软化和恢复弹性的作用。适用于扭挫伤、肌肉劳损、关节功能障碍、瘢痕粘连及挛缩、局部循环障碍。但恶性肿瘤和有皮肤感染者禁用此法。

（五）磁疗法

利用磁场作用于人体治疗疾病，称为磁疗法。不同强度的磁场具有镇痛、镇静、消肿和消炎作用。适用于软组织损伤、肌纤维组织炎、创伤及术后疼痛、肩周炎及网球肘等。

（六）冷疗法

利用寒冷刺激人体皮肤和黏膜治疗疾病，称为冷疗法。冷疗法的作用为消炎止痛、抗高热和抗痉度降低，感觉敏感度减弱。常用的冷疗法是局部冰袋或冰水湿敷，还可用雾状冷却剂。适用于扭挫伤、撕拉伤、肩周炎、肌肉痉挛等。但有感觉缺失、闭塞性脉管炎、雷诺病、高血压时禁用。

三、心理康复

骨科患者常伴有一定的心理障碍，他们悲观失望、情绪低落，甚至有轻生念头。对这些患者应做好心理康复工作。心理康复的原则是观察患者各阶段的心理反应，采取必要的对策。通过宣传解释、讨论交流、经常鼓励等方法，给予心理支持，使患者建立康复信心，提高功能锻炼的积极性，克服悲观、抑郁、消极情绪及各种思想负担。必要时使用行为疗法及抗抑郁、抗焦虑的药物治疗。

医师与患者之间应建立相互信任。对患者讲述病情和预后要简练、通俗，有说服力。避免模棱两可的意见或使用威胁性语气。目的是使患者了解病情，得到安慰和稳定情绪，增强战胜疾病的希望。在对患者解说病情和治疗方案时不应夸大其词，因为对疾患的过度忧虑往往会加重病情，甚至使患者产生逆反心理，拒绝治疗。心理康复要因人而异，对患有同一种疾患的不同患者，其心理治疗的方法是不同的。

此外，对严重功能障碍的患者应鼓励其参加力所能及的活动和工作。使他们感到自己是一个有用的人，这对心理康复也极有帮助。

四、作业疗法

作业疗法是针对身体、精神、发育上有功能障碍或残疾，以致不同程度地丧失生活自理和原有职业能力的患者，进行个体化治疗和作业训练，使其恢复、改善和增强生活、学习和劳动能力，在家庭和社会中重获有意义的生活。作业疗法其实就是将脑力和体力综合运用在日常生活、游戏、运动和手工艺等活动中进行治疗。

作业疗法的适应证十分广泛。凡需要改善四肢与躯干运动功能（特别是日常生活活动和劳动能力）、身体感知觉功能、认知功能和情绪心理状态、需要适应生活、职业、社会环境者，都适宜作业疗法训练。骨科的许多疾病都是作业疗法的适应证，例如截瘫、肢体残缺、周围神经损伤、手外伤和老年性骨科疾病患者等。

专门的作业疗法活动包括：①教授日常生活技巧；②提高感觉－运动技巧，完善感觉功能；③进行就业前训练，帮助就业；④培养消遣娱乐技能；⑤设计、制作或应用矫形器、假肢或其他辅助器具；

⑥应用特殊设计的手工艺和运动，来提高功能性行为能力；⑦进行肌力和关节活动锻炼和测试；⑧帮助残疾人适应环境等。

五、假肢、矫形器

对于伤残者可通过康复工程的方法和手段提供功能替代装置，促使功能恢复、重建或代偿。这类装置主要包括假肢、矫形器等。

（一）假肢

假肢是为恢复原有四肢的形态和功能，以补偿截肢造成的肢体缺损而制作和装配的人工上、下肢。

1. 上肢假肢　目的是为了在上肢截肢或缺失后，用类似于上肢外观的假体改善外观形象，并利用残存功能或借助外力代替部分功能。

上肢假肢包括假手指、掌部假肢、前臂假肢、肘离断假肢、上臂假肢、肩离断假肢。按动力来源可分为自身动力源与外部动力源假手，按手的使用目的分为功能手、装饰手和工具手。

（1）功能手：假肢有手的外表和基本功能，动力源来自自身关节运动，分随意开手、随意闭手二类。

（2）装饰手：假肢无自动活动功能，只为改善仪表或平衡重力。

（3）工具手：为了从事专业性劳动或日常生活而设计、制造的。由残肢控制与悬吊装置、工具连接器和专用工具构成，一般不强调其外观，但很实用。

（4）外部动力假手：分电动和气动两类。电动手以可重复充电的镍镉电池为能源、微型直流电机为动力驱动假手的开闭。按其控制方法可分为开关控制和肌电控制，后者即肌电假手或称生物电假手，其控制原理是利用残存的前臂屈肌、伸肌群收缩时产生的肌电讯号，由皮肤表面电极引出，经电子线路放大，滤波后控制直流电机的运动。肌电手开闭假手指随意、灵活，功能活动范围较大，但结构复杂，费用高，使用前应经较长时间的训练。

2. 下肢假肢　目的是为了满足负重，保持双下肢等长和行走。下肢假肢除需模拟下肢一定的活动度外，要求有很好的承重及稳定性能，并坚固耐用。与上肢假肢相比，下肢假肢发展更早，使用更普遍。随着科学技术的进步，专家们提出了较完善、系统的假肢装配理论，使假肢学逐步成为涉及面颇广的一门学科，并不断地发展和完善。近几年在下肢假肢的研究中，值得注意的是不满足于使患者站立和行走这两个基本要求，而且发展了适应不同需要的、具有各种不同功能的假肢，以及直接与骨骼相连的种植型假肢。与此同时，围绕着改善患者步态、节省体力、适应不同截肢残端等要求，进行了大量的研发工作。

（二）矫形器

矫形器又称辅助器，用于人体四肢、躯干等部位，通过外力作用以预防、矫正畸形，治疗骨关节及神经肌肉疾患并补偿其功能。

矫形器的主要作用包括：①通过限制关节的异常活动或运动范围，稳定关节，减轻疼痛或恢复承重功能；②通过对病变肢体或关节的固定促进病变痊愈；③防止畸形的发展或矫正畸形；④可减少肢体、躯干的轴向承重，减轻关节受力，保护关节。

1. 脊柱矫形器　主要用于限制脊柱运动、稳定病变节段、减轻疼痛、减少椎体承重、促进病变愈合、保护麻痹的肌肉、预防和矫正畸形。可分为颈椎矫形器、固定式脊柱矫形器及矫正式脊柱矫形器。值得注意的是各型脊柱矫形器都具有制动作用，长久使用必然引起肌肉萎缩、脊柱僵硬等不良后果，故应掌握好适应证，尽可能避免长期使用。并注意使用期间配合主动运动锻炼。

2. 上肢矫形器　主要作用是保护麻痹的肌肉，防止拮抗肌挛缩，防止或矫正关节畸形，改善功能。按其主要功能分固定性、矫正性和功能性三大类。

（1）固定性上肢矫形器的主要作用是局部相对制动，用于辅助治疗骨不连、关节炎或保护愈合组织等。

（2）矫正性上肢矫形器对某些关节的挛缩畸形起持续矫正作用，或限制关节的异常活动以防止畸形。

（3）功能性上肢矫形器可用于上肢肌肉瘫痪时，通过稳定松弛的关节来改善功能活动。

3. 下肢矫形器　主要用于辅助治疗神经肌肉疾患、骨与关节疾患。按其功能分为承重性、稳定性和矫形性，按其覆盖范围分为足矫形器、踝足矫形器或称短腿支具、膝踝足矫形器或称长腿支具、带骨盆带的长腿支具等。

（刘永强）

第四章

脊柱微创手术

第一节　椎间盘髓核化学溶解术

一、概述

髓核化学溶解术（chemonucleolysis）又称化学溶核术或髓核溶解术（nucleolysis），是治疗椎间盘突出症的一种介入疗法，通过经皮穿刺向病变椎间盘内注入某种化学酶，催化降解髓核的某些成分，降低椎间盘内压力或消除突出物对神经根的压迫，从而达到消除或缓解临床症状的目的。早期是将木瓜凝乳蛋白酶（chymopapain）注入髓核，使髓核中的蛋白多糖解聚从而溶解髓核，降低椎间盘内压力，解除对神经根的压迫。以后临床应用胶原蛋白水解酶（简称胶原酶，collagenase）作为化学溶酶注入病变椎间盘。胶原酶能够有效地溶解髓核和纤维环中胶原蛋白，既降低椎间盘内压力又溶解间盘突出物，解除神经根压迫，达到治疗目的，因此国内学者提出“胶原酶髓核溶解术”名称。

自 1964 年 Smith 开展这方面的工作以来，虽然历经风雨，但至今髓核化学溶解术还是得到了较为广泛的应用。有报道表明，髓核化学溶解术的手术效果与传统的髓核摘除术差不多，其主要适用于单侧腰腿痛、局部神经损害与 CT 和 MRI 等影像学结果一致的患者，若存在中度的侧隐窝狭窄或椎间孔狭窄者、腰椎间盘突出症出现足下垂、膀胱直肠功能障碍等严重神经症状者、孕妇或 14 岁以下的儿童及对溶解酶过敏者则不宜行此手术治疗。

二、简史

1916 年，法国巴斯德研究所的作者发现了胶原酶。

1934 年，美国哈佛大学医学院的 Mixer 和 Barr 首先通过手术证实和治疗了腰椎间盘突出所致的腰腿疼痛，开创了腰椎间盘突出症的时代。

1941 年，Jansen 和 Balls 首先分离出木瓜凝乳蛋白酶。

1959 年，Hirsch 认识到椎间盘内的软骨黏液蛋白随着年龄增长而退变成胶原或纤维组织，因而他设想用一种药物来促进这种生物化学变化。

1963 年，Smith 首次用木瓜凝乳蛋白酶注入患腰椎间盘突出症的病变间盘内，在缓解坐骨神经痛方面取得了令人鼓舞的效果，随后在加拿大、英国、法国、德国和美国广泛开展这种疗法。

1969 年，Sussman 首先使用胶原酶椎间盘内注射治疗腰椎间盘突出症。

三、髓核化学溶解术的药物及原理

在腰椎间盘退变的基础上，或因急性外伤或积累性外伤而产生椎间盘疝，刺激或压迫相应脊神经根而引起临床症状和体征，即腰椎间盘突出症。因此，占位性的挤压是其主要临床病因。腰椎间盘疝或突出物由椎间盘髓核及纤维环组成。向椎间盘内注射化学酶特异性地分解髓核，随后吸收而消除突出物，从而获得治疗效果。

用于髓核化学溶解术的药物须能够选择性地降解椎间盘髓核，而对周围血管、神经、韧带、软骨、骨及骨膜等组织无降解作用或作用甚微，且无全身或局部的毒副作用。木瓜凝乳蛋白酶、胶原酶、胰蛋白酶和糜蛋白酶、组织蛋白酶 G 和组织蛋白酶 B、软骨素酶 ABC 等曾用于实验研究，其中只有木瓜凝乳蛋白酶和胶原酶在临床上得到运用，现国内用于髓核化学溶解术的药物主要为胶原酶。

（一）木瓜凝乳蛋白酶

木瓜凝乳蛋白酶是从粗木瓜素中提取出来的，主要作用于髓核中连接长链黏多糖的非胶原蛋白，使黏多糖蛋白解聚，而对纤维环不发生作用。但木瓜凝乳蛋白酶具有过敏反应（anaphylaxis）、截瘫（paraplegia）和急性横断性脊髓炎（acute transverse myelitis）等严重不良反应，尽管发生率极低，但一旦发生，可造成对患者不可逆的严重后果。

（二）胶原蛋白水解酶

胶原蛋白水解酶简称胶原酶，是能在生理 pH 和一定温度条件下水解天然胶原的一种酶。人体内许多上皮组织，如皮肤伤口、牙龈、角膜等许多间充质细胞衍生的组织，如关节滑膜、成纤维细胞、椎间盘内都存在着胶原酶，称为内源性胶原酶，对体内胶原分解过程发挥重要作用。药用胶原酶是从溶组织梭状芽孢杆菌（clostridium histolyticum）中提炼出来的，此酶能溶解髓核和纤维环中的胶原纤维，其分子量约为 80～85kD。天然的胶原由于存在三联螺旋的稳定结构不能被一般蛋白酶水解，体内的胶原更新一般都很慢。胶原酶在中性条件下作用于原胶原分子，使其在离氨基端 3A 处断裂成为两部分。原胶原分子一旦断裂，在 30℃ 条件下即可变性，丧失其螺旋结构，从而易于被组织中其他蛋白酶进一步分解。

1. 胶原酶对椎间盘髓核的降解作用　我们将不同剂量的胶原酶注入家兔的椎间盘内，5 天后发现胶原酶注射的椎间隙变窄，髓核缩小，吸水膨胀性降低；2 周后髓核基本消失或仅有少许残留，纤维环变形，内层环状结构消失；12 周后髓核被纤维软骨样组织取代，椎间隙变窄，呈纤维性融合，组织切片经 HE 染色后置于光学显微镜下观察，未注射的和生理盐水注射的椎间盘在观察期间相似；胶原酶注射 1 天后，椎间盘髓核结构紊乱，边缘与纤维环分离，髓核内嗜碱性物质相对增多，纤维环和软骨的改变不明显；5 天后，髓核皱缩，纤维环内层部分纤维发生透明样变；2 周后髓核结构基本消失或仅有少许残留，纤维环变形；12 周后，椎间盘的大部分被纤维或软骨组织取代，软骨终板的改变不明显。

2. 胶原酶的安全性　我们将胶原酶分别注入家兔的肌肉发现肌肉有坏死，2 周后坏死的肌肉被纤维组织所替代。我们又将胶原酶分别注射到家兔的硬膜外腔或蛛网膜下腔，未见明显的神经损害症状和体征；病理组织学检查显示胶原酶硬膜外腔注射的脊髓无明显异常；而胶原酶蛛网膜下腔注射的脊髓表面有点状出血的现象，脊髓横断面组织切片显示蛛网膜下腔血管充血和一些点状出血，神经元和神经纤维结构基本正常。

（三）软骨素酶 ABC

日本学者发现软骨素酶 ABC 有更显著的特异性，它只作用于硫酸软骨素的糖蛋白侧链，通过减少椎间盘的水潴留，降低椎间盘内压力。它与木瓜凝乳蛋白酶和胶原酶相比，对细胞或组织的损伤更小，它能引起退变的髓核溶解，而不破坏软骨细胞。Olmarker 等认为，软骨素酶 ABC 对神经和血管的不良反应更小，无潜在的神经毒性，对神经传导无影响。但其有效性和安全性有待临床进一步验证。

四、适应证和禁忌证

腰椎间盘突出症患者的临床诊断根据 McCulloch 1983 年制订的标准而确立，即：①腿痛大于腰痛。②有特异的神经症状，如感觉异常。③直腿抬高试验小于正常的 50%。④腱反射异常，患肢萎缩、无力或感觉消失。⑤有 CT、MRI 或脊髓造影中任一种影像学检查证实并定位突出间隙。

腰椎间盘突出症治疗方法的选择，取决于此病的不同病理阶段和临床表现，以及患者的身心状况。大部分腰椎间盘突出症可经卧床休息、牵引、推拿、针灸、封闭等保守治疗得到缓解或治愈。Weher 对 280 例经脊髓造影证实为急性腰椎间盘突出症的患者进行了前瞻性对照研究，发现 3 个月的观察和保守治疗将不再改变远期效果。据此，有学者认为，对腰椎间盘突出症患者行髓核化学溶解术前，经3个月的保守治疗和观察是有必要的，除非患者在保守治疗期间症状剧烈或进行性加重。然而对有下列情况者不宜行髓核化学溶解术。

（1）孕妇以及14岁以下的儿童：但至今仍无有关木瓜凝乳蛋白酶或胶原酶对孕妇、胎儿或儿童健康影响的报道。

（2）对髓核化学溶解酶过敏者：过敏反应是髓核化学溶解术最危险的并发症之一，并有数例死亡的报道。Bouillet收集了43 662例，发现1.9%的患者对木瓜凝乳蛋白酶过敏，大多数反应轻微，无须特殊处理，仅0.14%的患者发生过敏性休克，经传统方式抢救，无一例死亡或留下后遗症。过敏反应的确切机制尚不清楚，可能与患者产生对木瓜凝乳蛋白酶和（或）降解产物的IgE抗体有关。详细询问患者过敏史及髓核化学溶解酶的接触史，可了解过敏反应发生的可能性，第二次注射应慎重。注射前预防性使用抗过敏药物可降低过敏反应的发生率及减轻反应的程度。据报道，胶原酶过敏反应发生率较木瓜凝乳蛋白酶低，但仍不能放松警惕。

（3）伴有马尾综合征的患者：因为该疗法对此类患者疗效不肯定，且延误外科手术时机，易造成神经不可逆损伤，导致永久性瘫痪。

（4）伴有骨性椎管狭窄或侧隐窝狭窄的患者。

（5）游离死骨型或椎间盘钙化者：因为此类突出的椎间盘髓核不易被酶所降解。

（6）伴有椎间盘炎或穿刺部位感染者。

（7）有心理或精神障碍者。

（8）其他：如腰椎前移、有全身性疾病者等。

此外，髓核化学溶解术对单纯腰背痛的患者疗效不佳。Troisier等用该方法治疗了10例单纯腰背痛患者，仅有1例有明显疗效。Benoist等报道髓核化学溶解术治疗复发的急性下腰背痛和下腰背痛合并非神经根性肢体疼痛的患者分别仅有48%和53%的满意率。

五、术前准备

心理准备：针对患者的思想情况，做好解释工作，使患者愉快地接受手术，并能很好地配合。应向患者及其家属实事求是地介绍病情、治疗方案和术中、术后可能发生的问题与相应的防治措施，以便取得他们的支持。

询问患者过敏史，有无麻醉药物、碘及髓核化学溶解药物的过敏病史，并行碘过敏试验，如患者为过敏体质，治疗时须谨慎。术前30分钟常规静脉注射地塞米松10mg。

血尿常规及凝血功能检查，询问出血倾向，如有凝血功能异常，不宜行该治疗。

其他：术前床上训练大小便、备皮、禁饮食，术前30分钟给予镇静药物，进手术室前排尽尿液等。

六、髓核化学溶解术的注射方法

髓核化学溶解术根据药物注射的部位可分为盘内注射和盘外注射两大类，注射方法的选择无统一的标准，主要根据术者的喜好及熟练程度而定。

（一）盘内注射髓核化学溶解术

髓核化学溶解术最初使用的是盘内注射，木瓜凝乳蛋白酶和胶原酶均可行盘内注射。盘内穿刺常规采用后外侧穿刺入路，是由于该入路有一三角工作区，该区由脊神经根、下一椎体的上缘、上关节突及横突构成。椎间盘纤维环后外侧部分在此三角工作区无骨性结构覆盖，行穿刺时，脊神经很大部分被关节突、椎弓根和横突遮挡而受到保护，因此也称安全三角区。

1. 术前准备　上肢开放静脉慢滴生理盐水，以备万一发生意外情况时，可立即给药、抢救。上肢放置脉率和血压监视器。或上血压计及手测脉率，穿刺前测量血压和脉搏，并做好记录。术前地塞米松5mg溶于50%葡萄糖溶液60ml，静脉注射，以预防过敏反应。

2. 体位　患者侧卧或俯卧于能透视的特制治疗台上，弯腰屈膝或腹部垫枕，以使腰椎生理前突和腰骶角变平直，利于穿刺，尤其对 L_5、S_1 间隙穿刺时更为重要。

3. 定位　经 C 形臂 X 线监视下准确无误地确定治疗的病变椎间隙，并在其背部皮肤划出标记，于欲行进针腰椎间隙平面，居后正中线向外旁开 8 ~ 12cm 确立穿刺点。

4. 麻醉　常规消毒腰背部皮肤，铺巾，用 0.5% 利多卡因于穿刺点行皮内、皮下浸润局部麻醉。

5. 注射方法　从穿刺点用 18 号 15.24cm（6in）长带针芯腰穿针，与躯干矢状面成45° ~ 55°，而腰骶针尾向头侧倾斜 20° ~ 30°，以旋转方式进针，经皮肤、皮下脂肪、腰背筋膜、骶棘肌外侧部、腰方肌及腰大肌，从神经根下抵纤维环后外侧表面时，此时有触到砂粒样感觉，穿入纤维环时有涩韧感，待针尖穿过纤维环内层进入髓核时进针阻力突然减小，有落空感。

针通过纤维环进入椎间盘内，摄腰椎前、后位片及侧位片，以确定进针的确切位置。理想的针尖位置前后位片应在中线经椎弓根影内侧，侧位像应在椎体前后径的中央 1/3 内，抽出内针，注入 0.2 ~ 0.5ml 造影剂做椎间盘造影，以确定病变的椎间盘部位和破裂形态。在病变的椎间隙注入 1 ~ 2ml 木瓜凝乳蛋白酶，每毫升含酶 2 000 ~ 4 000U。药物应缓慢注入，时间要在 3 分钟以上。

椎间盘造影时，若显示两个椎间隙异常；可行两个椎间隙注射，最大剂量为 10 000U，分散注入多个椎间隙，注入药物后留针 5 分钟后拔出。如果穿刺进针不能通过侧方入路进入椎间隙，则应终止注射疗法。不能经中线硬脊膜、蛛网膜下腔入路进入椎间盘。更换 18 号腰麻长针头，继续行骶棘肌、腰方肌、腰大肌浸润麻醉。注意勿将局部麻醉药液注射到椎间孔处而麻醉脊神经根，以避免穿刺过程中损伤神经根。

拔出针芯，接注射器，回吸时无任何液体抽出时，行侧位及前后位透视证实针尖准确位于病变间盘中心或靠近突出物的纤维环内，方可进行注射胶原酶。

注射胶原酶，用 2ml 无菌生理盐水溶解胶原酶，抽入 1ml 注射器内，每毫升含胶原酶 600U。连接针尾，再次回吸无液体抽出时，即可缓慢、分次推入 1ml 胶原酶溶液（600U）。留针 10 分钟后再拔针，针孔用创可贴封闭。

6. 术后处理　注射治疗后静卧 10 ~ 20 分钟，如无不适，送返病室或观察室，继续卧床 4 ~ 6 小时。需要注意的是，髓核化学溶解术后需注意患者过敏反应情况，严重者可出现呼吸困难、低血压。出现过敏反应时，应立即用1 ：10 000 肾上腺素 0.5 ~ 1ml 静脉注射，每 1 ~ 5 分钟给药 1 次，每小时总量最多可达 2mg，同时宜给予大量输液及碳酸氢盐等。

术后患者可感腰背痛，一般持续 2 ~ 3 天，严重腰背痛者可理疗或用肌肉松弛剂。原坐骨神经痛可很快缓解。术后第 2 天即能下地活动或出院。注射后 1 ~ 6 周可从事轻体力劳动，3 个月后可从事重体力劳动。

（二）盘外注射髓核化学溶解术

盘外注射是将髓核溶解药物注射到椎管内的硬膜外腔，因而对药物的特异性要求更高，对周围组织尤其是神经组织应无不良反应，现临床上用于盘外注射的药物只有胶原酶。根据注射入路又可分为经棘间韧带、经侧隐窝、经骶裂孔和经椎间孔髓核化学溶解术。

1. 经棘间韧带髓核化学溶解术　即为常规的硬膜外穿刺术，由于麻醉师对此穿刺术比较熟练，所以常为麻醉师所采用，可分为直入法和侧入法。

（1）直入法：根据两侧髂嵴连线定位，此线与脊柱相交处即为 L_4 棘突或 $L_{4\sim5}$ 棘突间隙，有条件者可用 X 线（片）证实。穿刺时患者取侧卧位，两膝弯曲，大腿向腹壁靠拢，头则向胸部屈曲，以便腰背部尽量向后弓曲，使棘突间隙张开，以利于穿刺。摸清棘突间隙后，用 0.5% ~ 1% 普鲁卡因溶液在间隙正中做皮丘，并在皮下组织和棘间韧带内做浸润。腰椎穿刺针刺过皮丘后，进针方向应与患者背部垂直，并仔细体会进针时的阻力变化，当针穿过黄韧带时，常有明显的落空感，硬膜外穿刺成功的关键是不能刺破硬脊膜，故特别强调针尖刺破黄韧带时的感觉，并采用一些客观的测试方法，常用的测试方法有阻力消失法和毛细管负压法。

1）阻力消失法：针在穿刺过程中，开始阻力较小，当抵达黄韧带时，阻力增大，并有韧性感。这时可将针芯取下，接上内盛生理盐水冒一小气泡的 2ml 或 5ml 注射器，推动注射器芯，有回弹感觉，空气泡被压小，此后边进针边推动注射器芯试探阻力，一旦突破黄韧带时阻力消失，并有落空感，注液小气泡也不再缩小，回抽注射器芯如无脑脊液流出，表示针尖已在硬膜外腔。

2）毛细管负压法：穿刺针抵达黄韧带后，同上法先用盛有生理盐水和小气泡的注射器试验阻力，然后取下注射器，在针蒂上连接盛有液体的玻璃毛细接管，继续缓慢进针，当针进入硬膜外腔时，除有落空感外，管内液体被吸入，此即硬膜外腔特有的负压现象。

（2）侧入法：如遇老年患者棘上韧带钙化或肥胖患者穿刺有困难时，可改用侧入穿刺法，即在棘突中线旁开 1～1.5cm 处进针，针干向中线倾斜，约与皮肤成 75°角，即可避开棘上韧带而刺入硬膜外腔。

2. 经侧隐窝髓核化学溶解术　侧隐窝是指椎间孔内口至硬膜囊侧壁的腔隙，是神经根管的起始段，在此处神经根最易受压和（或）发炎。经椎板外切迹或小关节内缘行硬膜外腔侧隐窝穿刺，可使药物集中在病变部位，而常规进路行硬膜外腔穿刺，药物远离病变部位或仅有少量药物到达病变部位，所以新进路的治疗效果好。该进路的骨性标志清楚、定点明确、进针角度和方向固定。可变范围小、穿刺成功率高，侧隐窝注药试验能进一步验证针尖的准确位置，故可免除 X 线机的监视。此进路应用于胶原酶注射溶盘术，既可免除传统方法 X 线对医师和患者双方的损害，又因摆脱了大型设备的限制，操作易于掌握，便于推广。

根据等比例腰椎正位片确定进针点。椎板外切迹及小关节内缘难以在患者身上触及，故其体表投影即进针点，难以直接从患者身上确定，而棘突及棘间可以从患者身上清楚触及。如果能想办法找出椎板外切迹，小关节内缘与棘突、棘间的关系，就可以利用这种关系找到进针点，这种关系可借助于 X 线（片）上的测量找到。

（1）椎板外切迹进路：将 X 线片上的椎板外切迹中点定为 A 点，将经 A 点的水平线与棘突的交点定为 B 点，棘突上缘定为 C 点，测量 AB 及 BC 长度。根据 BC 长度确定 B 点，根据 AB 长度确定 A 点，即进针点。应用 7 号长穿刺针经 A 点快速进皮。向内倾斜 5°～10°直达椎板，测量进针深度，注射 1% 利多卡因 2ml，寻找到椎板外切迹并触到黄韧带，边加压边进针，一旦阻力消失，针头便进入硬膜外腔。边回抽边缓慢进针，直达椎体后缘或椎间盘。若进针过程中患者有下肢放射痛，说明针尖触到神经根，退针至黄韧带或椎板外切迹，稍向下内调整进针方向，可经神经根腋部到达侧隐窝。若进针过程中回抽出脑脊液，说明穿破了神经根袖，应放弃治疗。

（2）小关节内缘进路：将 X 线片上的棘间隙定为 B 点，经 B 点的水平线与小关节内缘的交点定为 A 点，测量 AB 长度，准确确定棘间隙 B 点，根据 AB 长度确定 A 点。经 A 点向外倾斜 5°进针触到骨质即为小关节。测量深度，退针到皮下，再垂直进针达原深度，注射 1% 利多卡因 2ml，找到小关节内缘并触到黄韧带，以下操作同椎板外切迹进路。

测定麻醉平面、评价治疗效果：穿刺前先测定双下肢的感觉和肌力，穿刺到位后，注射 2% 利多卡因 5ml，5 分钟后再测定双下肢的感觉和肌力。全部病例均出现相应部位的感觉减退，说明针尖确实到位。未发现麻醉平面过高表现和肌力明显减退，说明药物未进入蛛网膜下腔。确定针尖位置在侧隐窝后，再注射胶原酶注射液。

3. 经骶裂孔髓核化学溶解术　经骶裂孔进针，将硬膜外导管置入腰段硬膜囊前间隙称之为硬膜囊前间隙置管术。常用的硬膜外麻醉，无论是正中或旁正中穿刺，都是将导管置入硬膜囊的后间隙，注入的麻醉药液通过容积压力和浓度梯度抵达硬膜囊前间隙，作用于神经根周围从而产生并发挥临床所需的阻滞或麻醉作用，经骶裂孔硬膜囊前间隙置入的导管，虽然也位于硬膜外间隙，但却更接近神经根及其周围，因此对疼痛治疗学具有更重要的临床意义。操作方法及要点：

（1）体位：可采取侧卧位或俯卧位（注胶原酶时，在 CT 下采取俯卧位比较方便，开机测量导管位置时不用变换体位，分娩镇痛则取侧卧位），俯卧位时，腹下垫一个 8～10cm 厚的软枕，使骶骨与腰椎角度变小（脊柱过度后凸者可不垫枕），以利于导管进入前间隙。

（2）定位：瘦小患者，表面解剖清楚，两骶角明显，触摸即可定位。肥胖患者两骶角不清楚凹陷也不明显，且骶裂孔形状各异。可先在会阴部摸得尾椎末端，向上推移 4～5cm，摸至深部骨质凹陷处即可能是骶裂孔。总之，定位至关重要，定位不准，操作则不易成功。

（3）操作要点：常规消毒皮肤（俯卧位，需将纱布垫于会阴部以免消毒液浸流），覆盖无菌巾，用7号短针头与皮肤成直角进针先做一皮丘，当针头穿过骶尾韧带时有明显落空感，推局部麻醉药液时阻力小，可作为进入骶管腔内的标志。用18号斜面穿刺针，调斜面缺口对骶骨前壁，由皮丘处刺入，针干先与皮肤成直角，直刺至骨膜后针干向尾椎方向倾斜，与皮肤成15°~30°角（角度大小取决于骶骨形状，直形骶骨角度偏大、过度弯曲则角度小），向上刺入，深度约3~6cm，进针深度不应超过髂后上棘连线平面（硬膜囊末端终止于第二骶椎平面）。然后针蒂接注射器回吸无脑脊液及血液，注入空气无阻力即证明进入骶腔。用连续硬膜外导管，内放置钢丝［钢丝尖端必须与导管尖端一致，计算好置管长度（进针点至欲达到点之距离）向上置入］。如确是在硬膜囊前间隙置管时不应有阻力，若遇阻力不能向上放置，可退出导管少许调整针尾角度继续置管。L_5~S_1处约12~14cm，$L_{4\sim5}$处约16~18cm。退出导针，若在CT下测量则不退出钢丝，若位置正确，拔出钢丝，再回吸无脑脊液及血液，即可准备注药。

骶裂孔为人体硬膜外腔最下端，穿刺针进入骶尾韧带通过弧形管道即到达宽敞的骶腔，是进入硬膜外腔的最佳入路，虽然到达腰部前间隙需12~18cm，但导管是呈直线沿椎体后缘和硬脊膜之间向上行走。导管内钢丝不会与硬脊膜成直角，穿刺针只要不超过髂后上棘连线水平则不致刺破脊膜，所以安全、可靠。

4. 经椎间孔髓核化学溶解术　与盘内注射后外侧穿刺入路相似，患侧向下、侧卧于X线检查床上，透视定位核对椎间盘突出的椎间隙，向患侧旁开6~8cm，作为穿刺进针点。消毒铺巾后设穿刺针道，用利多卡因5ml做局部麻醉，然后用特制穿刺针与腰骶部成45°~60°角进行穿刺，进针过程要调整针尖方向，避过横突、上下关节突、直指椎间孔上1/3与下2/3交界处，当针尖穿破黄韧带进入硬膜外腔时，动作要轻，不宜用力过大，当有一种落空感时宜进行负压试验旋转球管进行正、侧位透视确定针尖的位置，然后再用碳比乐或欧乃哌克非离子造影剂进行造影证实针尖确实位于硬膜外腔前间隙，再将用5ml生理盐水稀释的1 200U注射用胶原酶缓慢注入，然后拔针。局部用敷料包扎，回病房侧卧位6小时，24小时后下地活动。

七、术后处理

国产注射用胶原酶治疗腰椎间盘突出症经Ⅲ期临床严密观察5 000余例均未发生过敏性休克和脊髓病变，从这方面来讲是很安全的。盘内注射最常见，最主要的术后反应是腰痛，有时很严重，如不适当处理，患者难以忍受。间盘间隙感染极为罕见，一旦发生，在治疗上很棘手，而且患者经济负担也很重，故应严格无菌操作而不能完全依靠使用抗生素作为主要预防手段。至于术后腹胀、尿潴留均为暂时性的，对症处理后即可消失。

1. 术后处理

（1）用平车将患者送回病房，采取屈膝屈髋仰卧位，此种体位可使腰腹肌松弛，以降低间盘内压力，预防和缓解腰痛。

（2）保留静脉通道，主要目的是一旦发生迟发性过敏反应可立即静脉给药，其次是在患者未排气前适当补充液体。

（3）注射胶原酶前测血压、脉搏，注射后10分钟内至少测2~3次，术后前2小时密切观察患者血压、脉搏以及呼吸情况，以便及时发现过敏反应。

（4）为预防发生腹胀及尽快恢复胃肠功能以便早期进食，术前空腹，术后常规给患者口服通便中成药，必要时应用胃肠动力药新斯的明、针灸、穴位注射。

（5）术前训练床上排尿，术后热敷、按摩、针灸，必要时可行导尿。

（6）盘内注射后腰痛加重为最常见的术后反应，在处理上最为困难，直接影响患者及家属对该疗法的信心。因此，术前必须向患者及家属详细解释，让其有思想准备，知道腰痛加重是治疗过程中预料到的反应。

2. 腰痛分级 腰痛程度不等，分为三级。

（1）轻度：轻微腰部疼痛，翻身不受限，下地活动后腰痛加重，能耐受，不需麻醉性止痛药物，平卧即缓解。

（2）中度：腰痛，平卧缓解，翻身受限同时腰痛加剧。

（3）重度：持续剧烈腰痛，难以忍受，任何体位都不能缓解，有时麻醉止痛药也难以持续缓解。

盘内注射胶原酶后腰痛发生机制尚不清楚，国内外学者提出如下机制：①椎间盘内压力升高，刺激了窦椎神经。②椎间盘内产生无菌性炎症反应，刺激窦椎神经。无论哪种机制，临床实践观察到发生腰痛的程度与纤维环破裂程度、注入胶原酶的剂量以及患者的耐受性有直接关系。

3. 腰痛处理方法 轻度者卧床休息即可；对于中度者，先用麻醉止痛药，若还不能缓解可行骶管封闭；对于重度者，采用骶管封闭，可取得很满意的缓解效果。骶管封闭，可由骨科医师自行操作，与硬膜外封闭相比，简单易行，非常安全。

术后一般卧床5～10天，依患者腰痛反应情况和程度而定，下床行走时需用腰围保护。患者下床活动有时注射间隙常感到使不上劲、酸痛、活动多时腰痛加重现象，均为脊柱失稳表现，鼓励患者行腰背肌锻炼，一般会逐渐消失。

八、并发症

髓核化学溶解术的并发症发生率较低，Bouillet 报道髓核化学溶解术并发症发生率为3.7%，其中严重病例为0.45%，而外科手术分别为26%和4.2%，死亡率亦较外科手术低。其主要并发症有如下几种。

（一）过敏反应

从理论上说，胶原酶是一种异体蛋白的生物制剂，注入人体存在发生过敏反应的可能性。过敏反应分为轻微过敏反应和严重的过敏性休克两种。注射用胶原酶引起轻微皮肤过敏反应如瘙痒、荨麻疹等其他皮疹已有报道，但发生率很低而且系自限性反应，无须处理而自愈。

注射用胶原酶致过敏性休克这种威胁生命的并发症，国内外鲜有报道，尽管如此，注射胶原酶时必须静脉给予肾上腺皮质激素作为预防措施，在注射过程中及注射后1小时内，要密切观察患者的呼吸、血压、脉搏等情况，以便及时观察到过敏性休克的早期征象，及时处理，因此，在注射胶原酶过程中及注射后必须保持静脉输液，以备一旦发生过敏性休克可立即静脉给药及补充液体。不应因报道发生过敏性休克少而存在侥幸心理，不做抢救准备工作。

药物致过敏性休克患者中，50%患者的症状发生于给药后5分钟内，10%出现于1小时后。过敏性休克的临床征象主要有：

1. 呼吸道阻塞症状 胸闷、心悸、喉头阻塞、呼吸困难等。
2. 循环衰竭症状 冷汗、面色发绀、脉搏快而细弱、血压下降等。
3. 中枢神经症状 意识丧失、昏迷、抽搐、大小便失禁等。
4. 皮肤过敏症状 皮肌瘙痒、荨麻疹等皮疹。

一旦发生过敏性休克征象，应分秒必争，紧急进行抢救。立即从静脉注入1∶1 000的肾上腺素0.5mg，若症状不缓解，每20～30分钟继续静脉注射1∶1 000的肾上腺素0.5mg，若症状仍不缓解，每20～30分钟继续静脉注射1∶1 000的肾上腺素0.5mg，直至脱离危险期为止。同时静脉滴注甲基泼尼松龙琥珀酸钠40mg或其他肾上腺皮质激素。静脉输注低分子右旋糖酐及10%葡萄糖溶液，保持呼吸道通畅，给氧。必要时行气管内插管，接呼吸机加压给氧。如心搏骤停者，应采取心脏按压等抢救措施。

（二）神经损伤

神经损伤的原因有：①穿刺过程中机械性损伤，采用局部麻醉可避免或减少其发生率。②误入鞘内，注射髓核化学溶解酶引起横断性脊髓炎。③巨大突出的椎间盘片段经盘内注射后引起马尾综合征。

据称胶原酶对神经组织的不良反应较木瓜凝乳蛋白酶小，但胶原酶接触脊神经后对神经有无损害仍是值得注意的问题，因为无论盘内或盘外注射胶原酶均存在该酶和脊神经接触的可能性，为此，Rydevik 于 1985 年使用临床推荐注射用胶原酶的浓度与实验兔的胫神经接触后 2 小时、4 周及 8 周，通过荧光显微镜、神经电生理等进行观察，结果表明，胶原酶可引起周围神经内水肿，而神经内微血管床的渗透性无改变。4 周及 8 周后，神经内有轻微纤维化，但神经电生理检查无任何神经功能损害，也不损伤神经外膜屏障功能，因此，脊神经根接触胶原酶后不会受到损害。

临床上用注射胶原酶行盘内、外注射治疗腰椎间盘突出症。只要脊神经根鞘膜及神经外膜完整，即便胶原酶与脊神经根接触也不会损伤神经根，但脊神经根屏障受到破坏或直接注入脊神经根鞘膜内就有损伤神经的可能。

临床已有报道有神经损伤并发症发生，多数为进针过程中直接损伤神经而并非由胶原酶所致。不过若胶原酶漏入或误注入蛛网膜下腔即会发生严重的神经系统并发症，故绝对不能注射到蛛网膜下腔内，因此穿刺进针 5 次不成功时，此次治疗应暂停。局部麻醉下可避免进针时损伤神经。

（三）椎间隙感染

此种并发症国内外均有报道，主要是由于操作过程中无菌技术不严格所致，预防的主要措施是严格无菌技术以及采用两针套刺技术，可减少发生率。如可能感染，可给予抗生素预防。穿刺部位有感染者严禁穿刺。

（四）其他

出血性蛛网膜炎、麻痹性肠梗阻、血栓性静脉炎、肺栓塞、化学性脑膜炎、硬膜外脓肿等并发症并不常见。

九、注意事项

基于大剂量的胶原酶可引起血管充血和点状出血，因而行胶原酶化学溶解术的患者注射前应常规检查出、凝血时间，如有异常则不适宜进行该治疗。

虽然硬膜对胶原酶具有一定的阻挡作用，但由于高浓度的胶原酶鞘内注射可引起点状出血和硬膜变薄，所以在行胶原酶化学溶解术时，进针部位一定要准确，如有损伤硬膜囊的可能，不宜当时注射胶原酶，至少隔 1 周后才考虑重新注射。

胶原酶肌内注射会引起肌肉坏死，腰痛可能与胶原酶渗漏到肌肉内引起肌肉变性坏死有关，所以注射部位一定要准确，严禁注入肌肉内，最好使用双套管技术。

实验表明，19U（按体重计相当于 470U/人）的胶原酶对家兔椎间盘的髓核即有明显的分解作用，与 38U 和 75U 的胶原酶比较，无显著性差异，所以我们不主张增加单个椎间盘胶原酶注射的剂量来加强髓核溶解的作用，单个椎间盘内注射不应超过 600U。

胶原酶在体外降解椎间盘髓核需要 48 小时，胶原酶体内注射椎间盘 1 天后，髓核仍具有很强的膨胀性，5 天后才开始降低。因此，早期盘内注入胶原酶时溶解反应尚未完成反而增加了椎间盘内压力，引起腰痛和神经根压迫症状加重，这些症状往往于胶原酶盘内注射1 ~2 周后才逐步缓解。

（李　峰）

第二节　经皮穿刺椎间盘切除术

一、经皮穿刺颈椎间盘切除术

颈椎病是由颈椎间盘组织退化及其继发病理改变累及周围组织结构（神经根、脊髓、椎动脉、交感神经等）而引起的。随着 CT、MRI 影像学诊断技术在临床上的应用，颈椎病的诊断和治疗有了明显的提高。目前所采用的传统的经颈前路椎间盘切除植骨融合或经后路椎板成形术等，虽取得了较为满意的临床疗效，但存在着植骨块脱落、植骨不融合、髂骨取骨区疼痛、脊髓损伤、感染等并发症，而且损伤大，费用高。随着微创技术的发展，有学者开始探索颈椎病的微创治疗。经皮穿刺颈椎间盘切除术（percutaneous cervicaldiskectomy，PCD）治疗颈椎病的临床应用，取得了令人鼓舞的临床疗效，使颈椎病的治疗进入了微创治疗的新领域。PCD 最早由 Conrtheoux（1992）报道，国内周义成（1993）、李健（1996）先后报道了各自的方法和经验，其有效率在 85% 左右。PCD 是在总结经皮穿刺腰椎间盘切除术（percutaneous lumbar discectomy，PLD）治疗腰椎间盘突出症的基础上发展起来的，其作用机制是采用椎间盘切割器械，通过一直径约 3～4mm 的工作通道，在负压抽吸作用下或用髓核钳夹取，对病变椎间盘实行部分切除，以降低椎间盘内压力和体积，使突出的椎间盘表面张力减小，软化或缩小达到有效的机械减压，减轻或消除椎间盘突出对受累神经根的压迫及对周围痛觉感受器的刺激，使局部纤维对髓核的包容力消失，促进椎间盘的回纳，达到缓解症状的目的。目前已有较多 PCD 的临床和基础研究报道。开展 PCD 手术，首先要对颈前部的复杂解剖结构相当熟悉，掌握熟练的手术技巧，具备一定的开放式手术经验；同时也要了解 PCD 的原理、疗效、并发症及国内外的研究现状。我们通过将 PCD 与传统的颈椎间盘突出症的保守治疗及颈前后路手术治疗进行比较后认为：只要严格选择 PCD 手术适应证、规范化操作，是可以取得良好的疗效的；同时 PCD 具有创伤小、操作方法简单、安全、省时、费用低、患者痛苦小、不损坏椎体结构、不影响颈椎的稳定性、手术时间短、术后康复快等特点。PCD 对于早期、单一节段的包容性椎间盘突出有较好的疗效，该手术并发症主要是穿刺过程中损伤甲状腺血管及术后椎间盘炎。如能选好穿刺入路，掌握好穿刺方法及加强无菌技术，以上并发症是可以避免的。

（一）PCD 的作用原理

PCD 的作用原理主要是采用穿刺切除器械在负压吸引的作用下对髓核实行部分或大部分切除或以髓核钳在套管的保护下对椎体后缘的髓核进行钳夹以降低颈椎间盘内的压力，从而间接使压迫脊髓颈神经根的髓核组织“回纳”，缓解致压物对神经根的刺激。所以在 PCD 时必须充分切割出髓核组织。有学者在临床研究中发现 PCD 切除的髓核重达 1g 以上，患者拔针后即感症状、体征减轻或消失，远期效果也较好。由于 PCD 时以纤维环入针点为支点，穿刺针头尾可在水平面上摆动，除 $C_{3\sim4}$ 椎间隙 75°外，其余椎间隙均达 90°以上。这可以切除足够的髓核组织达到手术目的。近年来，有关突出的椎间盘组织对周围组织产生物理及生化学方面变化的理论正日益受到许多学者的重视。Marshall LI 等认为椎间盘组织突出到硬膜外可产生炎性介质直接对神经根产生刺激，导致一系列临床症状。因此，PCD 通过切除颈椎间盘中央后部未突出的髓核，可减轻突出椎间盘组织对脊髓和神经根的压迫及减少其炎性化学刺激。

（二）适应证和禁忌证

适应证：①临床表现与颈椎间盘突出症的症状和体征相符，有颈、肩、上肢疼痛、麻木、肌力减退等一系列症状，经 2 个月以上保守治疗无效者。②包容型颈椎间盘突出。③经 CT、MRI 检查突出的椎间盘组织无钙化、纤维环未破裂、髓核无游离者。④颈椎间盘突出症，无骨性椎管狭窄、后纵韧带骨化、黄韧带肥厚等压迫因素等。

对颈椎间盘突出引起早期颈椎病的适应证：

1. 颈型　原则上不需要手术，对顽固性者可考虑此项手术。

2. 神经根型　①经非手术治疗 4 个月无效者。②临床表现与 CT、MRI 所见及神经定位一致，有进行性肌肉萎缩及剧烈疼痛者。③非手术有效，但症状反复发作者。

3. 脊髓型　①急性进行性脊髓损伤，经 CT、MRI 等证实有脊髓受压，应尽快行 PCD；②有轻度颈脊髓损害症状，连续 3 个月保守治疗无效者。③颈脊髓受压在 2 年以内，症状进行性或突然加重者。

4. 椎动脉型　采用保守治疗或外科治疗；如 CT、MRI 等示有椎间盘突出亦可试行 PCD。

5. 交感型　症状严重影响生活，经非手术治疗无效；影像学检查与椎间盘突出有关。

6. 其他型　有突出间盘压迫症状，经非手术治疗无效者。

禁忌证：①临床表现与 CT、MRI 等影像学检查不相符合者。②CT 显示突出的椎间盘已钙化或骨化，或纤维环破裂、髓核游离者。③椎间盘突出同时有骨性椎管狭窄、后纵韧带骨化、黄韧带肥厚或合并椎管椎体肿瘤、结核等病变者，椎间孔、椎间关节及钩椎关节骨质增生。④椎间隙退变狭窄而导致穿刺针不能进入。⑤甲状腺肿大者，颈部瘢痕影响操作者。⑥有严重心肺功能不全或同时合并其他脏器严重疾病者。⑦患有严重神经官能症者。⑧以前行过颈椎间盘前路手术者。

（三）手术器械

李健等发明的手动式颈椎间盘切除器械包括：空心导针、工作套管、双面刨削器、环锯、胶管、髓核钳、负压吸引器、C 形臂 X 线机等。

（四）实施条件

1. 基础设施

（1）X 线影像设备：具有高清晰度影像增强器的 X 线机，如 C 形臂 X 线机、CT 等，首选 C 形臂 X 线机。

（2）无菌手术室：PCD 要求在严格无菌手术室内进行，一般不主张在 X 线机房操作，以免发生感染。

2. 术者要求　①PCD 医师必须对 PCD 的原理、适应证的选择、手术操作规程及并发症处理等方面有较全面的了解。②独立进行 PCD 术之前必须在有经验的 PCD 医师指导下进行一段时间的专门训练；③PCD 医师最好熟悉颈前部的局部解剖知识和具有颈椎前、后路开放手术经验。

3. 术前准备　PCD 术前应做好以下准备：①术前血常规、出凝血时间、肝肾功能、颈椎正侧位、双斜位和动力性侧位片。②让患者了解手术的过程，以获得术中的配合，术前可适当用些镇静药。③对术中、术后可能出现的并发症及术后疗效的评估等情况应向患者家属交待清楚，以获得理解和签字。④术前预防性应用抗生素。⑤严格消毒颈椎间盘切除器械。

（五）手术方法

常规术前准备，患者取仰卧位，颈肩部垫软枕，使头稍后伸。在 C 形臂 X 线机的监视下确定穿刺间隙。以 2% 利多卡因 0.5～1ml 局部浸润麻醉，进针点约在中线旁开 2～3cm、颈动脉内侧 0.5～1cm 处（即甲状腺外缘与颈动脉之间），从右侧进针。先将颈动脉推向外侧，气管推向内侧，将 18G 细导针在 C 形臂 X 线监视下刺入病变椎间隙，正侧位检查确认穿刺针在切吸椎间盘内后，在导针入皮处做一约 2mm 的小横行切口，沿导针套入外套导管，压紧皮肤顺导针方向将套管针旋入椎间隙，拔出导针，再将尾部接有负压吸引器胶管的环锯送入套管内，在负压抽吸作用下，往复旋转切除髓核组织或用髓核钳经套管钳取髓核，并在水平面改变穿刺导管的方向切吸髓核组织至手术完毕，手术过程通常在 X 线荧光屏监视下进行，穿刺深度以不超过椎体后缘为宜。一般负压为 0.08～0.09kPa，持续时间约 5～10 分钟，取出的髓核组织约 1g。术后拔除外套导管后，用手指压迫穿刺部位约 3～5 分钟，以止血贴外贴，3～5 天伤口即可愈合。

（六）手术操作注意事项

（1）麻醉问题：利多卡因不宜注入太多，一般每个间隙不超过 1ml，过多可使麻药波及喉返神经，造成暂时性声音哑。

（2）进针方向：充分暴露出颈动脉鞘与颈内脏鞘之间隙，注意保持进针路线的正确性，入椎间盘点应在颈长肌内侧，椎间盘前方中外 1/2 处，以防过偏中线损伤气管、食管、喉返神经及甲状腺组织，过外损伤颈长肌导致出血。

（3）进针深度：切取髓核时必须在 C 形臂 X 线监视下进行，椎间盘切除器械不能超过椎体后缘，必要时可与患者对话，了解患者的感觉，若切除器械稍超过椎体后缘，可能刺激窦椎神经，此时患者可出现一侧肢体或者全身触电感，甚至损伤脊髓。

（4）刺入椎间隙的套管针应与椎间隙平行，若不平行则可在切除椎间盘的过程中损伤软骨板，造成出血、疼痛。

（5）在行 C_{6-7}、$C_7 \sim T_1$ 间隙穿刺时，因肩部的遮挡作用，可致 C 形臂 X 线监视定位及手术操作困难，这时嘱助手将患者的两肩下拉，以使手术间隙透视清晰。

（6）严格无菌操作，预防椎间隙感染，应强调手术在手术室或专门介入手术室内进行。

（七）术后处理

（1）术后注意观察患者血压、脉搏等生命体征。

（2）注意伤口出血情况及颈部肿胀情况。

（3）术后 6 小时可戴颈围下床活动，并戴颈围活动 2～4 周。

（4）常规静脉注射或口服抗生素 2～3 天。

（5）术后常规使用脱水药 2～3 天。

（6）患者分别出院后 1、3、6、12 个月到门诊随访复查，以后每半年随访一次。随访内容包括：患者自觉症状、体征，颈椎正侧位片，动力性侧位片，对术后 6 个月以上的患者，有条件者进行 CT 扫描或 MRI 复查。

二、经皮穿刺腰椎间盘切除术

经皮腰椎间盘切除术（percutaneous lumbar discectomy，PLD）是近 30 余年来发展起来的一项新技术。1975 年，Hijikata 首先采用经皮穿刺腰椎间盘切除术，他用一套标准器械，包括穿刺针、导管、套管、环锯、髓核钳等，借助于 X 线监视完成切吸术，命名为经皮髓核切除术（percutaneous nucleotomy），治疗腰椎间盘突出症获得成功。其手术原理为：经皮后外侧入路进入椎间盘，在纤维环上钻孔、开窗，切除部分髓核，有效地降低了椎间盘内压力，减少了椎间盘突出物的数量，从而缓解了神经根及椎间盘周围痛觉感受器的刺激，使症状缓解。髓核组织的切除有效地降低了椎间隙的高度，使神经根的牵张力明显下降，从而有效地缓解了神经根疼痛。

由于其创伤小、出血少、不干扰椎管内结构、不影响脊柱稳定性、并发症少和操作简单等优点而使其应用广泛。近年来，我国亦有许多医院相继开展了此项技术。1989 年发表文章总结其 12 年的 136 例经验，至 1993 年积累了 18 年 300 余例的经验，优良率为 72%。1983 年，美国 Kambin 报道用改良 Craig 器械从腰椎后外侧穿刺行 PLD 9 例临床经验，1989 年他报道 100 例，有效率为 89%。1985 年，美国放射科医师 Onik 发明并与 Surgical Dynamics 公司共同开发研制一切割、冲洗和抽吸为一体的气动式自动摘除器，将经皮腰椎间盘切除术改进为自动经皮腰椎间盘切吸术，由于其优越的性能和操作的改进，缩短了手术时间，使之在全球迅速推广起来。其治疗的机制是将部分髓核切割、吸出、降低椎间盘内压力，从而减轻对神经根及椎间盘痛觉感受器的刺激，手术并非直视下进行，而是“盲切”，术中未彻底切除椎间盘的突出部，减压不确切，影响疗效，使其应用范围受到限制。

自 20 世纪 90 年代起，国内多家医院报道了 PLD，并取得了良好的疗效。PLD 尚在发展与完善过程中，器械及手术方法仍在不断改进，其手术疗效仍存有争议。由于引起腰腿痛的病理机制是多方面的，腰椎间盘突出的病理类型复杂。因此，只有在严谨的诊断基础上，严格选择适应证，精确的手术操作，才能取得良好的效果。

（一）器械与方法

1. 器械　C 形臂 X 线机、穿刺针、扩张管、弹性工作套管、髓核切割器等。

2. 手术步骤

（1）麻醉与体位：局部麻醉或硬膜外麻醉。侧卧位，患侧在下，腰间垫枕。或者俯卧位。

（2）后外侧穿刺入路穿刺点选择和穿刺方法：在 C 形臂 X 线监视下确定穿刺点，一般是椎间隙水平，自后正中线沿标记线向患侧旁开 8～12cm 定点穿刺，$L_5 \sim S_1$ 为 6～8cm。穿刺针沿横向标记线平面，与躯干正中矢状面成 45°～60°方向进入，直达纤维环后外侧，穿刺针进入纤维环时有明显的弹性阻力感，C 形臂 X 线机定位证实（图 4－1）。

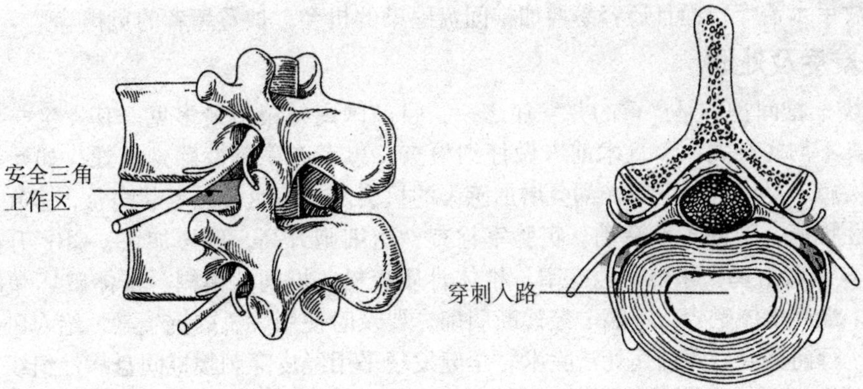

图 4-1　后外侧入路穿刺示意图

（3）侧方入路：患者侧卧位，侧方穿刺，C 形臂 X 线透视下，穿刺位置正确后改为俯卧位。

（4）髓核切除：将定位针缓慢送入椎间盘后 1/3，置入导丝，拔除穿刺针，沿导丝依次由细到粗旋入套管针，抵达纤维环后外侧表面，将套管由小到大逐次旋入，将导丝及各级套管拔除，保留器械套管，沿套管置入器械，最后用环锯切开纤维环，髓核钳分次进入套管切取髓核组织。在穿刺针穿入过程中，若患者出现下肢反射痛，要重新置入穿刺针。再置入电动旋切器进行切割和抽吸，尽量从不同的深度和方向切割。切割的过程须观察有无椎间盘组织吸出，直至无椎间盘组织被抽出为止，冲洗伤口，退出套管，缝合皮肤，平卧送回病房做术后处理。

（5）术后处理：口服 3 天抗生素；术后第 2 天即可下地活动，逐渐增加活动量，进行腰背肌锻炼。

侧卧位穿刺时，由于穿刺部位在腰侧方，为避免损伤腹腔内脏器官，在操作中应注意：①个别消瘦或腰椎前凸度大的患者，穿刺前定位透视时应注意椎体周围有无肠气出现，若有则禁忌穿刺。②进针时针尖应尽量保持稍后方位置，待针进入腰大肌时再将针调整至椎体后 1/3 处，进入纤维环。③穿刺针应与椎间隙保持平行，否则容易损伤软骨板，甚至造成切割器头断裂滞留体内。④由于髂嵴的阻挡，L_5 ~ S_1 椎间隙的穿刺比较困难，皮肤的穿刺点需高于椎间隙水平，斜穿入椎间隙，进针点一般在髂嵴线与骶髂关节切线交点。⑤手术应严格按无菌要求进行。

（二）适应证和禁忌证

严格掌握经皮腰椎间盘切除术适应证和禁忌证对预防并发症和提高临床疗效有着重要的意义。腰椎间盘突出症的诊断包括临床症状、体征和影像学检查。正确理解患者的病变特征及熟练掌握影像学的表现对适应证的选择尤为重要。

经皮腰椎间盘切除术主要适用于系统保守治疗无效、病史较短或年纪较轻、无椎管及侧隐窝狭窄或脱出碎片进入椎管的腰椎间盘突出症患者。对于游离型腰椎间盘突出症、椎间盘纤维环钙化、腰椎间盘突出症伴有椎体后缘骨赘及骨性侧隐窝狭窄、存在明显腰椎不稳或中央型腰椎间盘突出症伴马尾神经损伤者不宜进行经皮腰椎间盘切除术。

参照 Onik 的标准结合临床提出如下 PLD 适应证：①典型腰痛伴向一侧下肢放射痛，腿痛重于腰痛。②典型的腰部体征：平腰，侧凸，腰活动受限，椎旁压痛，放射痛。③直腿抬高试验或股神经牵拉试验阳性，膝、踝反射或第一趾背伸肌力改变。④所属神经支配区皮肤感觉改变。⑤脊髓造影、CT 扫描、MRI 或髓核造影其中之一项与临床定位检查相符合，证实有椎间盘膨出和轻、中度椎间盘突出。以上 5 项标准，必须具备至少三项。禁忌证：①既往有腰椎手术史，腰椎结构改变。②椎间隙明显变窄，小关节退变。③腰椎管狭窄：侧隐窝狭窄，黄韧带肥厚和肿瘤等。④腰椎滑脱或脊椎骨性畸形。⑤游离的椎间盘突出。⑥疑有纤维环破裂。⑦中央型椎间盘突出症伴马尾神经损伤。⑧脊髓造影显示椎管大部分或完全堵塞。⑨扫描显示椎间盘密度增高有钙化或骨化。⑩严重的内科疾病。

临床上患者选择的最大困难是椎间盘突出或脱出。一般来讲，严重的椎间盘突出或脱出，症状、体征都明显和严重，结合影像学检查容易明确诊断，这种患者最好不要考虑做经皮髓核切除术。否则效果不佳，仍须开放手术治疗，而且还容易增加椎间盘感染的机会，加重患者的负担。

（三）并发症及处理

1. 椎间盘炎　椎间盘炎是严重的并发症之一，目前国内外报道最多见。其发生与无菌操作不严格或穿刺器械消毒不彻底有关，而且术前未做仔细检查，患者有隐匿性感染病灶，如牙病、呼吸道感染等，或有内科疾病、免疫力低下等，都会增加感染的机会。椎间盘炎患者起病急，多在2周内发生，出现剧烈的痉挛性腰痛，腰部不敢活动。实验室检查：白细胞升高，ESR加快，CRP升高。X线早期无明显变化，2～6周后出现受累椎间隙变窄、椎体骨质疏松、椎间隙模糊、椎体破坏和硬化、椎体前后缘骨赘形成等，最终椎体融合。本病一经诊断明确，要及时使用大量的抗生素，绝对卧床休息，必要时采取手术治疗，行前路或后路的病灶清除术。李健发现采用经皮穿刺腰椎间盘病灶组织部分或大部分切除，将椎间盘内的炎症组织清除干净，利用负压吸引抗生素盐水持续灌洗引流，通过组织学及细菌学检查，指导用药，能使炎症反应得到有效的控制，避免了传统手术创伤大、风险高等缺点。所以，预防椎间盘炎的发生最重要的是严格无菌操作，减少反复的穿刺，加强术前、术后的抗生素使用。

2. 血管损伤　大血管损伤致大出血十分罕见，主要与手术操作粗暴、穿刺入路的解剖不熟悉或解剖变异以及没有良好的正侧位X线透视有关。Hijikata报道出现1例血管损伤，分析可能损伤了髂腰动脉。而Onik报道无一例血管损伤的并发症发生。术中、术后一旦发生血管损伤，可通过动脉栓塞或外科干预等方法及时处理。

3. 神经损伤　神经损伤发生的概率极低。在手术操作中，穿刺针碰到神经，患者下肢会出现触电样的感觉，穿刺针变换角度就可避开神经。所以手术采用局部麻醉，能使患者较好地配合医师，可以随时监测患者的反应情况。

4. 腰大肌旁血肿　发生率较高，与穿刺器械粗大及操作不当密切相关。症状主要是腰部疼痛，可持续几周，通过卧床休息、理疗、止血药等，血肿多能自行吸收痊愈。

5. 脏器损伤　最可能损伤的器官是结肠，原因可能是穿刺针与冠状面的夹角过大有关，Hijikata报道出现1例。术前仔细研究影像学检查，分辨穿刺通道的解剖关系，以及术中的良好定位，脏器损伤是可以避免的。

（李　峰）

第三节　经皮激光椎间盘减压术

一、概述

1984年，美国的Choy首先提出经皮激光椎间盘汽化减压术（percutaneous laser disc decompression，PLDD）治疗椎间盘突出症的设想。1987年，Choy首次报道非内镜经皮激光腰椎间盘减压术的实验和临床应用。1992年，Choy等报道采用激光进行腰椎间盘减压切除术333例，随访62个月，无一例发生严重并发症，且效果较佳。1994年，Hellinger首次将PLDD术用于颈椎病的治疗，国内朱杰诚（2003）也作了报道。相对于椎间盘突出症的其他微创治疗方法，PLDD有其独特的优势，如无化学不良反应、穿刺更简单、对正常结构损伤更小，故脊柱稳定性基本不受影响。PLDD技术以其损伤小、操作方便、术后恢复快等特点获得患者和许多骨科医师的青睐。

PLDD的作用原理是利用激光的汽化作用，使髓核组织汽化，从而降低椎间盘内的压力，来解除或缓解对神经根或脊髓的压迫，减少神经根和椎间盘周围疼痛感受器的激惹。髓核被激光汽化后经过一段时间椎间隙被软骨样纤维组织替代，这与开放性椎板切除术后病理改变相似。PLDD的有效率在75%左右，并发症约为0.4%～1%，主要是由于在激光汽化过程中所产生的热能损伤周围组织导致的一过性神经功能障碍。

（一）激光类型

激光（laser）从广义上讲也可以称为电磁波，波长为10^{-6}m，与红外线接近，为不可视光。激光仪的性能取决于：①激光沿光纤的传导能力。②组织对激光吸收、汽化能力及热能产生和传播能力。因此，选择不同性能的激光仪、光导纤维和不同的工作模式会直接影响临床疗效和安全性。目前已有不同发射机制的激光发射机用于脊柱疾病的治疗，如CO_2激光、Nd：YAG激光、KTP激光和半导体激光等。

1. CO_2激光　其波长为10 640nm。该激光具有良好的切割汽化能力，但没有凝固作用。由于发射CO_2激光需特殊的高压电源，且CO_2气管易损坏而需常更换，更主要的是CO_2激光没有良好的传输系统，限制了其临床应用。在PLDD开展的早期及实验研究中许多学者应用了CO_2激光，目前已趋向淘汰。

2. Nd：YAG激光和Ho：YAG激光　这两种激光技术成熟，临床应用广泛。前者波长为1 064nm、1 320nm，后者波长为2 100nm。它们的共同特点是凝固效果好，汽化效果稍差。目前看来Nd：YAG激光应用历史更长，技术上更成熟。而从理论上讲Ho：YAG激光具更大的优势，如其对周围组织的热损伤作用更小。

3. KTP激光　其波长为532nm。该激光对组织汽化效果好，凝固效果欠佳。由于该激光器重量及体积大，安装需特殊的高压电源，以及复杂的冷却系统，在临床上应用并不广泛。

4. 半导体激光　其波长为980nm、810nm。该激光具有良好的汽化、凝固效果。它的另一大优点是能以非常细的光纤进行传输，故可用18G套针进行穿刺，很适合PLDD操作。且激光器重量轻、体积小，搬动方便，具有良好的应用前景。

（二）作用机制

目前多数学者认为PLDD的主要机制在于经激光汽化部分髓核组织后，椎间盘内压大幅度下降，甚至引起突出的椎间盘组织回纳，从而减轻或消除神经根及痛觉感受器的压迫和刺激，使临床症状缓解或消失。椎间盘自身具有明显的容积弹性模数（bulk modulus）特性，即很小的体积改变就可导致较大的压力变化。Nerubay等对20个经CO_2激光照射后的犬椎间盘内压进行测定后发现，$L_{2\sim3}$椎间盘内压下降10%～55%，而$L_{4\sim5}$椎间盘内压下降40%～69%。髓核汽化纤维环弹性回缩，要求纤维环具有良好的弹性，能在脊柱活动椎间盘压力变化时随之变化，若椎间盘严重退变，纤维环失去弹性，均不能达到预期的临床效果。

二、经皮激光颈椎间盘汽化减压术

（一）所需器材

主要由穿刺针和激光机及其附属设备组成。

（1）激光器1台，目前国内多选用半导体激光治疗系统，波长为810nm，功率为15W。

（2）光导纤维1根，直径400μm。

（3）观察镜1个，监视激光发光。

（4）直径18G、长度15cm带芯穿刺针1根。

（5）Y形三通管1个。

（二）手术适应证

需同时符合以下几项：

（1）肩颈部疼痛、沉重伴上肢根性酸胀、灼痛、麻木等症状。

（2）包容型颈椎间盘突出单纯性膨出，纤维环完整。

（3）临床症状和体征与CT、磁共振等影像学诊断一致。

（4）保守治疗2个月无明显疗效。

（三）手术禁忌证

（1）纤维环破裂，椎间盘脱出或游离至椎管内。

（2）骨性椎管狭窄，椎间盘钙化、骨赘或后纵韧带骨化压迫。

（3）脊髓受压严重。

（4）精神异常或心理障碍者。

（5）出血倾向、严重心脑血管疾病。

（6）严重脊髓受压。

（四）操作步骤

1. 体位　仰卧位，颈肩部垫薄枕使头颈稍后伸。

2. 麻醉　2%利多卡因5ml经皮肤、皮下组织、肌筋膜直达椎前外侧进行局部浸润麻醉。

3. 定位　应用C形臂X线机，先在颈椎正位定位，调整X线机显示出最大病椎间隙，正位定位时应从C_7向上依次确定椎间隙，侧位定位时应从C_2向下依次确定椎间隙。采用右前方入路，在椎间盘平面取颈动脉鞘与内脏鞘之间为穿刺点。将气管和食管推向对侧，注意避开颈部血管、气管和食管。

4. 颈椎间盘穿刺解剖特点　颈动脉鞘与食管气管间间隙的存在，是进行颈椎间盘微创介入技术治疗的解剖基础。该间隙内无重要血管、神经等结构，施术时向两侧推移气管、颈动脉，可使该间隙增大。向深部椎前挤压皮肤，可使部分走行于该间隙的血管、神经等被推移离开穿刺针道，因此，经该间隙穿刺比较安全。

$C_{2\sim3}$椎间盘前方毗邻体积较大的咽腔，且其前外侧结构复杂，在颈动脉鞘和咽腔之间有横行走向的舌动脉、面动脉及舌骨大角。因此这一间隙的穿刺有一定的困难，如果勉强进行穿刺，则有可能损伤面动脉和舌动脉，或刺入咽腔或经过血供丰富的颈长肌进入椎间盘内，导致术中、术后出血，从而产生严重的后果，如呼吸困难等。事实上$C_{2\sim3}$椎间盘突出极其罕见，如果遇到这一间隙的椎间盘突出，宜采用传统术式为宜。$C_{3\sim4}$椎间盘水平，颈动脉鞘与甲状软骨上角毗邻，两者存在由疏松结缔组织相隔的间隙。临床上往往只需要轻轻向对侧推移甲状软骨上角，在颈动脉内侧进针，就可顺利地进入椎间盘内切除髓核。颈椎间盘突出最多发生在$C_{5\sim6}$，其次为$C_{4\sim5}$和$C_{6\sim7}$。在这三个椎间隙水平，颈总动脉与甲状腺侧叶外缘毗邻。由于甲状腺侧叶的特殊解剖特点，使得在$C_{4\sim5}$、$C_{6\sim7}$椎间盘水平，甲状腺与颈总动脉在自然状态下（与外力推移状态相对应）存在明显的间隙可供穿刺。在$C_{5\sim6}$椎间盘水平，尽管两者有一定程度的重叠，但颈总动脉与甲状腺之间由疏松结缔组织相连，稍加外力则可把颈总动脉和甲状腺向两侧推开，就能找到一个潜在的间隙供穿刺进针。$C_7\sim T_1$椎间盘穿刺时，尽管在此水平左右两侧颈总动脉与气管或甲状腺之间的间隙较大，穿刺进针比较容易。但此平面左侧有胸导管横过，而且其行径不很恒定。故左侧入路可能损伤胸导管，导致淋巴液渗漏。食管在C_6椎体水平续于咽以后，一般沿颈椎左侧下行，偶尔沿椎体正前方下行，罕见沿椎体右侧下行。因此$C_7\sim T_1$的椎间盘突出以右侧入路为宜，既可以避免食管损伤，又能防止胸导管损伤。当将颈前外侧皮肤向深部由颈动脉鞘与气管及食管之间的间隙满意地挤压向颈椎体表面时，椎间盘穿刺通过的理想层次是：皮肤、浅筋膜及颈阔肌、封套筋膜、胸锁乳突肌前缘与舌骨下肌群外缘之间的间隙、气管前间隙外份、气管前筋膜外份、咽旁间隙（即颈动脉鞘与甲状腺侧叶、喉及气管、咽及食管之间的疏松结缔组织间隙，属咽后间隙向两侧延伸的部分），椎前筋膜、椎前肌（主要是颈长肌和头长肌）、椎前间隙、前纵韧带、椎间盘纤维环、髓核。

5. 术前检查光纤　用穿刺针在X线透视或CT引导下取与躯干正矢状面约45°进针，刺入病变椎间隙中心部，正位位于棘突附近，侧位位于椎间隙中央。

6. 置入光导纤维　正侧位透视证实穿刺针位置准确后，退出穿刺针芯，安装置入激光光纤，固定在穿刺针内。激光光导纤维经穿刺针腔置入到颈椎间盘髓核的适当位置。将光导纤维连接到激光器上，并打开和调试激光器的各参数。

7. 汽化髓核　以半导体激光器为例，将激光功率调至15W，脉冲持续时间1.0秒，脉冲间隔时间5秒，消融能量控制在600～1 000J之间。

8. 汽化注意事项　汽化过程中要不断调整激光纤维的深度和解度，以便能在预设能量范围内扩大汽化腔，汽化深度约1mm。

9. 退针　达到治疗能量后退出光纤和穿刺针，按压针眼3分钟，包扎穿刺口。

（五）操作注意事项

（1）应从患侧穿刺，有利于突出椎间盘的汽化。

（2）局部麻醉注射时要反复回抽，避免将药物注入血管；穿刺进针时，用手指在胸锁乳突肌和气管之间向椎体表面压紧，使气管和食管向中线移动，颈动脉向外侧移动，避免刺伤血管、食管。

（3）汽化过程要在X线透视下严密监视，防止意外灼伤。穿刺定位必须精确，穿刺针位于上下软骨板中央并与之平行，防止损伤软骨板。

（4）照射前应检查光导纤维尖端是否超出穿刺导针尖端3mm以上，否则激光导致金属穿刺针发热而灼伤针道周围组织。

（5）穿刺和汽化过程中应随时询问患者的感觉，如有异常要查明原因后再继续操作。热效应是激光汽化髓核组织的热能扩散对周围组织的刺激反应，随着照射时间和剂量的递增，大多数患者有一个反应过程。当患者主诉颈、肩、臂有发热感、酸胀或微痛时，可暂停照射，拔出光纤，使椎间盘内散热，或用注射器抽吸间盘内液体及气体，或稍移动针尖位置再进行照射；当患者出现上肢热、疼痛或照射剂量接近1 000J时，应终止照射。

（6）在汽化过程中可有稀薄的烟雾从针管或三通管冒出，术者可嗅到焦煳味。患者有胀痛感时应及时经三通管抽出气体，或通过延长脉冲间隔时间让气体自然向外弥散，以减轻因气体积聚引起的椎间盘内压力骤升所造成的疼痛不适。

（7）每次调整针尖方向、位置时必须先拔出光导纤维，调整穿刺针并确认满意后再插入光纤，以避免折断光纤尖端。

（六）术后处理

（1）严密观察生命体征和肢体运动、感觉变化。

（2）卧床休息1～2天，起立时颈托保护2～3周。

（3）给予口服抗生素3天。

（4）如有神经根水肿症状，可静脉滴注七叶皂苷钠，共3～5天。

（5）如仍有症状，枕颌吊带行颈椎牵引2～3周。

（七）并发症防治

1. 颈动脉损伤　拔针后压迫10分钟，如无出血，重新穿刺完成手术。

2. 脊髓神经灼伤　由穿刺位置不正确造成，要注意透视引导。如有损伤，术后给予营养神经药物治疗。

3. 脊髓压迫　极少发生，多为术中髓核气体排出不畅导致髓核突出加重所致。因此，术者应及时经三通管抽出气体，或通过延长脉冲间隔时间让气体自然向外弥散。

4. 术中疼痛　多由气体积聚或长时间烧灼，局部温度过高和（或）压力增加所致。若患者出现疼痛，应及时停止汽化并排气。

5. 颈部血肿　多为甲状腺出血。术前应检查出凝血时间，术中操作要轻柔，拔针后要按压以利止血。

6. 椎间盘炎　PLDD为高温环境，椎间盘炎的发生率极小，病因不十分明确。预防措施包括术中注意无菌操作，术前和术后抗生素预防感染。

三、经皮激光腰椎间盘汽化减压术

（一）所需器材

同经皮激光颈椎间盘汽化减压术。

（二）手术适应证

需同时符合以下几项：

（1）腰腿痛、跛行、感觉异常且腿痛重于腰痛等临床症状明显。

（2）有脊神经受压的阳性体征，如直腿抬高试验、踇趾伸屈试验等。

（3）包容型腰椎间盘突出 单纯性膨出，纤维环完整。

（4）临床症状和体征与 CT、磁共振等影像学诊断一致。

（5）经保守治疗 3 个月无效或反复发作。

（三）手术禁忌证

（1）突出的椎间盘已钙化。

（2）纤维环破裂，髓核组织脱出或游离于椎管内。

（3）合并腰椎管狭窄。

（4）椎间盘突出导致肌力下降，足下垂或膀胱直肠等功能障碍。

（5）精神异常或心理障碍者。

（6）出血倾向、严重心脑血管疾病。

（四）操作步骤

1. 体位　患者俯卧或侧卧位。

2. 麻醉　2% 利多卡因 5ml 经皮肤、皮下组织、肌筋膜直达三角工作区附近进行局部浸润麻醉。

3. 术前检查光纤　透视下定位，病变椎间隙后正中线患侧旁开 8 ~ 12cm，L_5 ~ S_1 椎间盘旁开 6 ~ 8cm 标记穿刺进针点。

4. 腰椎间盘穿刺解剖特点　$L_{3\sim4}$、$L_{4\sim5}$椎间盘的左前方为腹主动脉，右前方为下腔静脉，左右腰交感干分别位于椎间盘与腹主动脉、下腔静脉之间。两侧为腰大肌及其筋膜、壁腹膜的腰部及腹腔脏器。腰丛位于腰大肌的深层，横突的前方，腰丛和横突间有少量肌纤维。L_5 ~ S_1 椎间盘前厚后薄，前面隔壁腹膜与腹腔脏器相邻。两侧为髂腰肌、L_5 神经根、髂总静脉和髂总动脉。L_5 神经根自 L_5 ~ S_1 椎间孔穿出行于 L_5 横突、髂腰韧带与骶骨翼之间形成的拱形隧道内。$L_{3\sim4}$、$L_{4\sim5}$椎间盘穿刺点为旁开后正中线 8 ~ 12cm。进针方向与矢状面夹角为 45° ~ 60°，深度为 11 ~ 13cm。在该范围内穿刺，进针入路依次为皮肤、浅筋膜、腰背筋膜、骶棘肌、横突间肌及韧带、腰方肌和腰大肌，斜向内进入三角工作区，沿下椎体上缘进入椎间盘达髓核中心。穿刺过程中没有重要血管 L_5 ~ S_1 椎间盘位置较低，由于髂嵴阻挡，穿刺针很难在侧方进入椎间盘，需要在髂后上棘上方 1 ~ 2cm 选择穿刺点，旁开后正中线 6 ~ 8cm。进针方向与矢状面夹角约为 45° ~ 60°，与水平面呈向前下 15° ~ 20°，深度为8 ~ 10cm。有时可能仍会遇到穿刺失败，可以采用 Onik 的弧形穿刺法、髂骨钻孔法或前入路法。

腰脊神经从相应椎体的椎弓根下方穿出椎间孔向前下方斜行越过椎间盘纤维环，与下一椎体的上缘及其上关节突构成一个无重要结构的安全三角区，且表面无骨性结构阻挡，这是经皮椎间盘穿刺的重要解剖结构。

5. 进针　用穿刺针在 X 线透视或 CT 引导下取与躯干正矢状面约 45° ~ 60° 进针，刺入病变椎间隙中心部，正位位于棘突附近，侧位位于椎间隙中央或中后 1/3 处。

6. 置入激光光纤　正侧位透视证实穿刺针位置准确后，退出穿刺针芯，置入激光光纤，固定在穿刺针内。激光光导纤维经穿刺针腔置入到腰椎间盘髓核的适当位置。将光导纤维连接到激光器上，并打开和调试激光器的各参数。

7. 汽化髓核　以半导体激光器为例，将激光功率调至 15W，脉冲持续时间 1.0 秒，脉冲间隔时间 2 ~ 10 秒。激光总能量可根据椎间盘突出的大小和变性程度控制在 1 200 ~ 1 600J 之间。

8. 汽化注意事项　汽化过程中要不断调整激光纤维的深度和方向，以便能在预设能量范围内扩大汽化腔，一般汽化腔直径 1cm 左右为宜，尤其要尽量使椎间盘后部的髓核汽化。

9. 退针　达到治疗能量后退出光纤和穿刺针，包扎穿刺口。

（五）操作注意事项

同经皮激光颈椎间盘汽化减压术。

（六）术后处理

（1）卧床休息 1 ~ 2 天，3 ~ 5 天出院，可根据患者情况而定。

（2）使用抗生素 3 天以预防感染。

(3) 明显腰痛者予以止痛药或低频理疗治疗。

(4) 如有神经根症状，可静脉滴注七叶皂苷钠，共3～5天。

(5) 半年内加强腰部的适应性康复计划，正确进行腰部动作，避免重体力劳动和腰部的过度活动。

(七) 并发症防治

1. 术中腰部胀痛 术中腰痛发生率约为56.9%，经抽吸减压后缓解，考虑为激光汽化产生的气体增加髓核压力所致，及时抽吸减压即可。术中抽吸能有效避免或减轻气体对椎间盘周围组织的损伤作用，其机制可能是由于负压的作用，术中PLDD汽化所产生的炽热气体能及时引出体外，减少热量在体内的聚集．更重要的是避免炽热气体向椎间盘周围潜在间隙中的弥散，有效防止热损伤的发生，同时也防止了蛋白质中的硫、氮等成分在汽化过程中产生的氧化产物给组织带来的可能损伤反应。

2. 术后腰背痛 大约有60%的患者治疗后可出现腰背痛，多数程度较轻。其原因可能与热损伤引起椎间盘组织肿胀和水肿（即反应性椎间盘炎）有关或椎间盘内残留气体或穿刺创伤有关。一般不需特殊处理，数天后自行缓解。个别无菌性椎间盘炎引起的较剧烈的腰背痛，使用抗生素和止痛治疗后可消退。

3. 腰部肿胀 常为反复穿刺损伤或出血所致。腰神经根周围的腰动脉脊支、腰升静脉和腰旁静脉丛结构是穿刺中发生出血的解剖基础。因此要警惕对腰部血管的损伤，穿刺时尽量避开腰神经及周围血管结构。烧灼完毕后，拔针前用力抽吸并在负压情况下拔穿刺针出椎间盘后，不需继续负压抽吸拔针，以减少出血。

4. 神经根损伤和交感神经反射消失 穿刺和激光的热损伤都可能造成神经根或交感神经的功能障碍，虽然发生率低，但有个别患者的神经损害不易恢复，应引起高度重视。术前精确定位、术中缓慢穿刺、汽化过程中严密监视是预防这类并发症的有效措施。

5. 椎间盘炎 PLDD为高温环境，椎间盘炎的发生率极小。预防手术包括术中注意无菌操作、术前和术后抗生素预防感染。一旦发生，应绝对卧床休息，并予以止痛药、肌松药和大剂量抗生素，必要时清除病灶，冲洗。

（李　峰）

第四节　经皮内镜激光椎间盘切除术

(一) 概况

经皮内镜激光椎间盘切除手术（PELD）的原理及优缺点：

1. 原理 侧后路脊柱内镜术属于椎管外手术，避免了进入椎管及干扰椎管内结构，其原理有两种：①椎间盘内减压使突出物回纳，间接解除对神经根的压迫；②是切除突出的椎间盘，甚至切除增生的骨赘、小关节，椎间孔成形，侧隐窝减压，直接解除对神经根的压迫。早期AMD技术以间接神经根减压为主，目前的经皮脊柱内镜技术如YESS、EKL（endospine kinetics limited，EKL）等两者兼而有之。

2. 优、缺点 经皮脊柱内镜手术是一项真正意义上的微创手术，属于椎管外手术，避免进入椎管及干扰椎管内结构。它有以下优点：①保护硬膜外组织及神经血管结构，避免静脉瘀滞和慢性神经水肿；②防止硬膜外出血和随之而来的神经周围和硬膜外纤维化形成；③保护硬膜和神经精细韧带结构，该结构保证椎管内的神经结构在屈伸时活动自如；④防止传统手术中椎旁肌过度牵拉所致失神经支配；⑤防止在传统手术中由于去除骨质和关节突较多而导致的术后关节失稳和脊柱滑脱；⑥由于保留了部分完整的后纤维环及后纵韧带，减少了椎间盘疝复发的几率；⑦对于椎间孔内外的疝均可应用，避免了由于关节切除造成腰椎运动节段失稳。

但该方法也有一定的局限性，尽管随着技术进步，适应证范围不断拓宽，但对游离的、移位的椎间盘取出仍较为困难，结合激光技术的侧隐窝减压，椎间孔成形技术一则需要昂贵的激光设备，二则学习困难，许多初学者望而却步，尤其我国从事该项技术的医师又不像国外那么专业。对于髂嵴水平较高的患者，穿刺成功亦有困难。另外，术中需要使用昂贵的C形臂X线机的投照，术者需暴露在X线下的时间较长。

（二）器械

目前应用的经皮脊柱内镜种类众多，以Wolf公司生产的YESS，Endospine kinetics limited的EKL内镜，Stroze公司生产的经皮脊柱内镜和Dyonics公司生产的经皮脊柱内镜四种常用。最近推荐较多的为YESS，它具有多个进出通道口。YESS系统的手术器械：①多通道的20°视野椭圆形脊柱内镜，工作通道直径2.7mm并整合有特殊的冲洗管道（进水和出水），能与外鞘、镜顶端和工作通道相连；②开槽的工作套管设计，在到达椎弓根和关节突时，可以保护神经组织，便于椎间孔成形；③标准的可持续冲洗脊柱内镜，工作通道直径2.2mm，用于椎间盘内的组织碎片切除；④70°视野的可持续冲洗脊柱内镜，工作通道直径4mm，用于单侧或双侧椎间盘内的组织碎片切除及韧带下的组织碎片切除；⑤用于椎间盘内和椎间盘外组织碎片切除的特殊器械；⑥用于关节突切开和椎间孔成形的器械。

主要手术器械有穿刺针、导针、扩张器、工作套管、环锯（纤维环分割器）及各种设计的髓核钳。

（三）适应证

PELD与传统开放经椎管椎间盘切除术适应证类似。每次内镜操作前进行该椎间盘水平的唤醒试验。

手术早期，如AMD，比较一致的标准手术适应证为：

（1）反复发作的腰腿痛，根性下肢放射痛重于腰痛。

（2）有与疼痛相符的体征，或其他症状如麻木、无力等。

（3）相关CT、MRI等检查与临床检查一致。

（4）正规保守治疗4～6周无效，出现进行性肌力减退、难治性腿痛和功能受损。

（5）经皮椎板间隙入路L_5～S_1椎间盘切除术的适应证包括：有限的移位或游离椎间盘，中央型椎间盘，尤其有较高髂嵴（骶髂间距大）的患者。

（四）禁忌证

（1）有椎间盘突出但无神经根性疼痛。

（2）慢性椎间盘源性疼痛。

（3）非椎间盘病变所致的腰腿痛，如严重椎管狭窄症－晚期脊椎退行性改变或关节突增生、脊柱不稳。

（4）中央型椎间盘突出且有严重钙化。

（5）神经周围粘连的复发椎间盘突出，由于再次手术检查或牵出再次突出的椎间盘有可能导致硬膜撕破。

（6）马尾综合征患者。

（7）有游离的移位明显的椎间盘突出。

（8）脊柱病理性改变（骨折、肿瘤、急性感染）患者和孕妇。

所谓适应证和禁忌证是相对的，随着内镜技术及器械的进步和术者技术的熟练，许多早期认为是禁忌证的患者也可用经皮内镜技术处理，适应证的范围逐步扩大。早期AMD以单纯腰椎间盘突出为理想适应证，即纤维环尚未破裂或已破裂但后纵韧带完整者。影像学检查显示膨出或突出，排除椎间盘游离、钙化等，脱出移位至椎间孔外者也不适合。经椎间孔内镜的出现，可以去除极外侧型椎间盘突出，但骨赘、关节突肥大，游离髓核难以接近者仍不适合。第三代经皮脊柱内镜技术如YESS、EKL系统等内镜，尤其结合激光技术均可行骨赘、小关节切除，椎间孔成形术，侧隐窝减压，可治疗非包容型椎间盘突出，伴椎间孔轻度狭窄的椎间孔型椎间盘突出，极外侧型椎间盘突出。

（五）手术操作

1. 手术室准备　经皮脊柱内镜下椎间盘切除术，是一项技术要求很高的手术。手术需要一间大的手术室，一系列专用手术器械和一个由若干人组成的手术小组。手术小组由下列人员组成：手术医师、器械护士、巡回护士、麻醉师、操作C形臂X线机的放射科技师等。器械护士应熟悉台上所用各种器械，以缩短操作过程，同时，收集椎间盘标本。若手术医师无其他医师作为助手时，器械护士还应作为医师的助手。巡回护士负责术中冲洗液体，维护术中各设备正常运转，并熟悉备用器械。麻醉师使患者处于舒适、无痛状态，但术中应保持患者清醒，以准确回答医师的询问，这点在手术的穿刺过程中十分重要。放射科技师能熟练摆放患者体位，操作C形臂X线机，清晰显示穿刺针和器械的位置，此项是经皮内镜手术的必备条件，也是制约此项手术广泛开展的重要因素之一。

术者一般站在有症状侧，C形臂X线机一般置于术者对侧，图像监视器一般置于患者尾侧，当然亦可置于对侧，以便为术者提供良好的观察视野。将C形臂X线机用无菌巾或塑料套覆盖置于患者有症状侧。为避免污染，C形臂X线机的旋转最好在手术台下进行。

2. 术前准备

（1）术前1天晚上洗澡，清洁腰背部皮肤。

（2）术前12小时禁食。

（3）术前向患者讲清楚主要手术过程及可能出现的情况，打消患者的恐惧心理，并告诉患者如何术中配合，也应实事求是地告诉患者手术虽然为微创，但并非小手术，避免误导术后马上可以活动和恢复工作。

（4）术前3天要求患者练习俯卧位，以便适应1小时左右的手术过程，尤其对于年长者更应如此训练。

（5）其他准备：术前行X线、CT和（或）MRI检查、碘过敏试验。经皮$L_5\sim S_1$椎板间隙入路时，正位片确定椎板间隙有足够的工作空间。

3. 体位与麻醉　患者常规俯卧于透X线的手术台Wilson手术架上，腹部悬空避免腹腔静脉受压，脊柱屈曲，膝、髋关节屈曲，以抵消腰椎的生理前凸，也可避免坐骨神经过度紧张，以便于操作。经皮$L_5\sim S_1$椎板间隙入路时，该体位可以增加椎板间隙宽度，便于操作；或者侧卧位于手术台，病变侧朝上，折叠手术台，使病变侧椎板间隙宽度增加。

一般采用局部麻醉。1%利多卡因局部浸润麻醉，必要时给予芬太尼镇静。术前及术中给予适当的镇静止痛药，但应保持患者清醒，尤其对于初学者，以便术中询问患者的感觉，尤其下肢的感觉，以免损伤神经根。

4. 穿刺点的确定和穿刺过程　PELD技术入路包括经皮后外侧椎间孔入路、经皮椎板间隙入路与后侧旁正中入路。经皮后外侧椎间孔入路的解剖区域为安全三角工作区，进针点位于距患侧脊柱后正中线8～12cm处，与水平面成25°～30°，方向对准突出间隙的椎间孔。其入路与椎间盘造影、化学溶髓核术相同；经皮椎板间隙入路$L_5\sim S_1$椎间盘切除术（percutaneous endoscopic interlaminar transpinal laser - assisted discectomy，PEILD）的解剖目标为S_1、硬膜囊与S_2神经根之间腋下区的突出椎间盘（图4－2）。进针点位于患侧旁正中线与$L_5\sim S_1$椎间盘水平线的交点，方向对准$L_5\sim S_1$椎板间隙。经皮后外侧椎间孔入路、经皮椎板间隙入路的比较（图4－3）。

在C形臂X线透视下确定S_1，以此为标志确定准备穿刺的椎间隙。将一约5mm粗的金属棒置于腰上方，首先透视下划出棘突连线的纵线，再使其平行于椎间隙，划出所要穿刺的椎间隙的体表背部平行于椎间隙的横线。

后侧旁正中入路，即椎间孔外（极外侧）入路为标准的脊柱旁手术入路。髂嵴较高、椎板间隙较宽的患者，选用经皮椎板间隙入路，其余的患者根据椎间盘突出类型分别采用后外侧椎间孔、椎间孔外（极外侧）入路。下面以经皮后外侧椎间孔入路为例，展示PELD的操作过程。

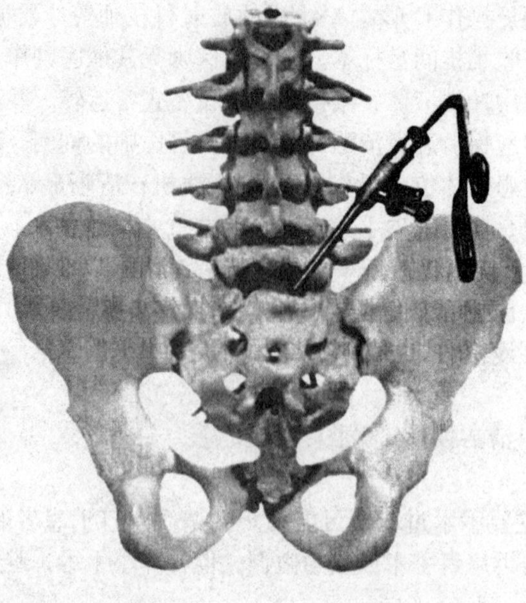

图 4-2　经皮 $L_5 \sim S_1$ 椎板间隙 PEILD 入路图

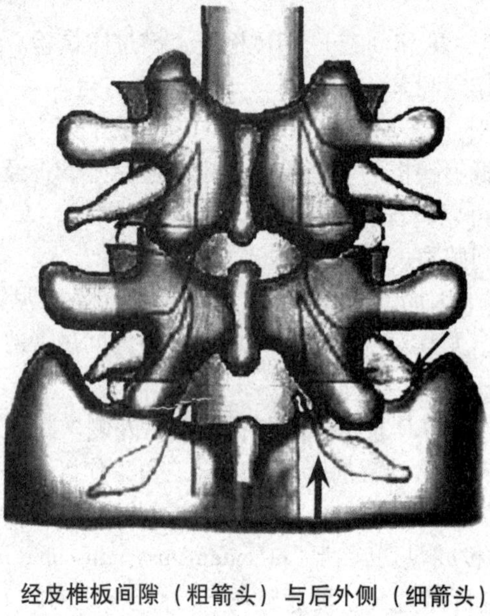

图 4-3　经皮椎板间隙（粗箭头）与后外侧（细箭头）入路比较

（1）穿刺点的确定：在 C 形臂 X 线监视下确定准备穿刺的椎间隙。将一 5mm 粗的金属棍置于腰上方，首先透视下划出沿棘突连线的纵线（后正中线），再划出所要穿刺的椎间隙的体表背部平行于椎间隙的横线。一般情况下，距中线棘突连线患侧旁开 8～10cm 处平行于此椎间隙处定位进针点，然后画出标记。当患者较胖时，则穿刺点略向外移，较瘦时，穿刺点稍向内移。但是若太靠外侧，则有可能进入腹腔，引起肠穿孔导致严重并发症；若太靠中线，则不能在纤维环旁通过。

（2）穿刺过程：在穿刺点以与躯干矢状面成 45°左右（35°～60°）进针，与椎间隙平行穿刺，边注入麻醉药，边旋入穿刺针，直至纤维环后外侧触到纤维环时，可感到针有韧性感，透视下确定穿刺针尖位置是否正确。

理想的后外侧入路针尖位置应该是：在正位透视下针尖位于椎弓根内侧缘连线以外，侧位透视下针尖位于相邻椎体后缘的连线上，这样穿刺位置适于大多数后外侧椎间盘内镜下手术。但是对于椎间孔外的椎间盘突出则穿刺位置及放置器械位于椎弓根外侧线（图 4-4、图 4-5）。

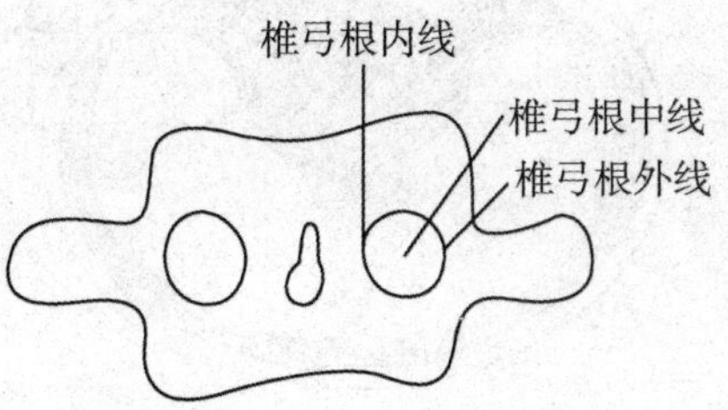

图 4-4 显示 X 线正位检查时椎弓根进针的关系

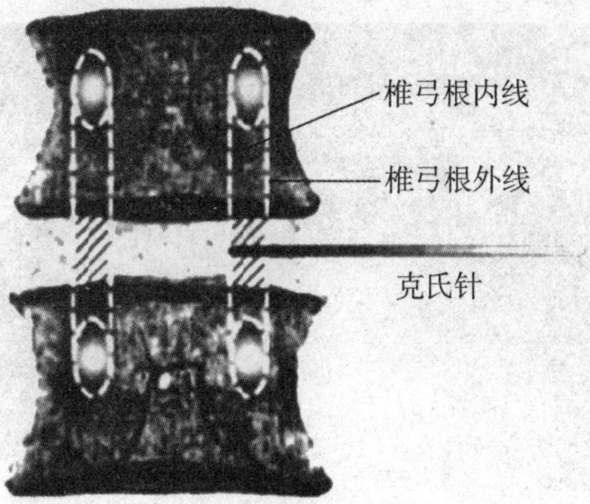

图 4-5 导针从椎间孔穿入，在相邻椎弓根内侧缘连线

(3) 穿刺位置的精确定位、工作通道的正确放置对建立良好的镜下手术视野和精确地去除病变组织十分重要。理想的放置通常尽量靠背侧和头侧，从而可以安全地暴露行走神经根、硬膜外脂肪和突出的椎间盘。因此，穿刺针应放置在椎弓根的内侧缘，而不是椎弓根的中央。若工作通道尽量靠头侧，则可显露穿过该椎间孔的出口根以及由它构成的“工作三角区”（图 4-6、图 4-7）。工作三角区的前边界为穿出的神经根-出口根，下界为下方椎体的上缘终板，内缘为行走神经根、硬膜囊和硬膜外脂肪组织。工作三角区后方为下位椎体的关节突和相邻节段的关节突关节。穿刺针必须进入工作三角区，在冠状面，工作三角区可分为三个层面，椎弓根内缘线（代表椎管的外界），椎弓根中线和外侧线。

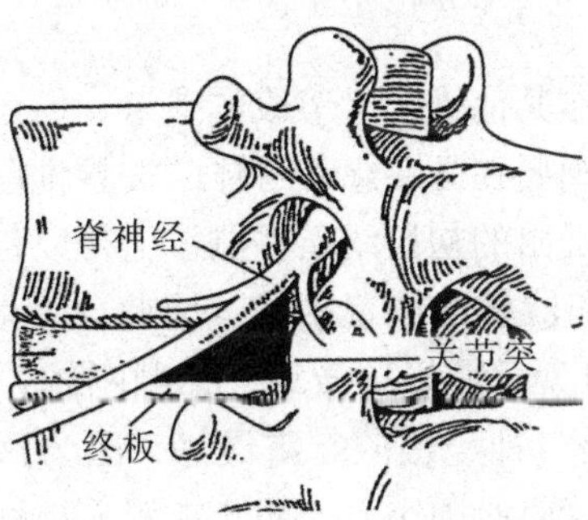

图 4-6 黑色示工作三角区

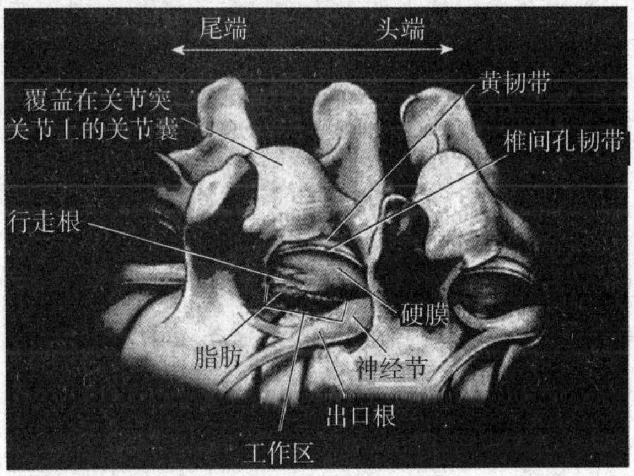

图 4-7 图示出口根、行走根及工作三角区

手术穿刺技术是经皮内镜下治疗椎间盘突出症的关键技术，是手术成功的关键。手术的时间也取决于穿刺的熟练程度，穿刺过程中除了熟悉脊柱解剖外，术中 C 形臂 X 线的实时监控也十分重要。

决定最佳穿刺进针点和穿刺路径的因素包括：正确的手术体位；摄正位片、侧位片和 Ferguson 位（通常是 20°~30°斜位）片时 C 形臂 X 线机的正确放置；术前对患者的脊柱解剖、特殊解剖及病理条件，如脊柱侧凸、前凸等的影像学了解；运用几何概念正确判断角度、高度和空间范围的能力和理解每个腰椎节段解剖变异的空间变化。

(4) 经皮内镜技术进针点的确定：经皮内镜技术特别强调穿刺方法，可将所有因素结合绘出一幅“蓝图”，代表着进针点、解剖径线和角度的计算，并将这一蓝图画于患者背部（图 4-8）。

术中准确放置 C 形臂 X 线机，无论摄正位片还是侧位片都要让 X 线与椎间隙平行，如终板在透视下成一直线则证明位置准确。

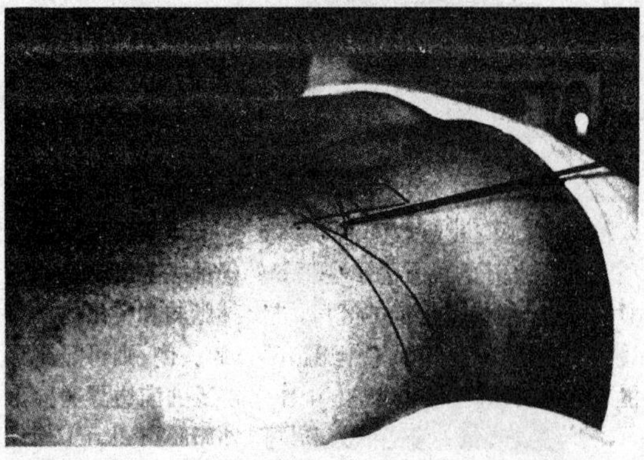

图4-8 图示计算的 YESS 进针点在皮肤标记

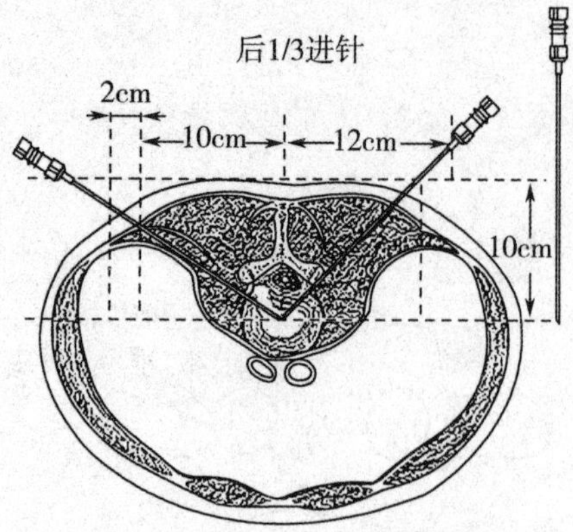

图4-9 几何学的原理计算进针点

图4-8和图4-9解释了单侧入路时计算进针点的几何原理，使器械经后外侧入路进入椎间盘中央。这里所运用的概念是一个等腰三角形，以这个等腰三角形的斜边作为进针路径。原理是在C形臂X线机侧位监视下，放置一根与椎间盘平行的不透X线的金属棒，其尖端与椎间盘的中心重叠，计算从椎间盘中央到患者背部皮肤的距离。同理可通过正位透视计算出椎间盘中心到患者侧面的距离。在腰椎正位片上距棘突取同样的距离（等于从椎间盘中央到患者背部皮肤的距离）构成等腰直角三角形的两边，而三角形的斜边则是到椎间盘中心的进针路径。

由于椎间隙的不同和有脊柱侧凸时角度变化的不同，椎间盘的高度和角度会在两个平面有所变化，每个准备手术的节段都要在蓝图上画出。因此，在背部画出一条沿棘突的连线，并沿着与下位椎体终板平行的方向画出在正位片上代表每个节段的横线。因为通常椎间孔在腹侧和下方较背侧和上方狭窄，进针路径如能平行下位椎体的上终板，手术器械则可通过椎间孔的最宽部分而落在纤维环上，从而可以建立一个较好的位置让扩张器将横行的神经根和出该椎间孔的神经根从头侧向尾侧推离椎弓根，使神经有更多的空间。

蓝图画在患者的背部后，该椎间盘节段在侧位观上即可用作其他椎间盘节段的参考。但当C形臂X线机在正位上重新调整到与椎间盘平行时，最佳的皮肤进针点则要在画在患者身体的按腰椎前凸角度连接各节段椎间盘中央的连线上向头侧或尾侧移动。在正位观上画出的初始线条在侧位上得以延长。

在 $L_5 \sim S_1$ 节段，S_1 宽大的关节突和高位的骨盆将使进针和器械的放置困难。因此，术前 Ferguson 位的X线检查十分重要。为了获得尽量靠后的位置，进入椎间盘时最好稍微靠上，刚刚越过上位椎体的下终板，但与 S_1 的上终板平行，这个位置对行走神经根和出口神经根的暴露最好，因为这时套管最靠近神经根的腋部。当尝试尽可能靠近神经根和硬膜囊放置套管时必须小心，防止在置入钝性的保护套管前移走穿刺针的过程中损伤神经根和硬膜囊。

在C形臂X线机侧位像上，$L_{4\sim5}$节段以上的每个节段都变得更为前凸。$L_{4\sim5}$和 $L_5 \sim S_1$ 的进针点由于 L_5 的陡峭角度而十分接近。

5. 放置导针与建立工作通道

（1）C形臂X线机确认穿刺针的位置正确无误后，拔除脊柱针针芯，行椎间盘造影，并做唤醒试验；从椎板间隙入路（图4-2），硬膜外造影正、侧位片。沿脊柱针套管插入细长导针，取出穿刺针，再次表层局部麻醉，以导针为中心皮肤纵向切口6mm左右，深达深筋膜，沿导针插入序列扩张管，最后将工作套管插入椎间孔。如为经皮椎板间隙入路，需要最后将工作套管插入硬膜外间隙。

（2）YESS系统扩张器较特殊，有2个孔道，一个中心孔，一个偏心孔，其中一个可用于置入导针，另一个通道可用于注射麻醉药或必要时调整位置。当扩张器抵达纤维环时，取出导针。

（3）沿扩张器旋入工作套管，建立工作通道。YESS工作套管设计十分精巧，远端有圆形开口，一边斜形椭圆形开口，两边斜形椭圆形开口，既可避免神经根受损，又可清晰地观察椎管内硬膜外结构。侧方开槽的工作套管在到达椎弓根及关节突时，可以保护神经组织。术中助手紧握工作套管，使之紧压纤维环。否则，纤维环周围的肌肉及出血会影响视野，干扰对解剖结构的辨认。

注意整个过程中强调要应用C形臂X线机确认导针、扩张器及工作套管远端的位置。

6. 置入脊柱内镜，观察纤维环　将穿刺前事先连接好的内镜置入工作套管内，Ellman可曲性双极电凝止血，连续冲洗，冲洗液为含庆大霉素的冷生理盐水，Ellman参数应用50J。观察纤维环的结构。目前先进的第三代经皮脊柱内镜如YESS拥有特殊的进水和出水管道。应用冰盐水冲洗，手术视野更加清晰。在工作三角区内可以看到纤维环被疏松的脂肪组织覆盖。穿出的神经根恰位于椎弓根切迹之下，远端开口之后。若工作通道偏内侧，可见硬膜外脂肪组织和行走神经根。硬膜外脂肪团较纤维环周围脂肪团多，且它随着患者的呼吸运动活动。

7. 纤维环开窗，切取椎间盘　关闭冲水系统，取下脊柱内镜，用不同直径（2～5mm）的环锯逐渐旋切纤维环，进入椎间盘开孔，深度1～1.5cm，切除一些椎间盘，再用各种髓核钳尽量取出突出椎间盘碎片；或用电动器械切削椎间盘组织。也可插入内镜一边观察，一边用小髓核钳镜下夹取髓核，Ellman可曲性双极电凝止血。椎间盘后方和后外方髓核组织去除后，可采用可弯曲杯形钳和上弯角杯形钳来清理纤维环内或韧带下的碎片。YESS具有多个进出通道口，可允许吸引器通过操作孔。配合激光汽化残留髓核，双极射频探头（温度60℃～65℃）修复撕裂的纤维环。用含庆大霉素的冷生理盐水连续冲洗，Ellman参数应用50J。应用钬激光切除残存的病变椎间盘、较厚而硬的纤维环附着处，并消融骨和骨赘。激光参数为能量2.0J，频率20Hz，动力40W。椎间孔狭窄的患者，需应用椎间孔环钻和激光行椎间孔成形术：从下方切割上关节突的外缘，仔细减压，通过消融上关节突和椎间孔韧带而扩宽椎间孔，显示椎间孔结构和硬膜外腔，清楚视野下切除突出椎间盘碎块。对术后疗效不佳的患者施行PELD时，新的突出髓核（第一次遗留或再突出）和纤维环紧密粘连时，激光是很好的切割工具，一旦粘连分离，就容易取出。当神经根受压于侧隐窝和椎间孔时，内镜下减压一定要小心。转动工作通道，调节内镜视野，辨认硬膜外神经结构，即神经根、硬膜囊与腋下区；内镜下不正常的髓核像“蟹肉”，有助于辨认、切除余下的破裂椎间盘，椎间盘内减压。

应用YESS系统切取椎间盘时，强调“选择性内镜下椎间盘切除术”（SED）和“从内向外技术”（inside－out technique）。

选择性内镜下椎间盘切除术：定位针穿刺完毕后，拔出针芯，可行椎间盘造影术。腰椎间盘造影：由后外侧向安全三角区插入18G脊柱穿刺针。循着关节突滑行、穿刺入椎间盘、造影，并做唤醒试验。造影剂混合液使用9ml Isovue 300加1ml indio carmine染料，便于术中C形臂X线机实时监控操作和蓝染退变的椎间盘，以利病变的切除。indio carmine是一种常见的染料，为泌尿外科医师用于定位膀胱内的输尿管开口。退变性的椎间盘组织可被染色，而正常的椎间盘组织较坚韧且富有弹性，不被染色。术中尽可能去除染色的椎间盘组织，因此称之为选择性内镜下椎间盘切除术（SED）。

当椎间盘突出位于椎间孔时，内镜会直接指向突出的基底部。若椎间孔处的突出较大或突出的基底部位于椎间隙内时，可以使用“从内向外技术”将突出部分还纳入椎间隙内而不从背侧将其去除，这样更加安全。此技术使椎间盘减压，并在椎间盘内产生一个操作腔隙。大部分的突出椎间盘如冰山一样，仅仅是其尖端部分突出于椎间隙外而大部分的突出组织仍位于椎间隙内。该技术减少了纤维环外层的血供破坏，使纤维环有机会得以愈合。一旦椎间盘减压后，残余的组织碎片也易于去除。

使用可屈曲的双极射频探头探查硬膜外间隙，一则可以止血，二则看清硬膜外结构及是否有残留的移位髓核碎片，并消融髓核碎块。应用钬激光切除残存的病变椎间盘、黄韧带、较厚而硬的纤维环附着处，并消融骨和骨赘。激光参数为能量2.0J，频率20Hz，动力40W。

以往对于大块的或者无移位游离椎间盘往往需要双侧穿刺的所谓双侧入路技术，此操作费时，损伤大，术中射线量大，目前各种髓核钳的设计已经能很好地取出髓核组织，双侧入路技术很少采用。

手术完成前，转动工作通道，调节内镜视野，辨认神经结构，仔细检查椎间盘、硬膜外脂肪、后纵韧带和行走神经根等，电凝探头止血。内镜下不正常的髓核像“蟹肉”有助于辨认、切除余下的破裂椎间盘，椎间盘内减压。术中冲洗水吊瓶中3 000ml生理盐水冲洗液可加入16万U庆大霉素和少量肾上腺素，使用前放置于冰箱中一定时间，冰盐水和肾上腺素有助于减少毛细血管出血。采用漂浮试验或让患者用力咳嗽检查神经根的减压程度，冲洗、止血，再用利多卡因、类固醇封闭。

8. 术终　去除内镜，拔除工作套管，皮内缝合 1 针，Steri - strips 贴创口，术毕。

（六）术后处理

（1）术前和术中预防性静脉滴注抗生素各 1 次，口服抗生素和止痛药 1 周。

（2）腰围固定下手术当日，离床活动，术后数天内避免久坐，但最好术后第 2 ~ 3 天开始下地活动，日后逐渐增加活动量。

（3）指导患者进行腰背肌及下肢功能锻炼；腰围保护 1 个月后，开始康复训练。必要时应用激素和脱水药物以减轻手术对神经根的刺激。

（七）并发症

与开放性手术一样，经皮内镜脊柱微创手术也有并发症，有些甚至十分严重如椎间隙感染和神经根损伤，只是几率较小而已。

1. 椎间隙感染　是一严重且难以处理的并发症，此并发症时有发生。除因椎间盘结构特点及血液循环差而抗感染力弱因素外，操作时穿刺针、髓核钳和内镜多次插入与抽出可能是导致椎间盘感染的重要原因。连台手术器械消毒不严格也是其中原因之一。因此，一定要对手术器械及手术间严格消毒，并按无菌技术操作。

多数椎间隙感染保守可以治愈，包括应用抗生素、卧床、石膏及支具制动。也可以再次穿刺经皮内镜下去除感染的椎间盘组织、坏死及肉芽组织，而且若有条件，最好行双侧穿刺清除椎间隙感染组织，同时注入抗生素，同时还可取出病变组织培养，术后应用敏感抗生素。我们 PELD 组研究发现椎间盘炎 2 例（0.03%）：1 例使用抗生素治疗，另 1 例需进行翻修手术治疗。我们 PEILD 研究组发现 1 例 25 岁年轻男性发生椎间盘炎，经静脉注射抗生素、口服 NSAI 消炎镇痛药，戴脊柱支架局部制动、卧床休息，治疗 1 个月后好转。

2. 神经损伤　主要为穿刺过程或放置扩张器、工作套管时挫伤神经根，或术后出血，出现相应肢体的皮肤感觉过敏。Kambin 报道 400 多例中出现 5 例，进一步治疗均好转。因此术中应用局部麻醉，患者保持清醒；操作过程中动作轻柔，遇有根性疼痛出现时，停止进针并稍将针退出，调整方向后，再继续穿刺；操作过程中应始终固定好工作套管，尤其注意选择应用 YESS 中特殊设计的套管，可有效地避免在钳夹髓核中损伤神经。术后注意对出血倾向者应用止血药止血。必要时，可经过椎间孔行神经根封闭注射，以减少上述并发症。我们 PELD 组 6 522 例患者中发现一过性感觉减退 217 例（3.3%），一过性感觉麻木 50 例（0.8%），一过性肌力降低 32 例（0.5%），均经保守治疗好转。PEILD 组 26 例（15.4%）患者术后出现一过性感觉麻木，发生率高与有的患者术前的神经麻痹和取出 20 例巨大椎间盘牵拉有关，经保守治疗好转。

3. 其他　如血管损伤、肠管损伤、腰大肌血肿、与器械有关的并发症均较少发生。若穿刺点过于偏外，则可能使针穿入腹腔，导致脏器损伤；偏内可能穿入肠管或大血管。因此一定要严格操作规程，术中 X 线密切监控，上述并发症可尽量避免。此外，反复应用的髓核钳的尖端在椎间盘切除过程中出现断裂，可经内镜取出断端异物。

（八）疗效

经皮脊柱内镜下腰椎间盘切除术，据不同作者报道，总的手术满意率为 75% ~90%。Kambin 对 175 例患者做了至少 2 年的随访，单通道手术优良率为 86%，双通道去除大块突出椎间盘的患者中，满意率为 92%。Kambin 和 Savitz 报道了 600 多例患者，满意率为85% ~92%，不到 2% 的患者需行再次手术。Casey 对术前及术后影像学的评价阐明了该技术去除突出椎间盘碎块的有效性。Hermantin 于 1999 年发表一篇前瞻性随机研究报道，比较了开放手术和经皮脊柱内镜下显微椎间盘切除术（AMD）各 30 例，所有病例均为单节段突出，并且保守治疗 3 个月无效，通过患者自我评价和恢复到功能状态的能力分析，结果两组患者无显著性差异（开放性为 93%，AMD 组为 97%）。但是 AMD 组患者恢复时间短，术中使用麻醉剂少。2002 年，Yeung 报道应用 YESS 治疗腰椎间盘病变 307 例患者，包括初发的、复发的、椎管内和椎管外的腰椎间盘突出症，术后随访1年以上，用改良 Macnab 方法评价其结果，89.3%获得优良结果，并发症仅为3.5%。随访率为91%，90.7%的患者满意，以后患同样病变愿意再接受该手术。

（九）注意事项

1. PELD 的优点　PELD 是应用显微髓核钳经过4.5～7.4mm 工作通道内镜，使用侧向开口的钬氩激光（holmium：yttrium－aluminum－garnet，Ho：YAG）的椎间盘碎块切除术、椎间孔成形术（扩大椎间孔）和椎间盘热成形，它已成为治疗腰椎间盘突出最有效的方法之一。有学者回顾性研究 PELD 治疗6 522例腰椎间盘突出症患者的手术技术、疗效和并发症，VAS 评分显著改善，ODI 指数明显降低，总有效率为87.5%，与 Kambin 等报道的88.2%的有效率有可比性。本研究手术并发症的发生率为4.6%，Yeung 等报道的为3.5%。评定疗效应随访至少1年，本组患者疗效差的均出现在12个月内。

PELD 的疗效与椎间盘突出类型的关系如何？按照 Yeung 等的分型标准，椎间盘突出分为中央型、旁正中型、椎间孔型和椎间孔外侧型。PELD 治疗旁正中型腰椎间盘突出症的优良率高于其他三型，主要因为工作通道镜下髓核钳、激光和射频等手术工具易于到达旁正中型突出椎间盘进行操作，相对来说，椎间孔型和椎间孔外侧型腰椎间盘突出手术操作更靠近神经根，易于损伤，风险较高，而正中型腰椎间盘突出症多采用的症状严重侧后外侧入路或旁正中线经皮椎板间隙入路手术，而手术对侧的突出椎间盘切除的彻底性有待进一步探讨。

PELD 的基本概念为清楚视野下直接取出突出椎间盘，其疗效与治疗椎间盘突出的“金标准”（显微镜椎间盘切除手术）相近，属于“内镜艺术极品”。PELD 的优点如下：①微创操作，减小了手术创伤，无需全身麻醉和切除椎板、破坏椎旁肌和韧带；②降低了术中与术后的并发症，术后极小的神经周围和硬膜外瘢痕形成，极少发生术后不稳、椎间盘炎等并发症的可能，术后疼痛非常轻；③手术时间短，可以门诊手术；④可即刻缓解症状，康复时间短；⑤皮肤伤口仅6～8mm。

PELD 若能在 MRI 介导、实时监控下手术，更能保证有效性，降低并发症。腋下区入路容易伤及神经根，硬膜外封闭可控制手术疼痛，硬膜外出血可由内镜下 Ellman 射频控制。用各种工作通道来解决取出病损不彻底的问题：虽然椎间盘碎片移出纤维环，在椎管内上移、下移或移到椎间孔，但若与手术入路间有一定的连续性，术中调整工作通道的方向，仍可以看见并取出。侧向钬激光具消融效能与光纤传输能力，可用于切割突出椎间盘和消融上关节突的骨赘。

2. PELD 手术入路　PELD 多选择经皮后外侧椎间孔入路，但是，此入路有局限性，尤其不适于髂嵴位置较高的 L_5～S_1 患者。后外侧入路也有技术争论：①对狭窄的椎管是否安全、有效？②与膝关节和肩关节相比，具有较小的工作空间；③在椎间盘碎块取出之前，必须产生椎间盘内工作空间；④只能取出手术工具所至之处的椎间盘碎块。

鉴于大部分 L_5～S_1 椎板间隙相对较宽，S_1 神经根较早分出，所以有可能应用经皮椎板间隙入路完成内镜激光椎间盘切除术，并且脊柱外科医师熟悉后方入路，其技术与 MED（microendoscopy discectomy，MED）技术相似，只是更微创而已。经皮椎板间隙入路除了具有 PELD 的优点外，还具有以下优点：①内镜下解剖与开放椎板切除术相似，脊柱外科医师较为熟悉，学习操作容易；②与后外侧入路相比，更直接进入突出椎间盘；③可以冲洗致痛化学介质，有助于术后症状改善；④易于取出游离的椎间盘组织；⑤尤其适用于髂棘较高的患者，我们研究组患者骶髂间距平均为38.6mm。

对于髂嵴比较高、椎板间隙比较宽、上移型椎间盘突出患者，可采用经皮后路椎板间隙入路。而对于髂嵴比较低的患者，包容型或下移椎间盘患者，多采用经皮后外侧经椎间孔入路。Ditsworth 经皮后外侧椎间孔入路行内镜下腰椎间盘切除术成功治疗110例患者，有效率为95%，其内镜小、可弯曲，根据导管通道可以弯曲90°。对椎间孔型和椎间孔外侧型椎间盘突出患者采用经皮后外侧椎间孔入路。Knight 等采用经皮后外侧椎间孔入路在内镜下行激光辅助椎间孔减压成功治疗24例Ⅰ～Ⅲ度脊柱滑脱。椎间孔外侧型腰椎间盘突出症可选用经皮脊柱旁入路。我们 PEILD 组168例中疗效差8例再手术患者，3例为椎间孔外侧型，4例为椎间孔型，术前未严格选择患者，不恰当地应用了 PEILD。

经皮内镜下腰椎间盘切除术是一项腰椎间盘病变治疗的新技术，可直视下去除椎间盘组织，不同于经皮切吸术。经椎间孔入路的内镜还可以成功地去除椎间孔及椎间孔外极外侧型的椎间盘碎片组织。此项技术成功的关键是正确穿刺和置入工作套管。局部麻醉的应用、正确选择穿刺点、解剖结构的熟悉及术中C形臂X线机的监视可以避免神经损伤等并发症的发生。但是由于其学习掌握困难，加上我国从事脊柱内镜的医师不能很好的专业化，术中对C形臂X线机的过分依赖，医师接触过多X线，尽管与后路脊柱内镜比较其微创优势显而易见，但在我国普及推广，仍需做大量工作。

后外侧经皮腰椎间盘减压术自1973年报道以来，内镜腰椎手术仍然发展缓慢，经皮技术也开展较慢，主要原因为“学习曲线”较陡峭，学习难度大和禁忌证较多。我们通过以下方式降低技术难度：①简化而准确的C形臂X线定位；②应用解剖学术语来辨认腰椎C形臂X线监视下的标志，以便使用内镜；③强调从皮肤进针点到突出椎间盘顶点的最佳入路。

（李　峰）

第五节　经皮射频椎间盘髓核成形术

一、经皮射频消融颈椎髓核成形术

自20世纪90年代以来，随着高能射频技术的发展，射频消融髓核成形术（radiofrequency ablation-nucleoplasty）先后被用于治疗腰椎间盘突出症和颈椎间盘突出症。低温等离子体消融即“冷消融”（coblation）技术是利用射频电场产生等离子薄层，使离子获得足够动能，打断分子键形成切割和消融效果，使大分子分解成单元素分子和低分子气体（O_2、H_2、CO_2）。冷消融过程是一种低温（40℃～70℃）状态下细胞分子链断裂，功能有切割、紧缩、止血、焊接作用。当所设置的能量低于产生等离子体的阈值时，组织的电阻会导致热效应，从而使组织收缩或起止血作用。射频消融髓核成形术用于治疗颈、腰椎间盘源性疼痛和椎间盘突出症是运用40℃低温射频能量在椎间盘髓核内部切开多个孔道，移除部分髓核组织，完成椎间盘内髓核组织重塑，并配合70℃热凝封闭，使髓核内的胶原纤维汽化、收缩和固化，缩小椎间盘总体积，从而降低椎间盘内的压力，达到治疗目的。

1996年，Houpt等报道了人新鲜尸体椎间盘内射频产生热量所致温度变化情况，当探头尖部温度为70℃时11mm以外的组织温度不会超过42℃；而且不是对椎间盘的直接热变，仅是改变了椎间盘的生化状态。Troussier等在人新鲜尸体研究中发现，射频消融髓核成形术对髓核组织的消融和热固缩作用没有导致髓核组织坏死，并且局限于髓核内部，终板和椎体不受影响，热量引起的温度变化不超过3℃～4℃。Nau等报道髓核成形术的核心瞬时温度可达80℃～90℃，但高温和致命性热损伤只是在距核心很小的范围内，在其3～4mm处温度降低了60℃～65℃。Chen等研究发现，射频消融髓核成形术引起髓核的变化仅局限于髓核内，对周围组织（终板、椎体、后纵韧带、神经根）不会造成结构损害或热损伤；该术对椎间盘内压力的降低程度和脊柱的退变水平有密切关系，能明显降低没有退变的椎间盘内压力，而对高度退变的椎间盘没有减压作用。

经皮射频消融颈椎髓核成形术（percutaneous cervical disc nucleoplasty，PCDN）是美国Arthro Care公司首先开发的一项技术，起初用于关节镜手术、骨科腱性炎症打孔术、颅脑外科及耳鼻喉科等。由于是采用低温冷融切技术，因此组织损伤小、安全性较好。国外Lewis（2002）首先报道，国内有学者也分别报道了PCDN的初步结果。PCDN的作用原理与PLDD有所不同，主要是将低温等离子体消融与微创热疗技术相结合，用冷融切的低温（约40℃）汽化技术去除部分髓核组织，再利用加温技术使胶原纤维收缩变性及聚合固化，使椎间盘体积减小，从而达到快速有效的椎间盘减压的目的。PCND技术由于临床应用时间较短，病例有限，暂未见明显并发症的报道。

（一）器械与方法

1. 手术器械　C形臂X线机、Arthro Care 2000型等离子体手术系统。

2. 手术方法　患者仰卧位，颈背部垫软枕，使头稍后仰。常规皮肤消毒、铺无菌巾。在X线荧光屏监视下确定穿刺椎间隙，进针点约在中线旁2～3cm（即甲状腺外缘与颈动脉之间）。从健侧进针：

拇指紧贴椎体外缘将颈动脉向外推开，以2%利多卡因0.5～1ml局部麻醉后，将用等离子体手术系统汽化棒套管针在X线机下刺入病变椎间隙，拔出针芯，将汽化棒（PercDC，颈椎刀头）通过套管进入椎间隙，连接主机并将功率设置为3挡，热凝约1秒，如出现刺激症状应立即停止并重置汽化棒；如无刺激症状则在X线机下缓慢来回移动并同时旋转汽化棒，采用多通道技术，一般3～4个通道，每个通道先消融约10秒后热凝约10秒。术中监测病情变化，术毕拔出汽化棒及套管，稍加按压后外敷止血贴即可。手术前后预防性应用抗生素，术后3天恢复正常活动，术后颈托保护2周。

术中注意事项：①颈背部软枕不宜垫得过高，以免患者产生疼痛不适。②局部麻醉药物不宜注射得过多。③穿刺部位不宜太靠近中线，以免损伤甲状腺组织，造成术中及术后出血。④无论采取仰卧位或侧卧位穿刺切割时，应密切注意穿刺器械的深度及患者的感觉，有时汽化棒接近椎体后缘或软性突出物时，患者可有一侧肢体或全身触电样感觉，可能是窦椎神经受到刺激所致，应予以注意，以免损伤脊髓前静脉丛或脊髓。⑤严格无菌操作，预防椎间隙感染。

（二）适应证和禁忌证

1. 适应证　颈肩部疼痛、上肢放射痛、麻木或有眩晕，排除其他相关疾病，且MRI证实有颈椎间盘突出患者。①单纯的颈椎间盘膨出或突出患者。②以膨出或轻度突出患者效果好。③中度突出也能收到满意的疗效。

2. 禁忌证　以下患者不宜进行髓核成形术：①后纵韧带肥厚。②椎体后缘骨质增生。③重度黄韧带肥厚及椎管狭窄。④颈椎短及肥胖者 $C_{6\sim7}$ 由于肩部阻挡，不易看清椎间隙，手术应小心不要损伤周围组织。⑤巨大椎间盘突出或脱出，出现颈脊髓压迫征象者。

在临床实践中把握好手术适应证，除认真研究症状及体征外，仔细研究MRI中每个椎间隙在矢状面和冠状面的突出部位、方向及压迫程度十分重要。单纯的颈椎间盘突出症患者，过伸、中立、过屈的动态位MRI或CT检查显示，过伸位脊髓压迹加重、而过屈位压迹减轻的患者，射频消融髓核成形术能取得确切而良好的效果；过屈位脊髓压迹无明显减轻的患者，说明其纤维环已破裂，后纵韧带的弹性也差，而且已引起一定程度脊髓变性的患者，射频消融髓核成形术效果不佳；对部分颈髓变性患者，射频消融髓核成形术后也可有较好的恢复。

（三）并发症及处理

射频消融髓核成形术治疗椎间盘突出症临床并发症报道较少，主要为穿刺部位疼痛，或新出现疼痛区域，一般均可自行缓解，也有可能发生椎间盘炎、损伤脊髓、硬脊膜和神经根、损伤血管形成血肿等。Bhagia等对53例射频消融髓核成形术的患者进行随访，76%的患者术后出现穿刺部位疼痛，26%出现麻木或麻痛感，15%出现疼痛症状加重，15%出现新的疼痛区，2周后均自行缓解。此外，等离子刀头断裂的发生率较少。

二、经皮射频消融腰椎髓核成形术

自20世纪40年代Mixter和Barr成功地采用手术方法治疗腰椎间盘突出症，开创了腰椎间盘突出症手术治疗的新纪元以来，椎间盘开放式摘除术已成为治疗腰椎间盘突出症的标准术式，但随后数十年的临床研究和实践发现，开放式的手术对脊柱稳定性破坏相对较大，存在一定的手术并发症：如神经根损伤、神经根粘连、硬膜外血肿、硬膜破裂、椎间隙感染等。理想的手术应是以尽可能小的创伤有效地摘除椎间盘破碎组织，解除神经根的受压。随着现代微创脊柱外科的兴起与发展，国内外众多学者开展了广泛的研究，使腰椎间盘突出症的治疗从椎板切除、椎板间开窗，发展到化学髓核溶解、经皮穿刺椎间盘切吸、经皮激光椎间盘减压、经皮低温等离子射频消融髓核成形术、经皮内镜激光椎间盘切除术、显微内镜椎间盘摘除、椎间盘内电热疗法髓核消融（intradiscal electrothermal therapy，IDET）、纤维环成形术、显微腰椎间盘摘除术等微创手术，这些微创外科治疗方法相继成为研究热点。本节介绍经皮射频消融腰椎间盘切除术。

低温等离子射频椎间盘消融技术问世于美国。1996年，Yeung首先在经皮内镜（yeung endoscopic

spinesystem，YESS）引导下，应用 ELLMAN 射频机的射频消融技术治疗 500 例腰椎间盘突出症，于 2000 年在《纽约西奈山医学杂志》报道其临床取得很好的疗效。该技术 1999 年获得 FDA 许可，目前主要应用的是 Arthro Care 2000 型等离子组织汽化仪。国内学者于 2002 年报道低温等离子射频椎间盘消融术治疗颈、腰椎间盘突出症。

经皮低温等离子射频消融髓核成形术用于治疗腰椎间盘源性疼痛和椎间盘突出症，原理是运用 40℃低温射频能量在椎间盘髓核内部切开多个槽道，移除部分髓核组织，完成椎间盘内髓核组织重塑，并配合 70℃热凝封闭，使髓核内的胶原纤维汽化、收缩和固化，缩小椎间盘总体积，从而降低椎间盘内的压力，减轻椎间盘组织对神经根的刺激，以缓解症状，达到治疗目的。它是随着微创外科的发展而逐渐兴起的，是目前国内外已被广泛接受的应用介入微创技术治疗腰椎间盘突出症的一种方法。

（一）器械与方法

Arthro Care 2000 型等离子组织汽化仪，腰椎系统等离子刀头，C 形臂 X 线机。

1. 术前准备事项

（1）将 Arthro Care 2000 等离子体手术系统、C 形臂 X 线机连接电源，并认真检查，保证其使用性能的完好。

（2）安置手术体位：腰椎间盘突出症患者采用俯卧位时，安置体位前将小方桌置于手术床的尾部，并垫上毛毯，以利于操作 C 形臂 X 线机时不被手术床中央的柱子所影响。患者俯卧后在胸部、腹部、髂嵴部两侧垫上软枕，使胸、腹部悬空，不影响患者的呼吸及循环功能。

（3）由助手或巡回护士协助常规皮肤消毒，配制局部麻醉药液，用 2% 利多卡因与 0.9% 氯化钠注射液配制成 1% 利多卡因 20～40ml。按无菌操作打开 Arthro Care 2000 型等离子手术刀头及连接线给术者并连接好机器，打开电源，使机器处于备用状态。

（4）由助手或放射科人员穿上含铅 X 线防护服，根据手术进展情况及定位要求协助操作 C 形臂 X 线机，并密切观察病情。

2. 操作方法

（1）手术取俯卧或侧卧位，常规消毒铺巾。

（2）在 C 形臂 X 线机下确定正确的椎间隙并定位，手术进针点取脊柱棘突中线旁开7～9cm 范围，局部浸润麻醉，在 C 形臂 X 线机正侧位监视下将穿刺针与皮肤成 15°～45°角置入椎间盘内。

（3）将与 Arthro Care 2000 组织汽化仪相连接的特制工作棒（直径 0.8mm）在 C 形臂 X 线机监视下沿针芯进入椎间盘内，设置工作棒功率为 4 挡。

（4）脚踏开关，在椎间盘内以较慢的速度来回移动工作棒，对髓核组织进行汽化和固化。缓慢来回移动同时旋转汽化棒 1 周，汽化和固化过程各约 1～1.5 分钟。汽化过程中如出现同侧腰或下肢抽搐、发麻，暂停汽化，调整汽化棒方向、深度或擦干汽化棒上的血迹后即可继续进行手术。

（5）退出工作棒及穿刺针，创可贴或纱布覆盖创口。

术毕即可行弯腰及直腿抬高，观察 2～3 天，常规应用抗生素 3 天，可同时给予脱水和神经营养药物治疗，第 2 天开始腰背肌锻炼；3 天后戴腰围下床活动，活动量循序渐进。不同医师推荐的术后活动量不同，由于过度的活动或负重可能诱发椎间盘再次突出，因此，医师往往要求患者术后限制负重或弯腰活动 3～4 周。虽然这可能是目前采取的最为广泛的措施，但几乎没有文献报道支持这种长时间的活动限制。有报道表明术后无限制活动患者的手术成功率和再次突出率与限制活动的患者相当。

（二）适应证和禁忌证

经皮低温等离子射频消融髓核成形术是近几年国内外兴起的一种用于治疗腰椎间盘源性疼痛和椎间盘突出症的微创技术，像很多手术方法一样需要选择好正确的手术适应证才可以取得很好的手术疗效。从国内外学者近几年的临床报道我们概述出以下几种手术适应证及禁忌证。

1. 适应证　①轻中度椎间盘突出患者，椎间盘造影阳性。②腿痛（伴或不伴腰痛）6 个月以上，保守治疗无效而又不具备开放手术指征者。③根性症状腿痛大于腰痛，直腿抬高试验阴性。④MRI 证实包含型椎间盘突出（后纵韧带下或外层纤维环下），其突出物小（<6mm），只有1～2个节段突出，CT显示纤维环和后纵韧带没有破裂。⑤椎间盘源性下腰痛，椎间盘高度和邻近正常椎间盘相比>50%，椎间盘造影阳性。

2. 禁忌证　①脊柱和椎间盘严重退变，椎间盘的高度丢失多于33%，椎间盘内含水量严重减少。②椎间盘脱出，其脱出物大于椎管矢状径的1/3。③髓核游离。④侧隐窝狭窄。⑤椎间隙狭窄。另外，国外学者Salvatore等报道的还有椎体前移、先天性椎体发育异常、椎间盘及椎体感染、马尾综合征、椎间盘造影阴性及椎体不稳等也列为其禁忌证之中。

（三）并发症

射频消融髓核成形术治疗椎间盘突出症临床并发症报道较少。从近几年多位学者的临床经验及国内外的文献报道看，其并发症主要有：

1. 疼痛　穿刺部位疼痛或新出现疼痛区域，一般均可自行缓解；国外学者Bhagia等曾对53例射频消融髓核成形术的患者进行随访，术后24小时76%的患者出现穿刺部位疼痛，26%出现麻木或麻痛感，15%出现疼痛症状加重，15%出现新的疼痛区，2周后均自行缓解。

2. 损伤　脊髓、硬脊膜和神经根。

3. 椎间盘炎　相对少见，呈急性或迟发性起病，多发生在术后2～27天，有或无发热，多数为不规则发热，也有体温达40℃者。患者腰背部肌肉痉挛，活动后加剧，椎旁压痛和叩击痛，当神经受压时，可出现神经损害表现。其治疗要注意绝对卧床休息、促进炎症局限和消退、大量使用抗生素、腰部制动等，待临床症状消失后予以石膏或支具保护下床活动。国内学者张年春等报道采用射频消融髓核成形术治疗28例腰椎间盘突出症患者，术后随访12～33个月，并发椎间盘炎1例，进行腰椎融合术后治愈。

4. 损伤血管形成血肿（腹膜后出血等）　大血管损伤致大出血非常少见，其发生主要与术者操作不熟练、解剖变异以及没有正确的正侧位X线透视有关。术中、术后一旦发现有血管损伤，视情况轻重，轻者血肿形成后可自行吸收，重者可通过动脉栓塞或外科干预等方法及时处理。

5. 等离子刀头断裂　较为少见，主要与术者操作熟练程度及手法有关。

（四）注意事项

（1）必须严格选择手术适应证，因本法适应证要求较为严格，在腰痛伴有下肢放射痛，只有在纤维环和后纵韧带无破裂，即“包容型”椎间盘突出症时方可取得满意的疗效，而椎间盘脱出、髓核游离、侧隐窝狭窄、椎间隙狭窄、椎体明显唇样增生或钙化型椎间盘突出症等则应为禁忌证。

（2）操作者须具有从事临床脊柱外科多年的工作经验，必须对髓核成型的原理、适应证的选择、手术操作规程及并发症处理等方面有较全面的了解，且独立进行髓核成形术手术操作之前必须在有经验医师的指导下进行一段时间的专门训练。

（3）手术过程要严格在无菌手术室进行，一般不主张在X线机房操作，以免发生感染，另外手术室巡回护士要熟练掌握手术方法、手术步骤和Arthro Care 2000型等离子体手术系统及C形臂X线机的性能、操作程序、保养及术后处理，这样才能保证机器设备的性能保持完好的状态，更好地为患者服务，保证手术的顺利完成。

（4）等离子射频消融术治疗椎间盘突出症是近几年开展的手术，且等离子体手术系统具有以下几点优越性：①融切温度低（不超过54℃），热穿透仅1mm，无周围组织损伤。②汽化棒可任意到达治疗部位。③同时具备融切、成形、清理、紧缩及止血等多种功能。④手术全程为汽化消融，无固体颗粒残留。⑤损伤极小（外套针粗细相当于18号注射针头），操作简单，耗时少，疗效佳，恢复快，并发症少，费用低。手术在局部浸润麻醉下进行，患者术前、术后不用禁食，手术无切口，术后无瘢痕，并且操作简便，术中、术后无出血，术后并发症少，患者痛苦少，住院时间3～5天，在适应证范围内患者和家属乐于接受。整个手术过程中，患者处于意识清醒状态，故做好术前访视，与患者进行有效的沟通，争取做到患者主动配合手术，是手术顺利完成的关键之一。给患者提供人性化服务，在手术允许的情况下，尽可能给患者提供舒适的手术环境。

从当前的研究结果来看，射频消融髓核成形术具有其他手术不可替代的优点，目前在国内外得到不断推广和应用，但其具体疗效也必须在与其他治疗椎间盘的方法相比较，在大量的病例随访被证实后，才可以被广大医务人员及患者所接受。射频消融髓核成形术是一种治疗腰椎间盘突出症的微创手术，其有效性和安全性对于治疗椎间盘源性下腰痛和（或）腿痛的包容型椎间盘突出，且经过保守治疗无效而又不具备开放性手术指征的患者是必须要考虑的。因该微创技术在临床应用的时间尚短，虽然近期疗效好，但远期疗效还需各位学者及临床使用者进一步观察和研究。

（徐　刚）

第六节　经皮内镜下颈椎椎间盘摘除及固定

一、概述

经皮内镜下颈椎间盘切除术（PECD）是颈椎间盘突出手术治疗的一种新方法。在该手术方式中，通过经皮的前路手术方式，对突出的椎间盘组织进摘除，避免了大量软组织的切除。目前颈椎病前路手术方式治疗的金标准是颈椎前路颈椎间盘切除椎间融合术（ACDF）。但是，前路手术会造成各种并发症诸如喉返神经损伤后的声带麻痹，由于机械性损伤或食管自主神经损伤造成的吞咽和气道并发症，极少数患者出现气管变形、硬膜外血肿、神经损伤。并且术后的植入物及内固定相关性并发症并非少见。包括植骨块供区的并发症、假关节疼痛、植入骨块脱出、植入物失败、脊柱后凸畸形，以及植入物沉降等问题。而且有研究表明，前路钢板固定放置在距离邻近节段椎间盘 5mm 以内会造成前纵韧带骨化引起邻椎病。如果采用前路经皮内镜下椎间盘切除术可以避免这些并发症的出现，因为其采用直视下微创操作、不需要骨性减压及大量软组织去除。尽管 PECD 手术相对开放手术是有效的选择方式，但是其应用也有一定的局限性。如果存在节段性不稳或者颈椎的盘源性疼痛该技术是无效的。2002 年，Ahn 和 Lee 报道了首例经皮内镜下颈椎内固定手术。采用特殊设计的扩张管道可以在椎间隙完成固定和融合等操作，较之开放手术其并发症的发生率下降。

二、适应证和禁忌证

1. PECD 的适应证

（1）CT 和 MRI 等检查证实有颈椎椎间盘软组织压迫神经根或脊髓。

（2）放射性疼痛症状与影像学检查吻合。

（3）颈椎的盘源性疼痛由颈椎椎间盘突出软性压迫所致。

（4）保守治疗 6 周无效的患者。

2. PECD 的禁忌证

（1）脊髓型颈椎病。

（2）椎间盘突出硬化或游离。

（3）伴有椎间隙狭窄的进性行颈椎病（ <3mm）。

（4）明确的节段性不稳。

三、器械和设备

内镜下减压的器械包括 18 号脊柱穿刺针、细导丝、逐级扩张管、工作套管、环钻、髓核钳、侧发射激光器即钇铝石榴石激光器（钬激光）。可视下经皮操作装置包括透视设备及 WSH 颈椎内镜设备（Karl Storz 内镜公司，图 4－10）。WSH 颈椎扩张融合设备 B－Twin（以色列赫兹利亚市 Disc－O－Tech 医疗技术公司）可应用于颈椎椎间融合手术中（图 4－11）。

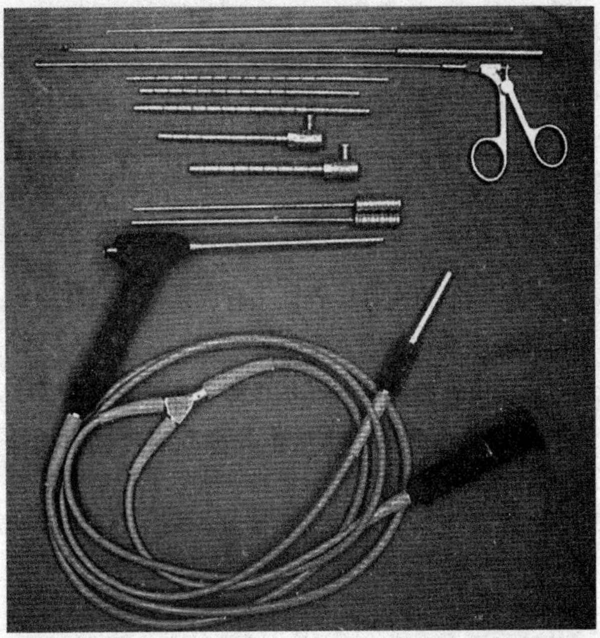

图 4-10　内镜及手术器械：能进行内镜下的减压包括 WSH 颈椎内镜设备（Karl Storz 内镜公司），侧孔钬激光发射器以及各种规格的髓核钳

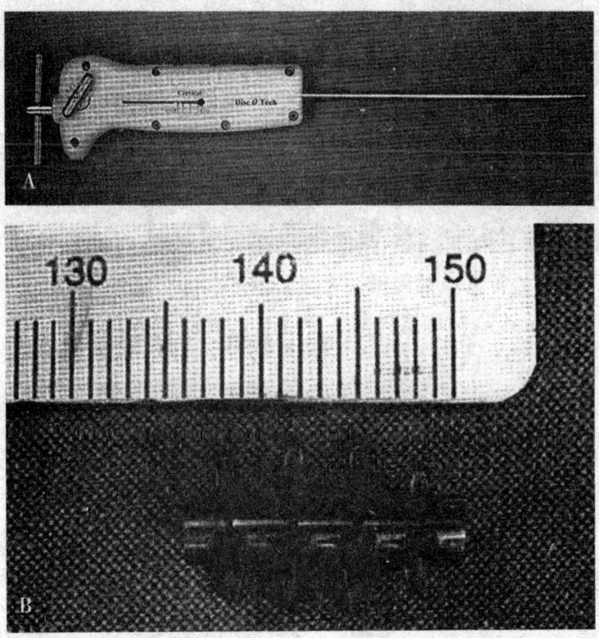

图 4-11　B-Twin 用于颈椎椎间融合的颈椎扩张器

A. 原始形状（直径 3.3mm）；B. 扩张形状（每个齿直径 5、7、7、6mm）

四、手术过程

手术在严格的无菌条件下操作。术前预防性使用抗生素（头孢唑林 1g）和镇静剂（咪达唑仑 3mg 和芬太尼 50~100mg）。患者仰卧于手术台上，颈椎适当后伸，采用局麻使患者保持适当清醒，并监测患者的症状或体征（图 4-12）。皮肤及皮下组织采用 1% 的盐酸利多卡因局部浸润麻醉。颈部的解剖结构非常适合于经皮的前路操作。颈椎椎体前的空间具有良好的延展性，颈前间隙包含的组织（甲状腺、气管、咽、喉及食管）被深筋膜所包裹，可将其轻易地移动到对侧 1~2 指宽度。颈椎前路可以解决同侧或对侧症状。

对于侧方的椎间盘突出患者，作者推荐采用对侧入路，因为该入路能提供较好的视野，可轻易摘除椎间盘。术者用示指将患者的喉和气管推向对侧，然后将示指滑到椎体前方直到触及要治疗的椎间盘前侧边缘。随后，术者用中指或其他手指触诊搏动的颈动脉，并将气管 - 食管推向内侧，颈动脉推向外侧。再次透视前后位像最终确认，将脊柱穿刺针轻柔的置入颈椎间盘前壁，然后在侧方透视监视下，将穿刺针逐渐推进到椎间盘组织内大约 5mm（图 4 - 13）。术中进行椎间盘造影的目的在于染色突出的髓核并观察髓核突出的类型，通过注入 0.5ml 靛胭脂和造影剂的混合物，使突出的髓核及纤维环在内镜视野下易从正常的椎间盘组织中辨认出来。将导丝通过穿刺针置入到髓核中，将皮肤做大约 3mm 的切口，然后分别用直径为 1mm、2mm、3mm 扩张套管顺序扩张，最后置入直径稍大的工作套管。

这种顺序性的轻柔操作有两个好处：避免了软组织的损伤和减轻了相关疼痛刺激。通过工作套管置入环锯，环形切开纤维环，在内镜直视下用内镜髓核钳选择性切除椎间盘，用钬激光环形固缩和消融突出的椎间盘组织。纤维环被充分固缩后，用内镜髓核钳可以很轻易地将突出的椎间盘组织摘除（图 19 - 14）。随后进一步去除残留的纤维化的、坚硬的椎间盘髓核组织。钬激光处理的设置为每搏能量 0.5 ~ 1.0J，脉冲 10 ~ 15Hz。采用前后位透视确定激光探头正对突出椎间盘部位。在椎间盘内，椎间盘后部缺口和纤维环的消融都是内镜直视下进行的。当通过纤维环上的裂缝看到减压的硬膜囊和出口神经根灵活移动时，手术可以停止。

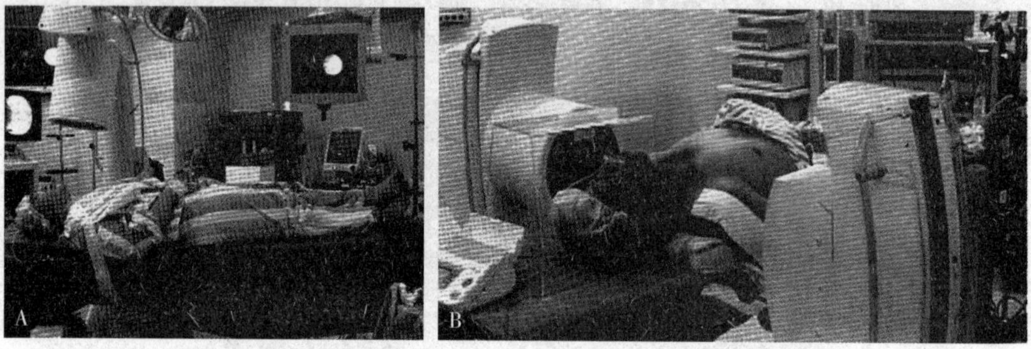

图 4 - 12　术前准备：手术在局部麻醉和影像透视监测下进行。患者的体位为颈椎适当仰伸位，术前建议使用抗生素（头孢唑林 1g）和镇静剂（咪达唑仑 3mg 和芬太尼 50 ~ 100mg）

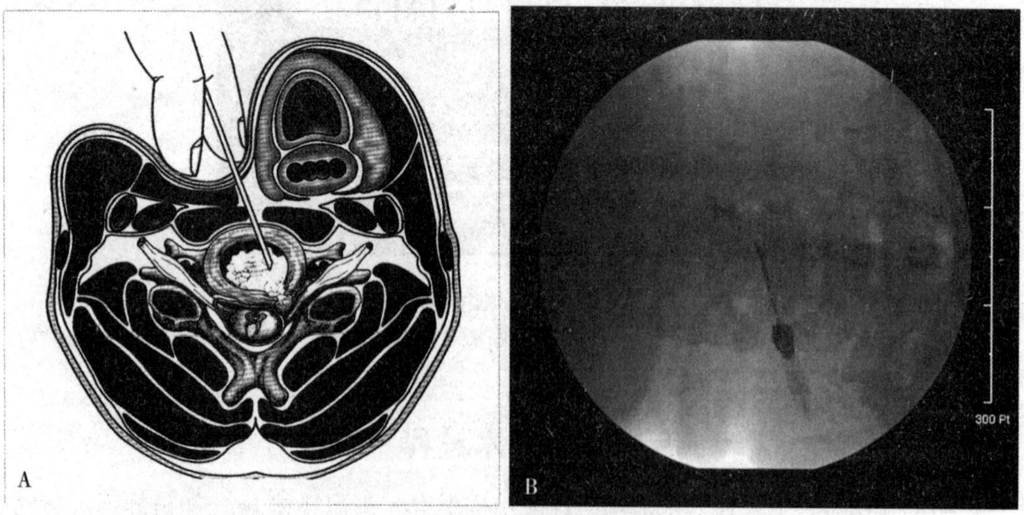

图 4 - 13　置入穿刺针。向内侧推开气管和食管，向外侧牵开颈动脉，影像透视最终确认，将穿刺针置入椎间盘的适当位置

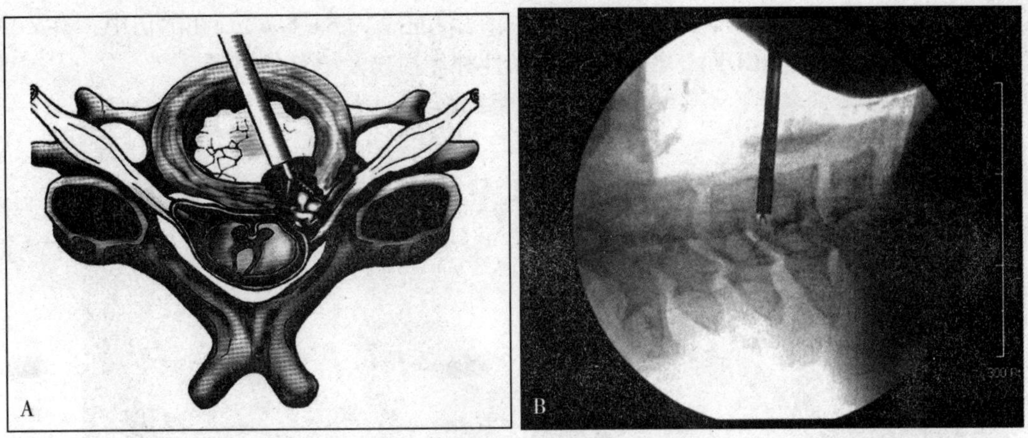

图 4－14　选择性内镜下椎间盘切除。纤维环被充分固缩后，在内镜直视下用髓核钳选择性摘除突出的椎间盘

在透视监测下完成 PECD 手术后，采用一次性使用置入系统将设计简化的植入物置入椎间隙。通过旋转扩张手柄使植入物在椎间隙内形成最终扩张形态。为避免植入物在椎间隙中位置不佳，在扩张过程中，需在影像监视旋转扩张手柄。一旦达到目标位置，将植入物从置入系统上脱离（图 12－15、图 4－16）。

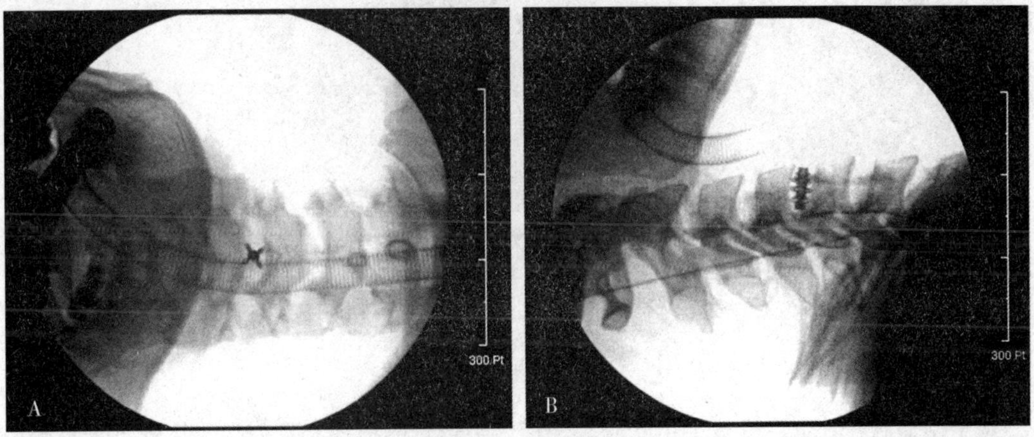

图 4－15　术中影像监视下颈椎扩张器的置入。在透视监测下完成 **PECD** 手术后，采用一次性使用置入系统将设计简化的植入物置入椎间隙。通过旋转扩张手柄使植入物在椎间隙内形成最终扩张形态。一旦达到目标位置，将植入物从置入系统上脱离

五、术后管理

为预防并发症，术后患者需监测 3h，如果 24h 后没有并发症出现可以出院。推荐术后口服抗生素和镇痛药物。根据患者的具体情况采用颈托保护 3～14 天。如果患者术后出现持续疼痛不适，给予适当的药物和采用类固醇激素、利多卡因的硬膜外注射均可有效帮助患者的恢复。这种治疗具有椎间盘减压和类固醇激素减轻局部炎性反应的双重机制。在术后 6 周开始进行 1 周 2 次的颈部肌肉的康复训练及逐渐增加活动度，练习 3 个月。

六、临床结果

有报道 33 例患者采用了 PECD 手术治疗后置入了 B－Twin 固定器。年龄 28～78 岁，平均年龄 46.9 岁，其中 18 例男性，15 例女性。患者采用 VAS 评分系统评估颈部疼痛及放射痛的程度。疗效评估采用颈部功能障碍指数（NDI）进行评估。患者的满意度采用改良的 MacNab 标准进行评估。平均随访周期为 29.6 个月，平均住院日为 3.2 天。VAS 颈部疼痛评分从 6.1 分显著下降到 1.6 分（$P<0.0001$）。放射痛的 VAS 评分从 6.8 分下降到 1.6 分（$P<0.0001$）。NDI 指数从 47.6 改善到 14.3（$P<0.0001$）。

总体而言，33 例患者中有 28 例取得了较好的治疗效果（优良率为 84.8%）。在随访中，有 2 例患者由于减压不彻底转为开放手术（ACDF）。没有出现永久性神经损伤及感染的患者。

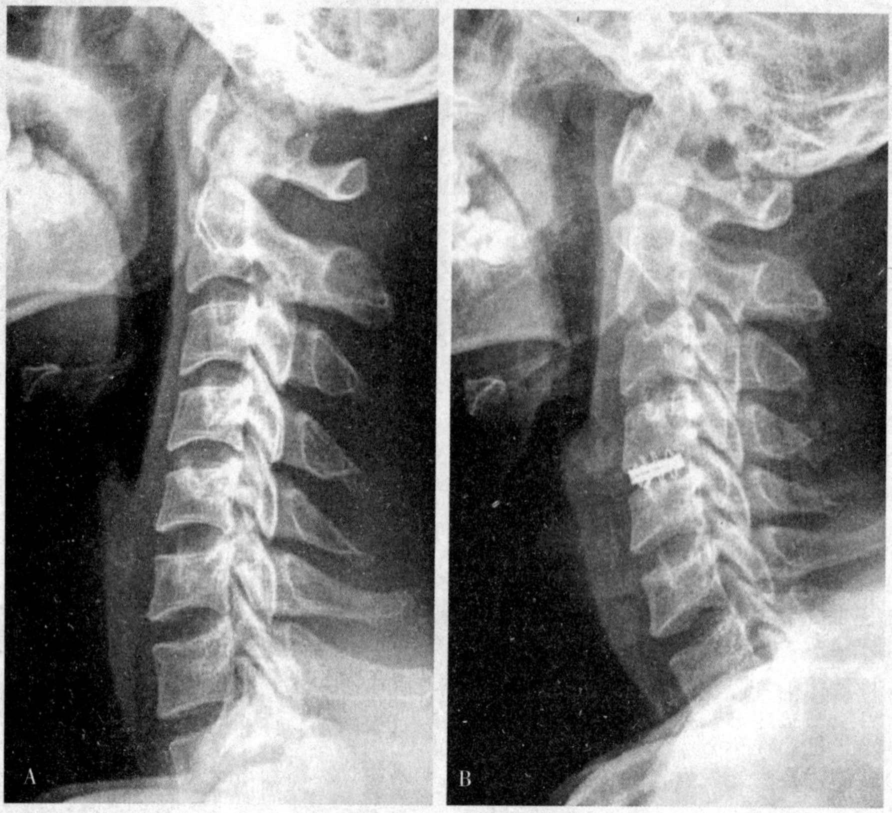

图 4－16　术后颈椎序列变化

A. 术前颈椎侧位片显示颈椎后凸；B. 术后颈椎侧位片颈椎后凸改善

七、并发症及预防

首先，对于颈动脉、食管、气管、甲状腺等邻近组织器官的损伤必须避免。因此，术者须识别颈动脉并触及其搏动以确保在操作时使其远离脊柱穿刺针和工作通道。而且，操作者需在前后位透视下确认穿刺针及工作通道的位置，其示指必须触及颈椎椎体前壁以免损伤重要结构。为避免脊髓损伤，术者必须在侧位片透视确认导丝尖端、环钻、髓核钳及激光发射器的位置，以确保这些器械的末端不能超过椎体后缘连线 2mm。椎间盘内操作时应采用冰生理盐水与抗生素的混合液持续冲洗，以免出现感染及血肿。

特殊设计的 B－Twin 椎间融合装置适用于微创技术，只需进行较少的组织分离。这种内植物在放置到椎间时处于紧缩状态，只需大约直径为 5mm 的空间。通过置入系统装置，该内置物可以扩张到最终状态，可达到足够维持椎间隙的高度。在本章中，我们阐述了一种与开放手术（ACDF）不同的用于治疗由颈椎椎间盘突出导致的放射痛或盘源性疼痛的新技术，证明了可以在局部麻醉下施行经皮颈椎椎间盘切除术及内固定术。这种微创技术可以保护颈椎前方结构和稳定性，防止术后脊椎后凸畸形，并将与入路相关的并发症降至最低。这一技术同样具有不影响美观的良好效果，减少了手术时间和住院时间，可使患者早日回到日常活动中。如果手术失败，还可以选择开放手术治疗。尽管本研究中未发现严重的并发症，但目前的研究处于早期探索中，病例的积累比较少。为了评估目前这项新技术的优势后期需要进行随机对照试验或高质量的队列研究。

（徐　刚）

第七节　经皮内镜下腰椎椎间孔成形术

行内镜下腰椎手术有两种手术入路，即经椎板间隙入路和经椎间孔入路。如果突出的椎间盘组织位于相应椎间盘水平，可以通过经椎间盘纤维环的缺损处来切除突出椎间盘组织。然而，对于脱出髓核远离椎间盘水平的游离型椎间盘突出症，在外科治疗时，需要术者拥有非常成熟的手术技巧。为了充分清除游离较远的椎间盘组织，需要进行相应部位的解剖和暴露切开。而在内镜下进行手术的过程中，我们可以通过椎间孔成形术来清除在椎管和椎间孔内的游离椎间盘组织。脱出的椎间盘组织可能会越过椎间隙水平向头部或尾部移位，对此类情况，可以通过切除椎间孔周围骨性结构或者韧带以便清除游离椎间盘组织。对于向头侧移位型和椎间孔内型椎间盘突出，椎间孔韧带和黄韧带成为手术的主要障碍；对于向尾侧移位型椎间盘突出而言，上关节突、下位椎体椎弓根和黄韧带包围游离椎间盘组织，进而阻碍手术的进行。椎间孔成形术就是为清除这些相关障碍结构而诞生的一项新技术，从而更好地清除游离移位的椎间盘组织。

一、适应证和禁忌证

椎间孔成形术大大拓宽了经皮椎间孔内镜技术（percutaneous transforaminal endoscopic surgery，PTES）的适应证。尽管对于经皮椎间孔镜技术来说，从椎间盘水平向头侧或尾侧切除游离移位的椎间盘组织为禁忌证，但椎间孔成形术可以去除像黄韧带、椎间孔韧带、上关节突和下位椎体椎弓根这些“障碍结构”，从而清除游离移位的椎间盘组织。在 L_5 ~ S_1 水平，髂嵴会阻碍手术的进展。PTES 的绝对禁忌证为侧隐窝狭窄、脊柱不稳（如脊椎前移）和马尾综合征。

二、手术方法

患者俯卧于 X 线可透视床上，局麻和经静脉使用镇静剂，这足以使患者在保持清醒的情况下最大限度地减轻疼痛并且保持安静状态。镇静剂主要为芬太尼和咪达唑仑，我们能够得到患者的持续反馈，从而避免神经损伤。咪达唑仑在术前一次性经肌内注射 0.05mg/kg；芬太尼为经静脉用药，起始量为 0.8mg/kg，在术中根据具体情况作适量添加使用。皮肤切入点距中线为 8 ~ 12cm，这一距离需要根据患者腰部宽度而做具体的调整。运用 MRI 和 CT 来测量皮肤切入点与正中线的距离，并制定到达椎间盘组织碎片所在部位的最佳路径，以此避开腹膜后以及脊柱内的神经结构。在手术过程中，根据前后位和侧位 X 线投影，确定病变椎间盘水平，并作相应水平面皮肤标记。患者摆好体位并准备妥当，铺盖无菌手术铺巾，将腰椎穿刺针穿入病变椎间盘间隙，准确的穿刺位点和穿刺轨道是手术成功的关键。利用腰椎穿刺针将导丝插入，将管状扩张器和拥有斜面开口的工作套管逐次通过小切口置入工作通道。工作通道的理想位置一般为正位 X 线透视椎弓根内侧连线和侧位 X 线片椎间孔的下界（图 4－17）。

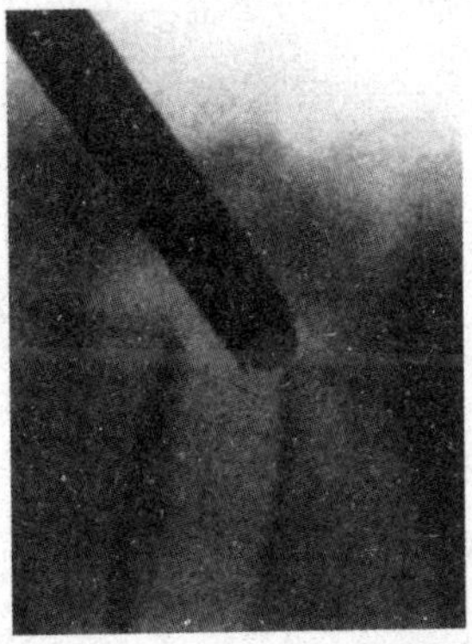

图 4－17　在 X 线指引下，用骨扩孔钻沿工作通道进行骨切除。扩大的椎间孔范围为清除游离的椎间盘组织提供了合适的空间，并可放置工作套管

斜面开口的工作套管可以作为切骨装置使用，需要切除上关节突骨量的多少取决于工作通道与锥形椎间孔之间的间隙大小。用扩张器头端的钻头在环状的孔壁上开通工作通道，通过切除部分上关节突的骨质来扩大工作通道，以此来清除向上或向下游离移位的椎间盘组织（图4－18）。椎间孔成形术需要的其他器械还有电磨钻和骨扩孔钻。由内镜所提供的清晰视野使得电磨钻的使用更加安全。对于向头端移位的游离椎间盘组织，手术过程中的软组织障碍比如椎间盘韧带、黄韧带可以由侧射钬激光（YAG激光器或射频器）来清除。当脱出的椎间盘组织越过椎间隙水平向尾侧移位时，必须切除部分下位椎体和椎弓根来暴露移位的游离椎间盘组织。用扩张器轻微敲打工作通道周围的结构有助于环切时避免神经损伤。在某些情况下，环切和椎体成形是同时进行的。

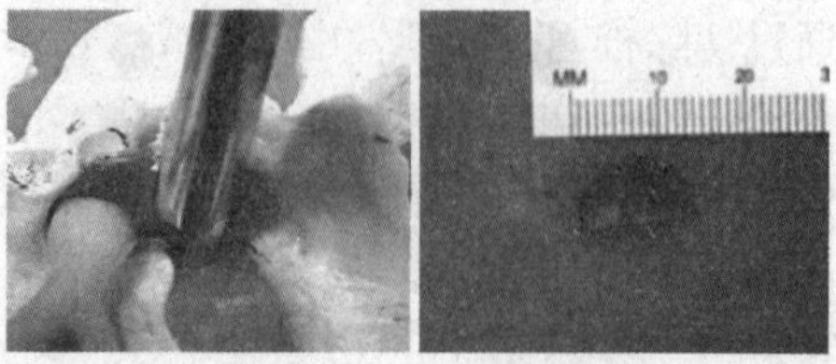

图4－18　工作套管可以用作骨切割器（左）；从上关节突切除的骨组织块（右）工作套管与椎间孔环很接近，故用套管的边缘将上关节突的下面切除。在内镜下切除的游离的骨组织碎片，需切除的骨量的多少取决于椎间孔和工作套管直径的间隙大小

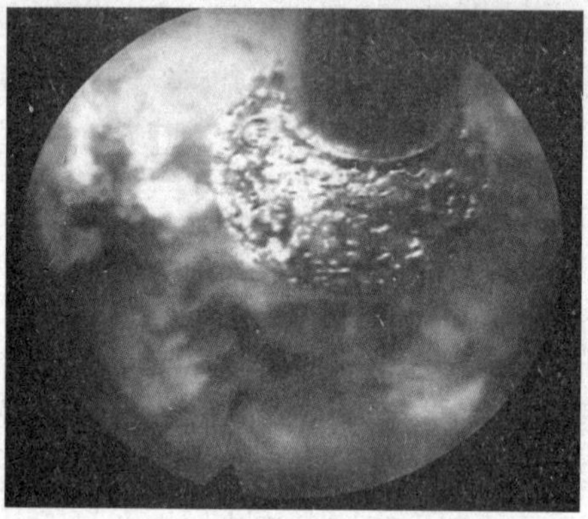

图4－19　镜下电磨钻。这种电磨钻是为椎间孔成形术专门设计且在镜下使用的，与激光和骨扩孔钻相比更安全、有效、省时

用内镜钳清除骨碎片，继而用侧射钬激光（YAG激光器）清除黄韧带直至可以直视硬膜外间隙。可以通过调整工作套管改变视野的方向，以此实现对硬膜外间隙以及椎间孔间隙的探查。向上移位的椎间盘组织通常位于硬膜和向外走行的神经根之间的腋区。工作套管可接近这一腋区，避开向外走行的神经根而不激惹神经。神经根阻滞有助于上述操作引起的剧烈疼痛。向下移位的椎间盘组织通常位于横行的神经根下面或者在下位椎弓根后面。可以移开横行的神经根或者切除上关节突的下面部分及部分下位椎弓根，仅仅在椎间盘组织游离较远的患者中才会切除部分椎弓根。可以通过射频探针来调整神经根的位置，射频探针可以很好地完成对横行神经根与硬膜囊之间硬膜外间隙的探查。

三、结果

有报道此手术治疗的59例患者（男性34例，女性25例），这些手术均由同一医生操作，均采用椎间孔成形术，59例患者均为症状性轻度椎间盘突出。年龄24～79岁，平均50岁。其中39例病变于L_4～L_5水平，12例病变于L_3～L_4水平，5例病变于L_5～S_1水平，3例病变于L_2～L_3水平。所有患者均未有同节段脊椎的手术史，术前根性疼痛程度评分：VAS评分法为4～10分，平均8.01分；ODI评分法为24～91分，平均为61.6分。随访5～59个月，平均为25.4个月，其中1例患者因为本身存在的健康问题在随访期间死亡。剩余58例患者根性痛VAS评分为0～6分，平均为1.56分；ODI法为2～62分，平均为 10.76 分。术前和术后 VAS 和 ODI 评分的改善均有统计学意义（$P < 0.05$）。住院天数为 24 ~ 38h，平均 34h，平均 3.8 周恢复正常工作或者是正常的日常活动。

（一）案例 1

48 岁，男性，右腿神经根性痛，MRI 显示 $L_4 \sim L_5$ 椎间盘向尾侧游离移位，椎间盘组织游离到下位椎弓根水平，故采用椎间孔成形术建立理想的手术通道。术后游离的椎间盘组织完全清除（图 4 - 20）。

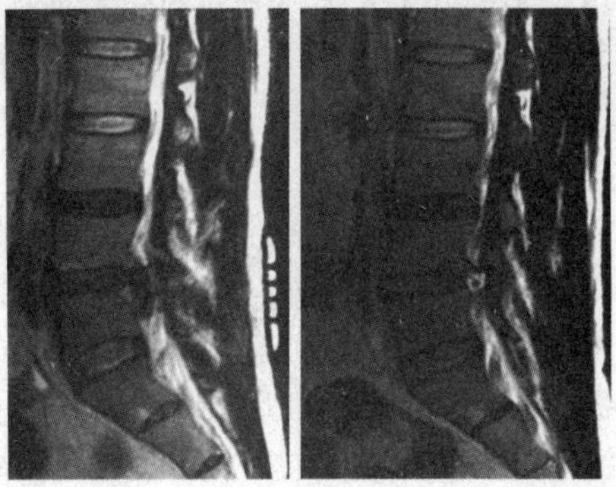

图 4 - 20　术前（左）术后（右）MRI 显示术后完全清除移位的椎间盘组织碎片

（二）案例 2

31 岁，男性，左腿神经根性痛，MRI 显示病变椎间盘向头侧游离移位，椎间盘组织游离到上位椎弓根水平，PTES 联合椎间孔成形术成功将游离椎间盘组织完全清除（图 4 - 21）。

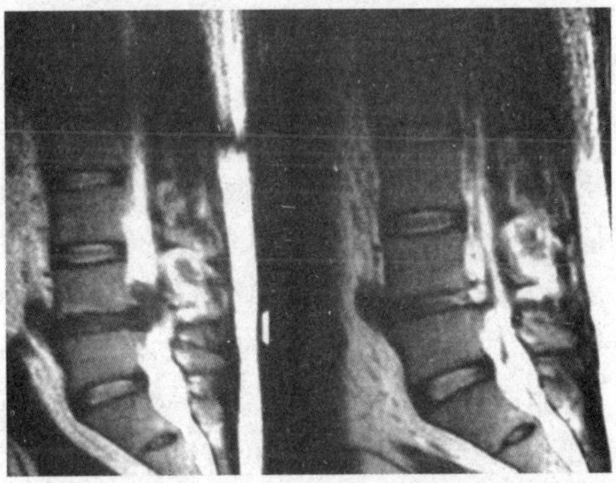

图 4 - 21　术前（左）术后（右）MRI 显示术后完全清除移位的椎间盘组织碎片；侧位 MRI 显示椎管内不均匀信号（为灌注的水，很快被吸收）

四、术后治疗

术后当天或者第 2 天患者即可出院。术后建议卧床休息 4h，可进行缓慢移动。术后通常运用 MRI 确认游离椎间盘组织是否完全清除，术后 MRI 可显示椎间孔成形术操作过程中骨切除的范围（图 4 - 22）。一般术后可做相关的神经学检查如直腿抬高试验和肌力评估确认手术效果。

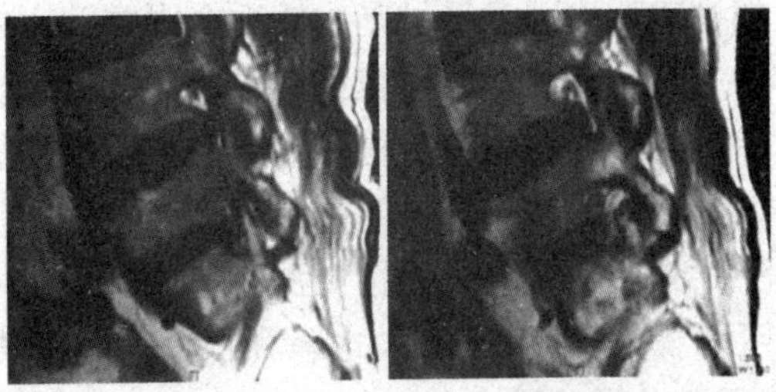

图 4 - 22　术前（左）术后（右）MRI 比较显示切除的上位关节突和扩大的椎间孔

术后服用抗生素3天；建议佩戴腰部支具约2周时间；根据工作的具体性质来决定何时进行正常的工作，办公室类工作在术后4周即可恢复正常工作，术后1个月可进行合适的体育运动。

五、并发症

曾有数例关于侧后入路手术并发症的报道，即使是用混有抗生素的盐溶液持续灌注，与内镜手术有关的感染也会有所发生。经椎间盘手术操作后，容易诱发椎间盘炎，单用抗生素或者补救性手术（如融合术和反复内镜下灌注）可以解决这一手术并发症。向外走行的神经根的神经节，由于手术操作过程中接触性的损伤导致神经损伤，这可能会引发麻痹或者肌无力。这些症状通常是暂时性的，通常在术后1~2周内自然消退。

为了避免接触性的神经损伤，术者必须重视患者的反应，如果在向椎间孔内推进扩张器和工作套管的过程中出现神经激惹现象，那么推进器械的前进方向应向尾侧偏移，以此来避开神经节。在手术过程中，出现硬膜外静脉出血是令医生比较头痛的问题，通常可以用水压或者射频电凝来控制。但是，与向外走行的神经根毗邻的根动脉出血会导致非常严重的后果。由腹膜后血肿导致的血容量降低或是严重腹部疼痛的情况，应当将血肿及时清理。骨切除部位的出血可以用明胶海绵吸附上凝血酶来止血。脑脊液漏可以自然停止，不会导致严重后果，但是从硬脑膜破裂处疝出的神经根会导致严重的根性腿痛。通过注射或植入黏合性材料可以减轻神经根膨出；若效果不佳，应该切开复位并缝合硬膜。机械性并发症比如说骨钳破碎有时会发生。破碎的手术钳部分可以在内镜下取出。

六、讨论

经皮经椎间孔椎间盘手术（percutaneous transforaminal disc surgery，PTDS）最早于1973年提出，起初，PTDS手术结果不一，没有稳定的手术效果。然而，现在各种各样的PTDS手术技术在许多专门手术器械比如内镜、电钻、灵活的射频探针以及激光等的辅助之下克服了解剖上的种种限制，因此PTDS的手术适应证得到了大大拓宽。多通道的内镜有着非常宽的角度，更清晰的视野，因此椎间盘的结构可以一一辨认，如椎间盘、骨结构、韧带、脂肪、血管以及神经，这使得我们可以更安全的发现和清除游离椎间盘组织。如今，PTDS有着非常广的适用范围，特别是游离型椎间盘突出症。

当椎间盘组织从后纵韧带膨出后，发生游离移位的情况占35%~72%。向头侧移位时，游离椎间盘组织通常位于椎板峡部之下，两侧椎弓根之间。开放性手术切除此类游离椎间盘组织需要广泛的切除骨组织，然而这又会导致术后脊椎不稳。Ditsworth等在PTDS术中采用2.8mm的工作通道内镜时，很难清除游离椎间盘组织。如果能够找到合适的轨道，即使是向头侧游离较远的椎间盘组织也可以被清除。为了找到理想的推进轨道，采用椎间孔成形术同时切除环状边缘以此辅助显示硬膜外间隙，用一斜形插管显示椎间盘间隙。Knight等用激光椎间孔成形术移动向外的行走神经根和横行神经根，尚有一些其他学者采用激光进行椎间孔成形术的相关报道。激光可以非常有效的切除韧带等软组织并有良好的止血效果，然而在椎间孔成形术中仅仅采用激光是远远不够的，因为激光费时而且不能切除硬组织。Ahn等使用骨扩孔钻和侧射钬对L_5~S_1椎间孔狭窄的患者进行了椎间孔成形术。

Schubert和Hoogland也对此做了相关报道，使用骨扩孔钻进行椎间孔成形术来清除游离移位的椎间盘。然而，骨扩孔钻通常是在动态X线透视的指导下进行，我们无法直视操作过程，因为不能控制相关的手术视野。最为安全有效的椎间孔成形术器械是内镜下金刚磨钻。内镜直视下操作可以避免对神经组织的误伤，可去除下位椎体的上关节突甚至椎弓根或椎体等硬性组织。经椎间孔内镜手术对脱出型椎间盘突出有很高的治愈率。然而，对于游离移位的椎间盘，上文所阐述的椎间孔成形术对此会有更好的治疗效果。总之，经椎间孔手术入路的限制包括椎间孔的大小。

扩大椎间孔的操作在PTES中并不作为常规使用，但是通常会采用一些能够达到并清除各个部位和方向的游离移位椎间盘组织的手术操作。PTES手术的学习曲线非常陡峭，对常规开放性手术标准的掌握是非常必要的。Ruetten等强调，必须将更多精力放在内镜手术学习曲线的最后一个阶段，这样才可以更好地避免并发症的发生。PTES联合椎间孔成形术作为一种安全有效的微创外科技术，为腰椎间盘突出症的治疗提供了一种可供病患和医生选择的治疗新途径。

（徐 刚）

第八节 经皮内镜下腰椎纤维环成形术

一、导言

慢性腰痛可由多种原因引起，如腰椎间盘和小关节退行性变，纤维环撕裂，腰椎运动节段不稳和退行性腰椎滑脱等。文献表明，约40%的慢性腰痛与椎间盘病变有关，即椎间盘源性下腰痛（discogenic low back pain），此疾病主要有5种典型的临床特征：坐位耐受下降，伸展运动受限，持重困难，不能长期维持固定姿势，和活动后腰部疼痛加剧等。

目前，盘源性腰痛的发病机制和病理过程仍存在争议，椎间盘受损、退行性变或髓核突出均可导致疼痛。致痛原因可能是纤维环撕裂后新生肉芽组织内神经末梢受压，伤害性感受器接收并传递疼痛刺激信号（图4-23，图4-24）。磁共振成像（MRI）是诊断盘源性腰痛的常用辅助手段，典型的腰痛患者行MRI检查时，常发现T_2加权像椎间盘后侧纤维环出现高信号区（HIZ）（图4-25），但HIZ的发生率、诊断盘源性腰痛的敏感性和特异性尚存较大争议。除MRI检查外，椎间盘造影也可应用于该疾病的诊断。由于纤维环撕裂，注入椎间盘的靛蓝脂染料可漏入硬膜外腔并同时诱发或加重患者原发腰痛（图4-26），这两种阳性表现可用于证实盘源性腰痛的存在，但由于该检查有创，存在假阳（阴）性可能，且需要和正常节段椎间盘进行比较，所以常用于手术治疗前的疾病诊断。

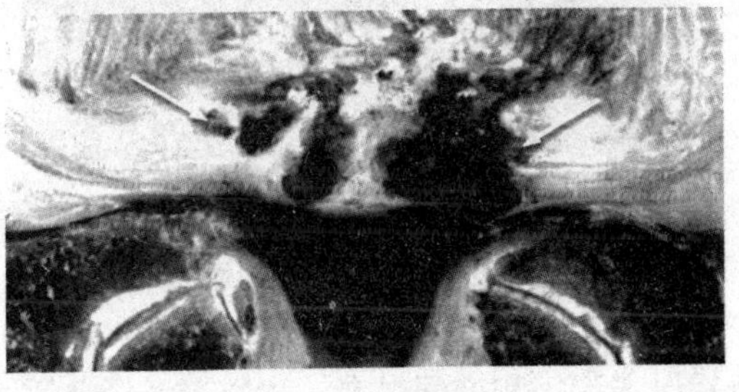

图4-23 后侧纤维环处的肉芽组织、撕裂纤维环内肉芽组织（白色箭头）

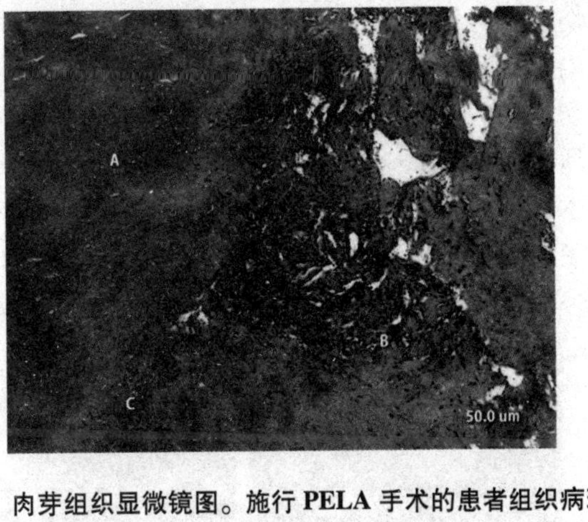

图4-24 肉芽组织显微镜图。施行PELA手术的患者组织病理切片，显示破裂纤维环间隙内的肉芽组织

A：纤维环；B：增殖血管；C：肉芽组织内细胞浸润（HE染色：4×10）

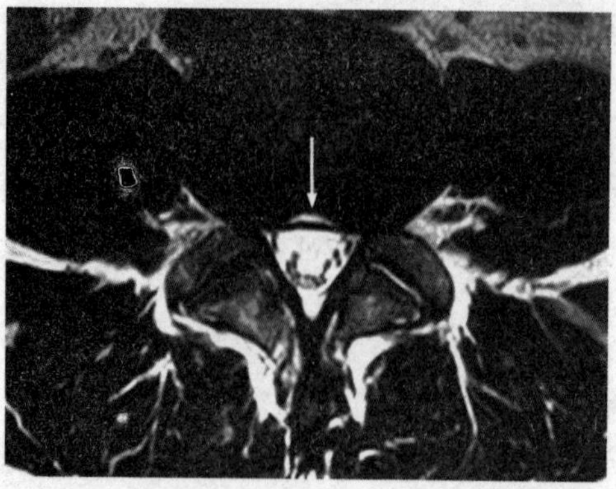

图 4－25　慢性腰痛患者 MRI T_2 加权像后侧纤维环呈高信号区（白色箭头）

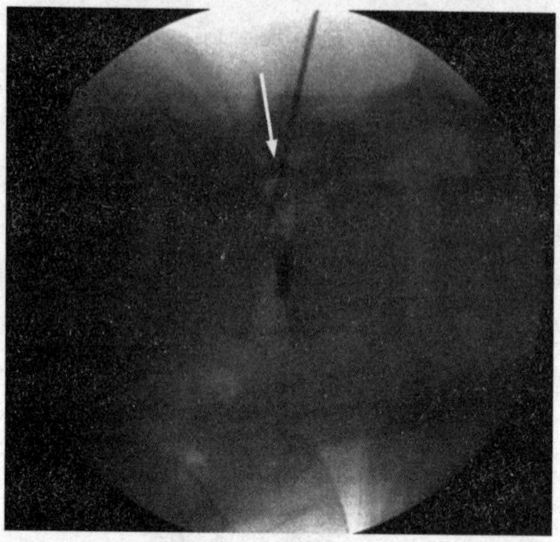

图 4－26　椎间盘造影剂漏入硬膜外腔染料漏入硬膜外腔（白色箭头）
确认纤维环撕裂并可诱发患者原发腰痛

盘源性腰痛的治疗主要包括保守治疗和椎间融合。多数患者经非手术治疗可获得满意效果，但当长期保守治疗后症状仍无改善时，应考虑行手术治疗。椎间融合和人工椎间盘置换是目前治疗盘源性疼痛的主要手术方式。在进行创伤较大的传统开放手术之前，患者可尝试脊柱微创治疗。常见的治疗盘源性腰痛的微创手术包括椎间盘内电热凝术（interadiscal electrothermal therapy，IDET）、射频消融术、冷凝消融术和经皮内镜腰椎间盘切除术。根据具体术式和术者的不同，各种微创手术的临床疗效也有所差异。经皮内镜激光纤维环成形术（percutaneous endoscopic laser annuloplasty，PELA）是进行纤维环成形的激光辅助脊柱内镜微创技术（图 4－27）。术中采用的 Ho：YAG（狄：钇－铝－石榴石激光）已广泛应用于各类腰椎、颈椎间盘突出症的微创手术。与传统的内镜激光腰椎间盘切除术相比，PELA 采用的可屈曲导管直径仅 3mm，手术创伤更小，手术的目标区域是伴有肉芽组织生长的后侧撕裂纤维环（图 4－28），激光可清除肉芽组织并促进纤维环愈合。

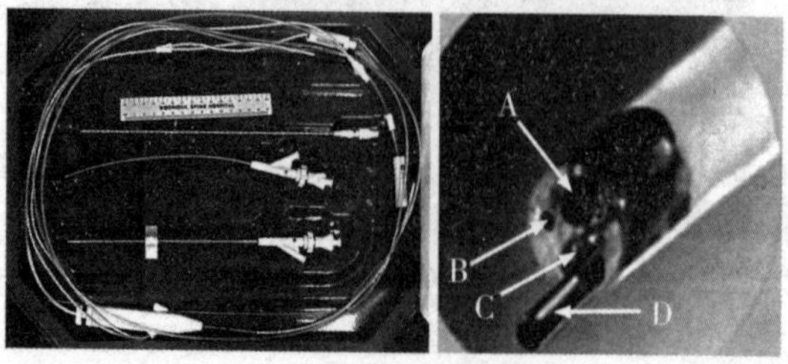

图 4－27　激光辅助脊柱内镜设备（LASE）（左）和激光探头（右）
A. 成像光纤；B. 照明光纤；C. 灌注通道；D. 激光纤维

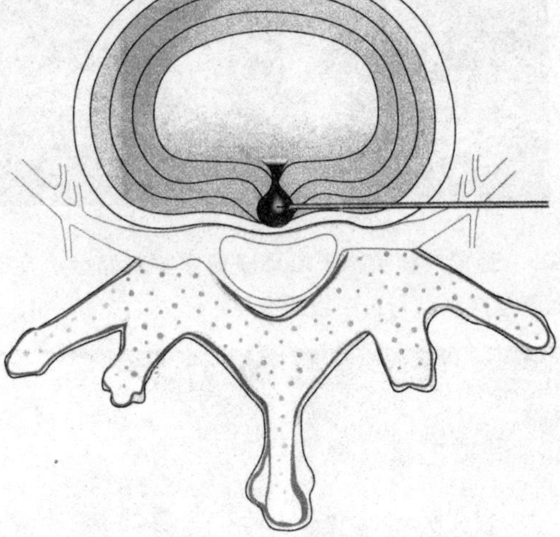

图4-28 经皮内镜腰椎纤维环成形术目标区域。手术目标区域为撕裂的后侧纤维环和肉芽组织

二、适应证和禁忌证

1. 适应证 PELA 手术的适应证是长期保守治疗无效的慢性腰痛患者，此类患者应具有以下特征。

（1）MRI T_2 加权像后侧纤维环区域呈现典型的退行性椎间盘高信号区。

（2）椎间盘造影诱发或加重腰痛，造影剂漏入硬膜外腔以明确纤维环撕裂。

（3）伴有或不伴有局限性中央型腰椎间盘突出症。

2. 禁忌证

（1）脱出型或游离型椎间盘突出症。

（2）椎管狭窄症。

（3）节段性不稳。

（4）多节段退行性变。

（5）骨折、肿瘤或炎症等其他病理状态。

三、手术技术

术前椎间盘造影可确定纤维环破裂并诱发或加重原发腰痛。造影和 PELA 手术可同时或分次进行。造影时造影剂漏入硬膜外腔并诱发腰痛的患者方可行手术治疗。若注射造影剂后未能诱发患者腰痛或未在硬膜外腔观察到蓝色染料，则不应进行下一步手术。

（1）患者体位呈俯卧位。

（2）根据术前 MRI 轴向位片确定体外穿刺点和角度，体外克氏针定位在病变椎间盘后部纤维环中点（图4-29），进针点通常距后正中线 12~15cm。

（3）透视下将穿刺针穿至硬膜外腔，通过椎间孔（图4-30A、B）。注射硬膜外腔造影剂显示硬膜囊和神经根，避免损伤。然后穿刺针进一步深入至纤维环，注射不透射线的靛蓝脂造影剂，将病变的椎间盘蓝染。

（4）插入导丝，退出穿刺针，沿导丝依次放置工作通道和激光导管。

（5）采用 Ho：YAG 激光进行手术治疗：激光能量设置在 0.5~1.2J（10~20Hz）。旋转、屈曲激光导管，使其直达肉芽组织和撕裂纤维环。内镜下可观察到靛蓝脂染料将退变的髓核组织染成蓝色（图4-31）。受损的纤维环呈淡红色，而正常的纤维环呈白色，二者有明显区别。激光释放的能量可消融肉芽组织，并促使受损纤维环回缩、变硬，逐渐闭合。

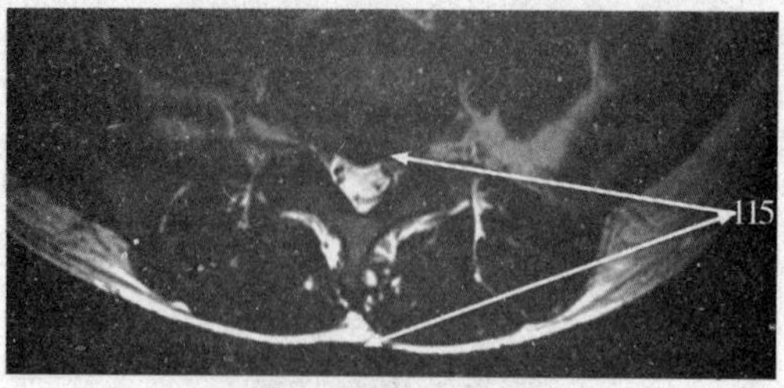

图 4－29　经皮内镜腰椎纤维环成形术穿刺路径。在 MRI 轴位片上测量穿刺点与正中线距离

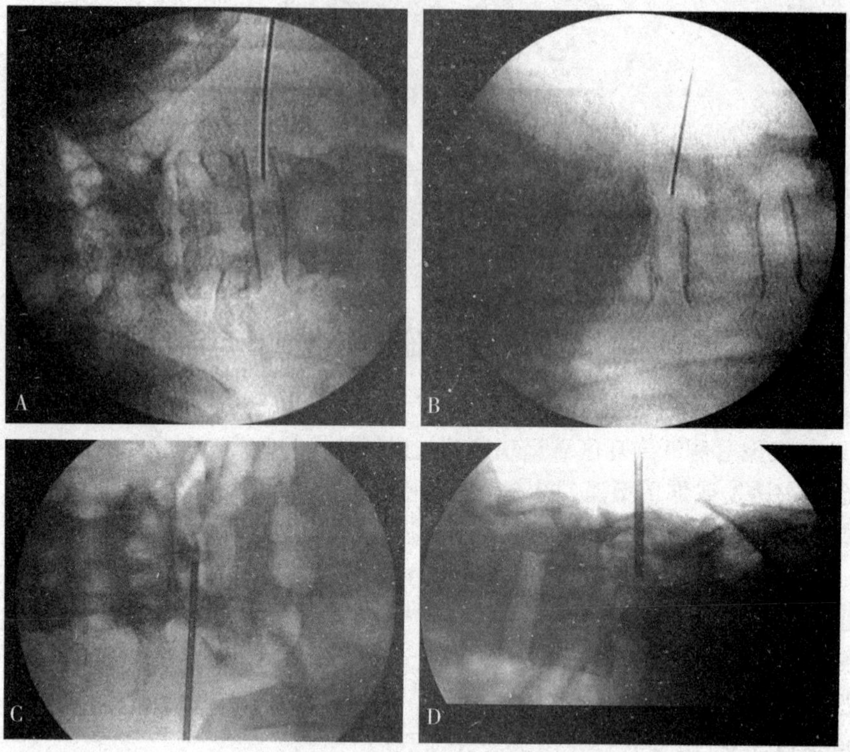

图 4－30　内镜工作通道放置图

A、B. 穿刺针通过椎间孔穿入硬膜外腔，进一步深入至后侧纤维环，退出穿刺针，依次放置导丝和工作通道；C、D. 工作通道前段定位于后侧纤维环中线

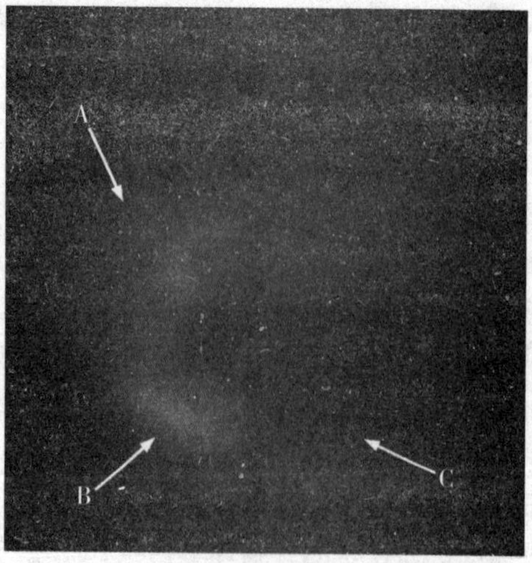

图 4－31　PELA 手术内镜视野图

A：突入撕裂纤维环的退变髓核组织被染为蓝色；B：正常的白色纤维环；C：激光探头

（6）肉芽组织消融从纤维环中心开始，然后将激光导管逐渐撤出，直至纤维环外缘和硬膜外脂肪。

（7）对于中央型腰椎间盘突出的患者，可采用小的内镜髓核钳或自动髓核切除器（Clarus Medical，Minneapolis，MN，USA）把突出组织从工作通道中取出。

（8）术毕取出激光导管和工作通道。皮肤胶布即可闭合切口，无需缝合。手术时间 30～45min，平均激光能量 10 000～13 000J。

四、术后管理

术后 2 周内患者需佩戴柔软护腰支具，之后即可恢复日常活动，但术后 6 周内不可进行剧烈活动。

五、临床结果

有学者对一组 30 例施行单节段 PELA 手术的年轻患者（平均年龄 31 岁，22～45 岁）进行随访，平均随访时间 9.7 个月，发现 VAS 评分从术前 8.0 分降至术后 2.4 分（图 4－32）。ODI 评分从术前平均 79.0 分降至术后 22.4 分。随访中无 VAS 评分或 ODI 评分上升者。Macnab 评分术后疗效优良率 90%，其中疗效显著者 16 例（53.3%），疗效明显者 11 例（36.7%），疗效一般者 3 例（10%），所有患者未见术中不良反应或术后神经损害。2 例患者术后反映疼痛未好转，其中 1 例患者后施行人工椎间盘置换术，另外 1 例拒绝后续手术治疗。

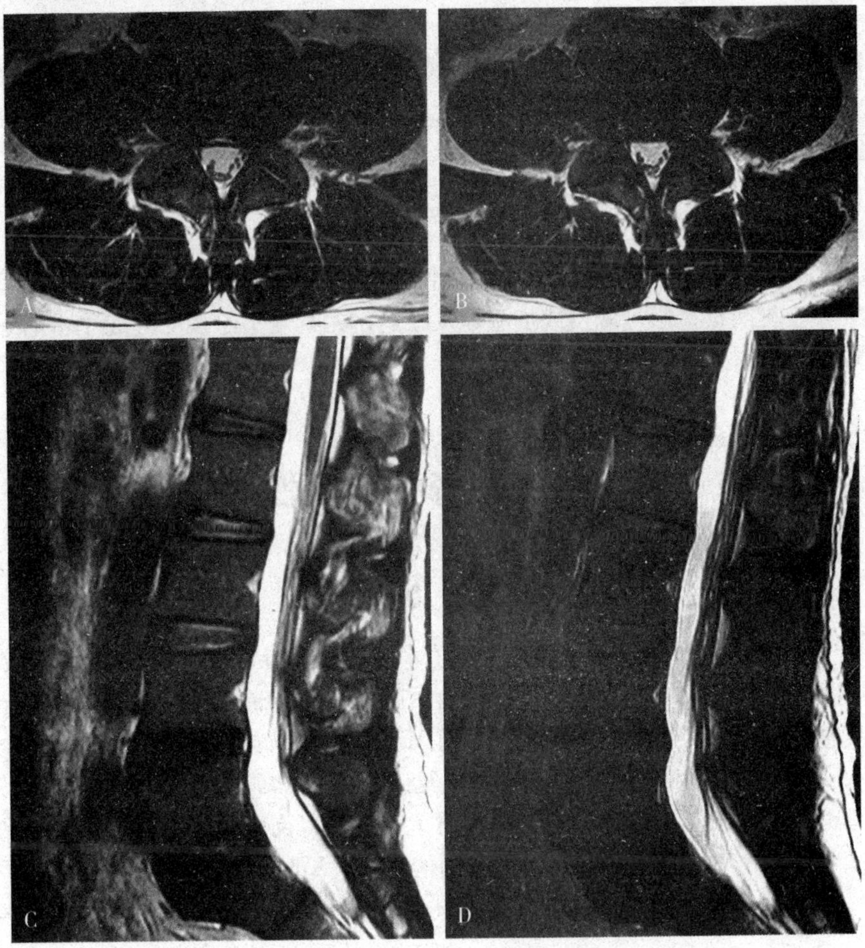

图 4－32　45 岁男性患者施行 L_4～L_5 PELA 手术的 MRI 图像
左侧：术前；右侧：术后 15 个月

六、关于患者选择的讨论

HIZ 和 Modic 改变是椎间盘源性腰痛的敏感标志，但有文献指出，随着椎间盘退行性变的进展，HIZ 逐渐消失，而 Modic 改变取而代之成为疾病的典型特征。有一部分相对年轻的腰痛患者 MRI 检查发现，后侧纤维环呈现典型的 HIZ 表现，这一类患者较适合施行 PELA 手术。HIZ 的病理学机制目前仍不清楚，但多数研究认为 HIZ 的出现代表纤维环撕裂和新生血管肉芽组织形成。椎间盘周围纤维环只有外 1/3 具有神经支配，一旦椎间盘受损，随着其退变，新生血管肉芽组织将沿撕裂纤维环方向由外向内生长，新生肉芽组织神经支配丰富，被认为是盘源性腰痛的致痛原因。

目前，盘源性腰痛的治疗仍存争议。以腰椎间融合为主的手术治疗，即使术前严格把握适应证，术后疗效也并非完全满意。另外，由于具有上述 HIZ 典型影像学表现的患者相对年轻，日常活动较活跃，所以施行椎间融合术后负面效果并不少见。对于此类患者，手术治疗的同时应尽量保护其脊柱节段活动度，因此，在传统手术之前可首先尝试各类微创手术。PELA 手术的导管能直达纤维环间隙内的肉芽组织，激光释放的能量可清除肉芽组织，促进破裂纤维环回缩、愈合。

另一方面，MRI 检查呈 Modic 改变是椎间盘退变进展的表现，这一类慢性腰痛患者不再适合施行 PELA 手术。患者的腰痛多源自于退变椎间盘的机械支持受损和纤维环周围广泛神经末梢增生，而并非后侧纤维环局部撕裂。该类患者行椎间融合或人工椎间盘置换后疼痛症状可明显缓解。

此外，轻度的中央型椎间盘突出症患者也可从 PELA 手术中获益。该类疼痛对激光切除术或纤维环成形术反应良好。局部中央型椎间盘突出主要引起腰痛，而不是腿痛，采用激光或内镜镊清除病灶后疼痛可迅速缓解。与传统经皮内镜椎间盘切除术相比，PELA 的手术通道直径更小，所以后者更加微创，术中患者不适感更轻，术后恢复也更快。

七、结论

目前，盘源性腰痛的治疗仍有争议。PELA 手术比其他内镜手术更加微创，比 IDET 手术更加可靠。对于 MRI 表现典型、椎间盘造影可诱发或加重原发腰痛，尤其是不愿接受开放手术的患者，PELA 是有效的微创手术方式。

（徐　刚）

第九节　椎间孔镜在脊柱退变性疾病中的应用

一、历史

在 1893 年，WA Lane 首次叙述通过腰椎减压手术来治疗腰椎管狭窄。Sachs、Fraenkel 以及 Bailey、Casamajor 曾分别在 1900 年和 1911 年描述过身体前屈就能缓解疼痛的典型跛行症状。Van Gelderen 提出黄韧带肥厚是引起疼痛和导致椎管狭窄的原因。而 Mixter 和 Barr 则试图采用椎板切除术治疗神经根性疼痛。1954 年 Verbiest 提出了椎管狭窄的临床特征及诊断标准。1973 年 Kambin 开始通过后外侧通道行经皮间接脊髓减压术。1996 年 Kambin 和 Zhou 提出了伴侧隐窝狭窄的神经根减压方法。Foley 等在 1999 年描述了内镜技术在极外侧椎间盘突出症治疗方面的应用。Knight 等在 2001 年将侧面发射激光技术运用于内镜下的椎间孔成形术。Hoogland 和 Schubert 进一步发展运用扩孔器，经皮内镜行腹侧椎管的手术。

经椎间孔途径有利于保护脊柱的背侧韧带和骨结构，降低术后脊柱不稳的风险，尤其保护了多裂肌。

二、脊柱退变的诊断学困惑

处理脊柱退变性疾病时，我们应该在术前个体化分析每个患者的情况。然而年轻患者对待椎间盘突出引起的相关疼痛往往能忍受，而老年患者的症状可能更加复杂。脊柱的退行性变可能会导致脊柱畸形、不稳，或者神经压迫，因为退变会引起骨或软组织的改变。因此需解决诊断的挑战和提出理想的手术方案。

问题常常源自上面提到过的方面。神经的根性痛或者神经性跛行是老年患者一个明确的手术指征，然而通过经皮椎间孔镜治疗腰痛很困难。在休息时常常缺乏临床症状，而老年患者则症状复杂（即可能出现或者缺乏椎间小关节炎、骨质疏松症或脊柱不稳症状），可能会给外科手术的决策带来困难。

三、诊断

腰椎磁共振（MRI）是首选的影像学检查方法，它能很好地显示出腰椎的椎间盘和韧带结构。然而对于身体内有移植物或起搏器的老年患者，MRI 是禁忌证，这个时候则需要行腰椎 CT 扫描。有学者还推荐行腰椎直立位 X 线摄片，用来评价在重力负荷下脊柱的负重特征和变化。在一些情况下腰椎的功能性屈伸位 X 线片可能有助于评价腰椎不稳。对于严重的畸形可能需要全脊柱 X 线摄片。在多节段狭窄，选择性的神经根阻断有助于确定引起疼痛的责任节段。

当考虑外科内镜治疗方法（即经皮椎间孔镜）时，当然会有一些特殊的考虑和技术限制。软组织很容易去除，而骨性狭窄或者韧带肥厚可能是主要的困难。原因主要在于操作通道的大小（3.8mm）以及镊子和其他工具的力量，如设计带一定弯曲度的一定硬度的磨钻看起来很困难，但是它是个有前景的问题，有待未来进一步研究。

四、解剖因素

椎管内主要为硬膜囊，而侧隐窝是从硬膜囊的外侧部向椎弓根的内侧延伸。脊神经以头侧椎弓根的下部和尾侧椎弓根的上部为界。发出的神经根大概占据椎间孔的 30%。在低位腰椎，如 $L_4 \sim S_1$，如果患有椎间小关节炎，椎管的容积会减小的更多。因为椎间盘的纤维环的强度减弱和后膨胀，造成了椎管狭窄，也常常导致骨赘的形成和小关节的增生。这些改变会导致椎间小关节的进行性退变及椎间孔内神经根和椎间盘的进一步侵蚀，可能导致黄韧带的折叠加剧，引起椎管外侧和中间区域的压迫。

椎管狭窄可以是单节段或多节段，也可以是单侧或者双侧的，$L_4 \sim L_5$ 间隙最常见。因为椎间盘的高度丢失及矢状面畸形，导致椎管容积的减少。根据解剖分类：中央型椎管狭窄、侧隐窝型及由于骨质增生导致的椎间孔狭窄型，需要区分开。经皮椎间孔减压术对神经根管的减压比后路对神经根管的减压范围要广，也没有增加腰椎在任何方向的运动范围，因此，经皮椎间孔减压手术引起的腰椎不稳的风险被降到最低。

五、椎管狭窄

（一）椎间盘突出引起的中央型椎管狭窄

椎间盘突出最常见的节段为 $L_4 \sim L_5$、$L_5 \sim S_1$。一般椎管中央突出很少导致下腰部疼痛和最终发展为神经性跛行的马尾神经根压迫。脊椎退变引起的椎间盘中央型突出大部分可以与年轻患者一样采用经皮椎间孔镜技术治疗。显微外科和经皮内镜可以治疗单纯型椎间盘突出和椎管狭窄引起的神经根炎、神经根病。对于 $L_3 \sim L_4$ 和更高的节段，为了能到达椎管的中央和对侧，工作套管的位置必须与椎间盘平行（图 4-33）。在双侧通道的情况下，患者取俯卧位可缩短手术时间和避免术中患者体位的改变。

因为髂嵴的高度和患者的性别，在较低的腰椎节段到达椎管中央非常困难。考虑到腹侧神经结构的位置，椎管可以逐步减压。在无游离髓核的中央型椎间盘突出患者中，影响到高位椎管的患者，其行微创椎间盘切除术失败率最高。依据作者的经验，内镜外科中也会出现相同的问题，可能是因为需要去除大块的后纵韧带来给中央椎管减压（图 4-34）。

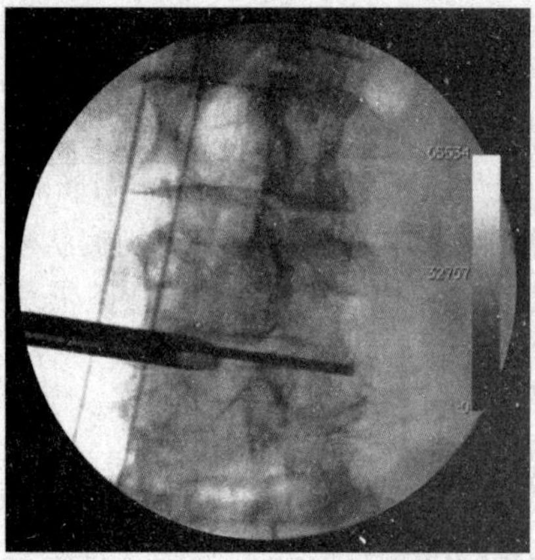

图 4－33　工作套管的位置与椎间盘平行

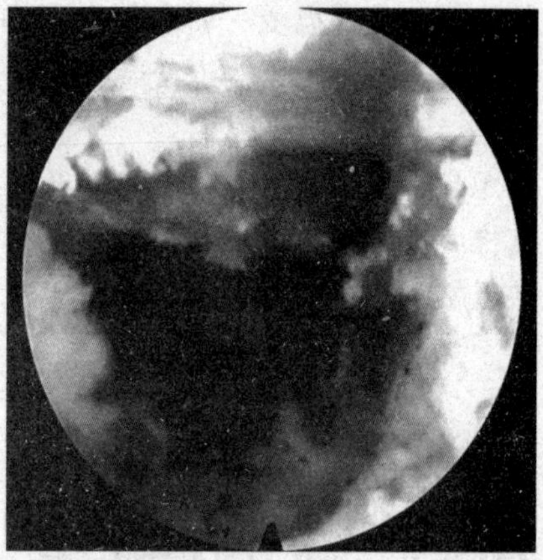

图 4－34　内镜减压术后后纵韧带的缺如

另一个问题可能是内镜手术后脊柱不稳和严重腰痛的增加，以及椎间盘体积的减少。内镜椎间盘减压术后的脊椎退行性变可能会导致脊椎节段的塌陷，从而引起脊柱不稳，导致腰部的疼痛（图 4－35）。渐进性的腰痛通常需要行外科手术治疗，如小关节去神经术或融合术。

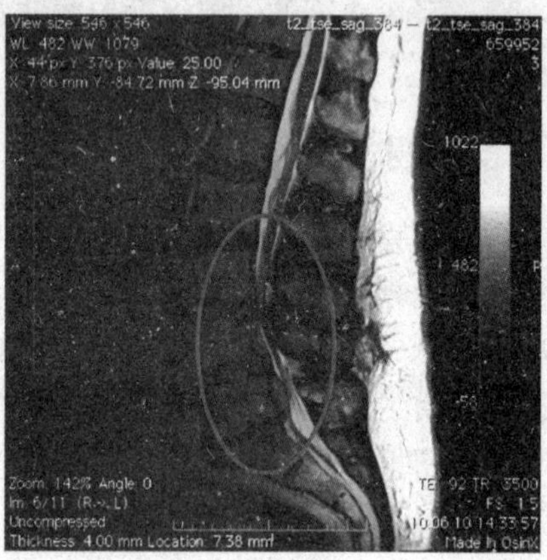

图 4－35　椎间盘切除椎管减压后塌陷的 $L_3 \sim L_4$ 和 $L_4 \sim L_5$ 椎间隙

（二）黄韧带内皱引起的中央型椎管狭窄

黄韧带内皱可导致椎管后方压迫，因而作者自己对于前方压迫或者去除椎间盘突出的经验就很少有用了。在单侧腿痛的情况下，间接的腹侧减压可能会增大椎管的容积缓解腿痛。

为了有一个好的视野去观察神经结构，黄韧带的椎间孔内部分需要去除。请注意，因为增生的小关节突，通过的神经根可能会被推向前而靠近肥厚的椎间孔内黄韧带的后面。如果没有给予足够的重视，这会导致神经损伤。

（三）侧隐窝狭窄型椎管狭窄

侧隐窝狭窄常常导致单侧躯体的神经根性疼痛。为了有足够的操作空间，因此靠近下方的脊椎的后部和隐窝必须作为目标，为了能到达病变区域。局部通过的神经根往往被推向前，必须小心地将神经根与黄韧带分离出来。因此，为了不伤及椎弓根内侧的神经结构，操作通道尤其是钻孔的间距必须小心设计。当内镜视野下操作时，经过的神经根到肥厚的黄韧带的附件分离时可能会出现困难。因此，手术操作前需要先有一个清晰的视野并判断出解剖标志（图 4－36）。

通道一旦被确定，减压术就可以用钻头或铰刀操作了。判断出椎弓根和椎间关节后，有学者通常去除椎孔内的黄韧带，然后准备由尾侧到头侧分离出行走神经根（图 4－37、图 4－38）。如果行走神经漂浮在内镜液中，没有压迫的征象，那么手术就可以结束了。术后 MRI 检查可以显示出减压的范围（图 4－39）。

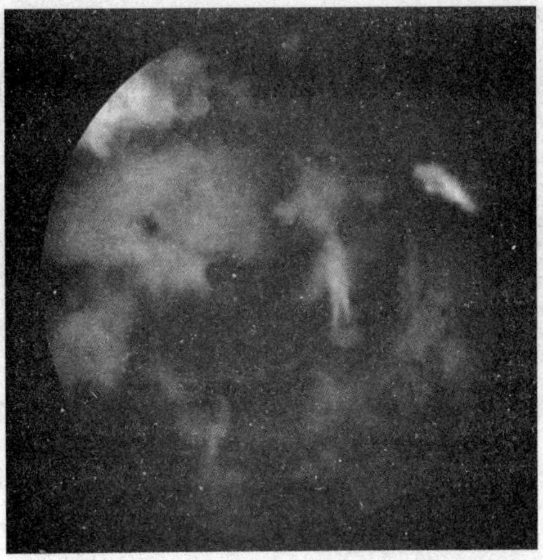

图 4-36　内镜视野下的侧隐窝和椎弓根

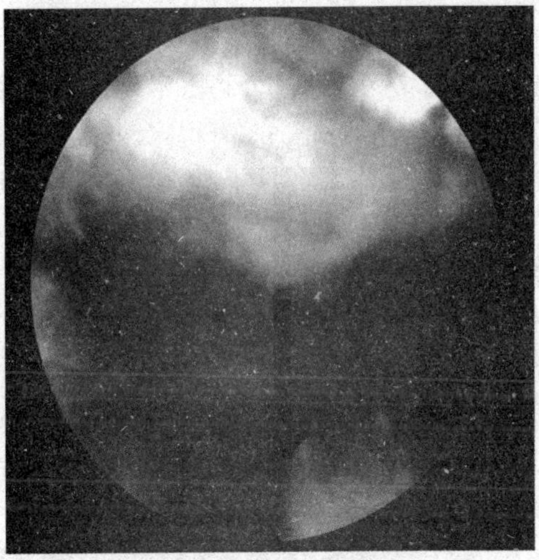

图 4-37　走行根与黄韧带的关系

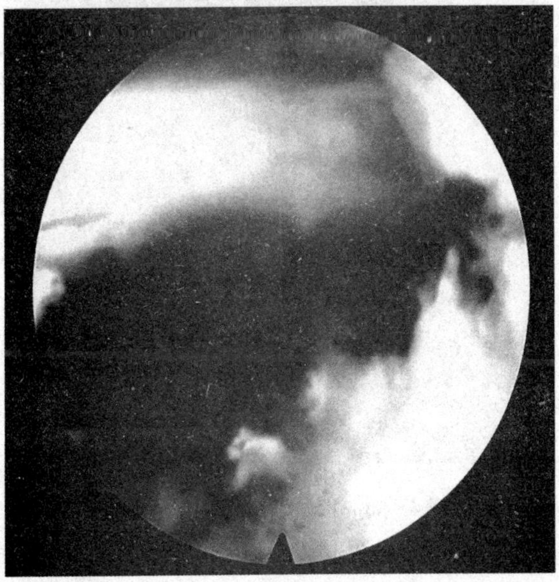

图 4-38　神经根减压后

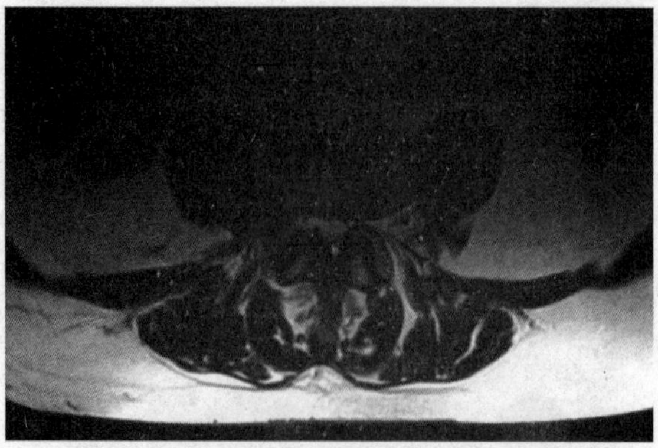

图 4 -39　患者术后的 MRI 图片显示，右侧侧隐窝减压充分

（四）椎间孔狭窄型

椎间孔内神经根受压迫比椎管内少许多，而且诊断有时困难。椎间孔狭窄导致出行神经根压迫出现综合征。病理学上主要是椎间孔内椎间盘的改变或骨性压迫，通常结合有脊柱旋转和矢状位上的不稳。保守治疗无效的严重神经根病变的患者通常考虑采用外科手术干预。神经根在神经根管受压迫的患者大部分为老年患者，因此对腰椎后部结构损伤最小的手术有很大的需求。临床发现包括了 Kemp 现象：低位腰椎背伸，导致了椎间隙和椎间孔区域的狭窄加重，神经根管狭窄病变基础是突出的椎间盘、增生的黄韧带、椎体的骨赘和退变的关节突关节共同导致的。

Cinotti 等认为在中央型或混合型椎管狭窄的患者中，伴椎间孔狭窄型可能有所增加。在手术之前需要先评估神经孔的宽度，然后用铰刀逐步操作。铰刀的轨迹必须超过关节突关节内侧，这样才能铰除到足够的小关节部骨质（图 4 -40）。在内镜控制下，特殊的钻头有助于打开椎间孔。

与其他病理类型的椎管狭窄病例一样，在继续向前向椎间孔移动去寻找出行神经根之前，经过的神经根、下位椎弓根和小关节突必须找到。为了整个椎间孔区域的减压，出行神经根一旦被找到，必须向椎间孔外牵出。为了充分打开椎间孔需要突破关节突的内侧面。

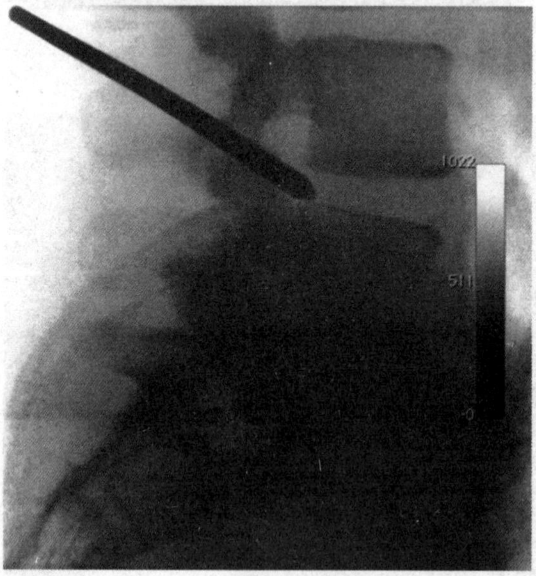

图 4 -40　操作套管放置的位置

（五）腰椎多节段狭窄

对于采用经皮椎间孔镜技术治疗的腰椎多节段狭窄，推荐使用单侧通道，这样在神经损伤了的

情况下，患者仍然可以活动。$L_3 \sim L_4$、$L_4 \sim L_5$ 和 $L_5 \sim S_1$ 水平通过相同的侧方通道就可以到达。为了能到达腰骶部，这个侧方通道必须足够远。快速通道虽然限制了进入的时间，但允许多节段减压操作（图4－41）。

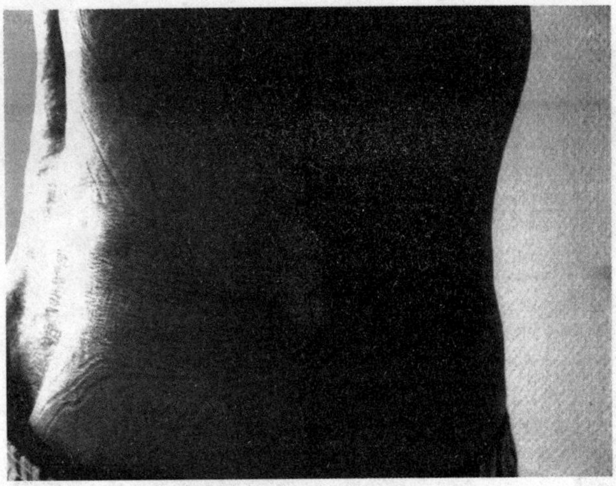

图4－41 患者多节段减压术后1天

六、脊柱不稳

Frymorer 依据影像学发现和脊柱手术后并发症，将脊柱退变引起的脊柱不稳进行了分类。

（一）轴向旋转不稳

对于脊柱轴向不稳病例，在直立位X线片上表现为棘突和椎弓根排列错乱。因为常常有椎间盘突出，所以会引起神经根问题和腰痛，这些是由于患者弯腰运动造成的。这种情况可以采用经皮椎间孔镜方法治疗，尤其对于那些有脊柱不稳因素的腿痛患者。大多数时候椎间孔狭窄引起出行神经根性痛，需要与其他类型椎管狭窄相鉴别。

（二）退变性脊柱滑移，骶椎滑移

退变性脊柱不稳就是相对于上方的椎体向前移位，并且 Meyerding 给它进行了分类。影像学上的改变包括椎体边缘骨赘和真空椎间盘，他们可能就是一个共存的相互作用因素。患者抱怨跛行的症状，这种滑移大多数发生在 $L_4 \sim L_5$。这与小关节突关节面平均成60°角的方向有关。

在处理退行性脊柱滑脱症时，需要向患者告知椎间孔镜手术引起的组织破坏可能进一步影响滑移椎体，即可能会导致脊柱更加不稳。尤其对于单侧腿痛，通过椎间孔镜的方法可以获得不错的效果。常常在椎间孔部位可以看到肥大的黄韧带，它很靠近出行的神经根。操作部位的准备可能很困难，尤其当累及出行的神经根时。焦点是椎间孔的充分减压，而不会去除太多的椎间盘组织。术后患者经常抱怨仍有腰痛，这种腰痛可以用小关节去神经疗法或稳定的物理疗法治疗。

（三）退变性椎间盘疾病

椎间盘退行性变的过程是多因素的，它可以用低位腰痛的临床表现来定义。影像学磁共振 T_2 像和椎间盘造影上表现为椎间盘脱水征。患者常常抱怨低位腰痛，有时结合坐骨神经的疼痛。尽管脊柱不稳和退行性椎间盘疾病之间的关系还没被发现，但 Fujiwara 等发现了异常滑移与椎间盘退变间的关系。内镜途径可以使后纵韧带去神经支配。操作通道须位于后纵韧带的后面，去神经疗法可以通过双侧通道完成。对于巨大的椎间盘突出，椎间盘体积的减少和后纵韧带的去神经支配有希望成为腰痛的治疗方法。

（四）退行性腰椎侧凸

退行性腰椎侧凸通常与侧隐窝狭窄和在畸形凹侧的椎间孔狭窄联系在一起。不同的神经支配腰部组织，找到正确的疼痛源可能有困难。外科治疗的目的是解除引起脊柱进一步不稳的神经组织的压迫。因为椎间孔或者隐窝狭窄，患者常表现为单侧腿痛。选择性的神经根阻滞之后，临床可以选择有压迫的神经行椎间孔镜手术。请注意，神经结构通常与骨结构有不同的解剖关系，因为曲率的旋转和狭窄的部分。L_3 ~ L_4、L_4 ~ L_5 和L_5 ~ S_1 水平可以通过同一个皮肤切口到达。在手术之前，任何肾脏的位置异常需要进行检查（图 4 -42、图 4 -43）。

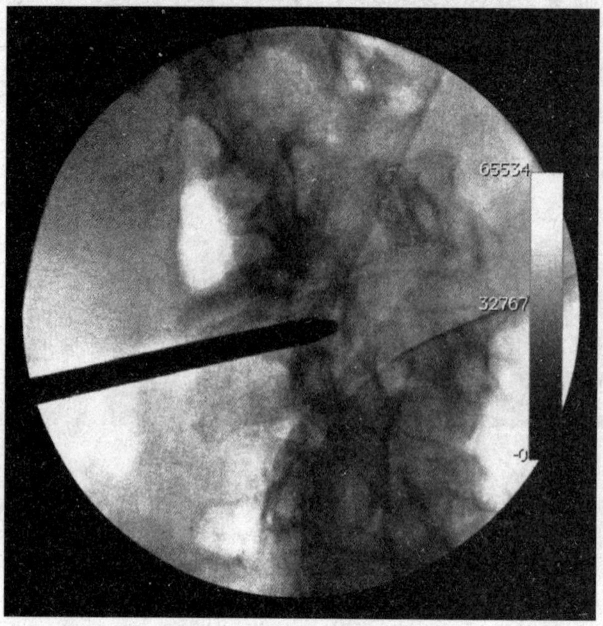

图 4 -42　退行性脊柱侧凸的患者

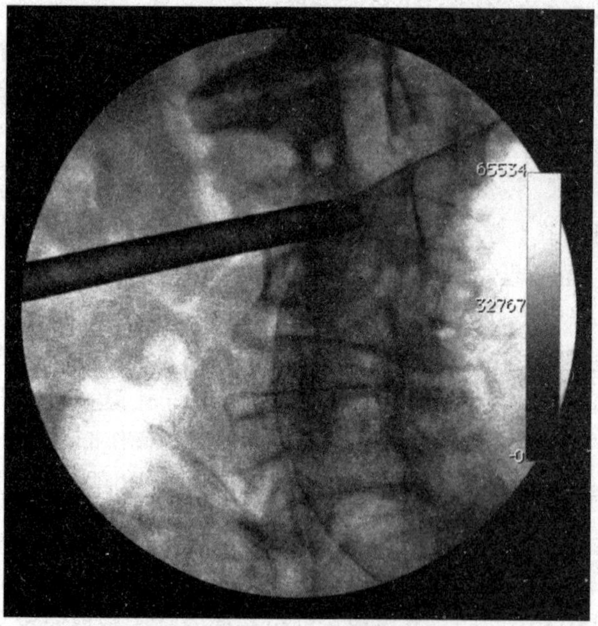

图 4 -43　操作套管在退行性腰椎侧凸患者凹侧面的位置

（五）后路椎间盘切除术后复发性椎间盘突出

椎间盘切除术后复发性椎间盘突出的发病率为 5% ~11% ，这是手术失败最常见的原因。瘢痕组织使得再次从后路开放手术变得困难，且远期存在节段不稳的风险。被压迫的神经根周围被瘢痕组织包围，同时伴有坐骨神经痛的临床表现，这些患者适合行内镜治疗。可以充分减压神经组织并改善腰痛。Ruetten 等曾报道一个完全成功的内镜手术的结果与开放的显微椎间盘切除术相似。瘢痕组织与神经之间粘连，有时需要用双探针松解，硬脊膜与瘢痕组织粘连常导致硬脊膜撕裂。在伴有后椎板切除术综合征的患者中，关节突关节的主要结构被切除。在行椎间孔镜手术过程中需要特别小心，以避免神经损伤。

（六）脊柱后路融合术

相邻节段的退行性变的问题已经为大家熟悉。超过20%做过从 L_4 到骶骨的脊柱融合术的患者会出现脊柱不稳的影像学表现。融合部之上的节段更容易出现影像学上的不稳，这是由于椎间盘退变还是螺钉置入造成的压力增加导致的，仍然不清楚。在早期通常相邻节段的退变导致单侧腿痛，且在MRI上表现为椎间盘突出。在这些病例中，对于神经组织的减压，使开放性手术变得困难，经皮椎间孔镜则可以不受影响。作者更喜欢患者侧卧位，采用不需肌肉松弛的普通麻醉。这样神经对于双极电凝或者操作的直接反应可以被观察到。镇痛镇静下的局麻和Lasegue检查能够更有效地确定可能的疼痛反应。

（七）并发症

腰椎内镜减压术的并发症包括硬脊膜撕裂（图4－44）、术后血肿、神经并发症，以及下关节突骨折。手术相关的并发症的总的发病率为8%，所以对于椎间盘突出，外科医生应该先采用内镜手术，然后才是腰椎减压术。过早的腰椎减压手术并发症的发病率更高。在开放性手术的相关并发症中，硬脊膜撕裂很少，在不同的外科医生中发病率不同，但是意外的硬脊膜切开的总发病率是12.66%。通常在老年患者中，由于黄韧带骨化和硬膜外纤维化，发生率更高。在椎间孔镜手术时发生硬脊膜撕裂，通常不需要远期处理或者排除脑脊液。

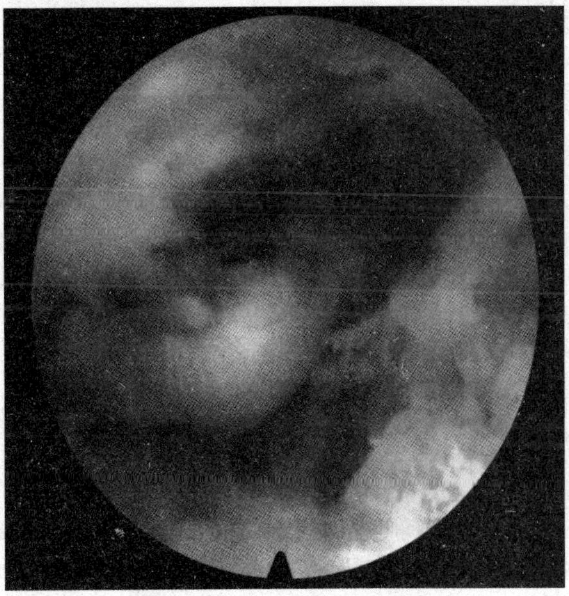

图4－44　偶尔的硬脊膜撕裂

经皮椎间孔镜腰椎间盘切除术后发生腹膜后血肿需要时刻注意。充足的技术和解剖考虑可以避免这些并发症，尤其是以前就有手术瘢痕的患者。出血可能就需要一个更大的切口手术吻合或结扎血管，少量的出血可以通过引流排除。

椎管以狭窄为主的患者，因为椎弓根很小，将工作通道准确放置到腹侧很困难，手术时必须仔细处理。

另一个问题是术后几天，患者出现的患侧下肢持续的疼痛和感觉迟钝，并出现触摸患侧下肢踝关节时疼痛剧烈，这在术后康复阶段显著影响到患者，加巴喷丁、止痛片、可的松和物理疗法有助于解决这一问题。

（八）总结

经皮椎间孔镜下椎管减压术能有效地给狭窄的椎管减压，并为椎管狭窄患者保留脊柱的运动功能，提供一个安全、有效的疗法，也为脊柱关节突成形创造出了一个通道。

有关腰椎管狭窄经皮椎间孔镜手术方面的系统文献综述，其中69%～83%报道手术效果满意，其并发症率在0%～8.3%，二次手术的并发症率在0%到20%不等。

总之，脊柱内镜手术有逐渐增长的趋势，而并发症有下降的趋势。内镜手术的并发症发生率并不比传统手术高，这告诉我们这种手术方法是安全的。

虽然没有有效的随机对照实验方面的证据，证明经皮椎间孔镜手术对腰椎管狭窄的有效性，但有学者依据自己的经验认为，对于老年患者这种手术很有前景。特别是在较少的出血和瘢痕组织以及较低感染率方面的优点，使经皮椎间孔镜手术在以后越发具有竞争力。

（李小斌）

第十节　腰椎经椎间孔内镜手术的技术路线、临床预后及手术指征

一、背景

微创技术治疗腰椎管狭窄症已经在脊柱主流手术中占有一席之地。许多术者报道，腰椎微创入路术后患者能更快的康复，并投入到正常的工作中去。近些年来，内镜技术发展迅速，一系列革新系统的出现及光源设备的改进，使得微创经皮椎间孔减压变得切实有效。

该技术在许多方面都具有优势。首先，由于切口足够小，手术可以在镇静药物的作用下局麻完成，因此患者可以在门诊进行治疗。其次，由于其他外科专业已广泛开展了经皮路径手术，例如腹腔镜胆囊切除术、阑尾切除术等普外科和泌尿外科手术，因此目前的患者对微创手术都抱有比较高的期望。第三，椎板切除和（或）融合手术等开放性脊柱手术长期的术后并发症，例如椎板切除术后脊柱不稳和硬膜外粘连，会给患者日后再次手术带来不良的影响，尤其是如何进行脊柱的重建，是手术者不得不去思考的问题。除此之外，卫生政策制定者、审查委员会及保险付款人都在寻求一种更经济的方式，使其受益人能在门诊就能得到应有的手术疗效。

虽然，经皮经椎间孔内镜入路相比于传统开放椎板切除入路在进行神经减压时对脊柱活动节段的骚扰要小得多，据报道传统椎板切除术后的脊柱不稳和硬膜外粘连的发生率高达25%，但是问题的焦点仍然集中在这些所谓的优势是否真正能改善临床预后。

在该研究中，作者通过影像学分型系统（CT和MRI）将患者进行区分，以此来评估经椎间孔内镜入路治疗腰椎管狭窄症的临床疗效。由于骨性椎间孔狭窄而造成腰椎源性间歇性跛行症状的患者采取了内镜下经椎间孔入路椎间孔成形术。作者试图通过影像学的分型系统来分析临床的预后。最终，该研究的目的是为了提出一种临床指南，使得不同的患者获得正确的入路选择。

（一）患者人群

所有参加该项病例研究的患者都获得了充分的知情同意权。该项回顾性研究包含了220例进行经皮内镜椎间孔成形术和微创椎间盘切除术的患者，总共228个节段（表4－1）。所有的患者都有一名术者完成治疗（该文作者）。入选标准如下：

表4－1　患者分布和突出类型（220例患者）

椎间盘脱出	24
椎间盘突出	82
椎间盘膨出	33
椎间孔狭窄	114

（1）临床上出现神经性间歇性跛行症状，包括根性疼痛，感觉麻木和运动功能的减退。

（2）通过术前的MRI和CT提示出现了和椎间孔狭窄有关的临床症状（即侧隐窝的高度和神经根

出口的宽度在轴位片上≤3mm）。

（3）保守治疗无效，经椎间孔激素注射治疗至少 12 周。

（4）年龄在 35～85 岁。

（5）术前通过动力位片提示有节段性不稳和严重的中央椎管狭窄的患者被排除在外。

（二）术前工作和临床随访

术前，所有患者进行了 X 线、MRI 和 CT 检查。术后，如果患者在 6 周后仍未有临床症状的改善，那么也将进行 CT 平扫。

患者在术后 6 周进行第 1 次临床随访，然后在 3、6、12 和 24 个月后进行同样的随访。所有的结果都通过最后的随访再进行统计。研究中，患者采用了 VAS 评分对其治疗后的腿痛进行了评估，而作者采用了 Macnab 问卷。简单地说，如果患者没有出现疼痛和活动受限，那么他的随访结果会被评估为“优秀”。如果患者出现偶尔的疼痛或感觉麻木，但是不影响日常生活，也不需要任何止痛药物，那么结果将是“良好”。如果患者虽然疼痛得到了一定的改善，但是仍需要抗疼痛治疗，那么结果将是“普通”；如果他们的活动功能甚至更差，或者需要再次手术来缓解症状，那么结果将是“差”。

（三）椎间孔狭窄的影像学分类

Lee 将神经根在其出口处受侵犯的骨性区域进行了定义，从而对椎间孔狭窄进行了分型。1 区：入口，硬脊膜到椎弓根；2 区：中段，沿椎弓根路径；3 区：出口，椎弓根到关节突关节外侧。

在入口区，最常见的椎间孔狭窄的原因是上关节突的增生肥厚；在中段，由于是椎弓根峡部下方的骨赘生成；在出口区，则是由于关节突关节的半脱位和增生肥厚（图 4－45）。

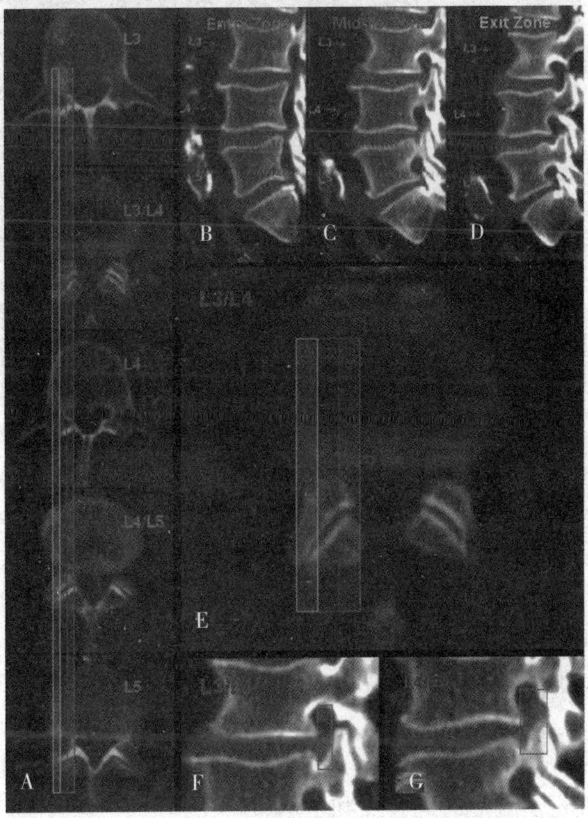

图 4－45　术前一名 70 岁男性患者的 CT 平扫

A. 左面显示的是 L_3～L_5 的轴位 CT 层面；B～D. CT 矢状位上橘黄色阴影位置显示入口区域，蓝绿色阴影为中段区域；绿色阴影位置显示为出口区域；E. CT 轴位显示 L_3～L_4 节段在椎间孔中段区域的狭窄；F、G. CT 矢状位显示 L_3～L_4 和 L_4～L_5 的中段区域。椎间孔高度（黄色阴影区域）<3mm，因此狭窄诊断明确。在 L_4～L_5 节段，椎间孔高度<5mm，因此也怀疑存在狭窄（黄色阴影区域）

Hasegawa 将椎间盘和椎间孔的高度进行了分类，高度在5mm或以上的被认为是正常的，降低到3～4mm被认为是可疑狭窄，2mm及以下就被认定为狭窄。术前采用矢状位和冠状位MRI和CT平扫来评椎间孔狭窄的位置和程度。只有在矢状位MRI和CT平扫中神经根出口的宽度在3mm及以下的患者，及在冠状位MRI和CT平扫中侧隐窝的高度在3mm及以下的患者才能入选该研究（图4－46）。此外，每例患者主要的狭窄部位仅有一处。

（四）手术技术

所有的手术都采取内镜下经椎间孔入路，使用所谓的经皮“由外向内”技术，将工作套管放置在椎间孔较低的位置，如此可以避免损伤神经根。套管的任何部分都未放置在椎间盘区域。

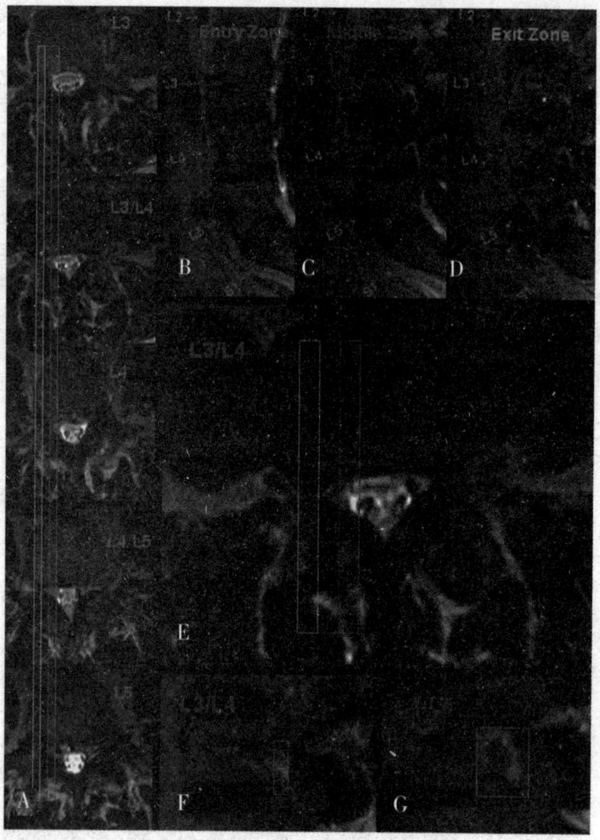

图4－46　术前一名64岁女性患者的MRI平扫

A. 左面显示的为L_3～L_5的MRI轴位层面；B～D. 显示MRI矢状位上橘黄色阴影位置显示入口区域，蓝绿色阴影为中段区域，绿色阴影位置显示为出口区域；E. MRI轴位显示L_3～L_4节段在椎间孔中段区域的狭窄；F、G. MRI矢状位显示L_3～L_4和L_4～L_5的中段区域。椎间孔高度（黄色阴影区域）<3mm，因此狭窄诊断明确。在L_4～L_5节段，椎间孔高度<5mm，因此也怀疑存在狭窄（黄色阴影区域）

所有的患者都采取俯卧位及局部麻醉镇静。在某些情况下，由于高起的髂骨，L_5～S_1的很难到达，因此会采用侧卧位。如何确定皮肤上的进针点和手术策略在其他章节已经描述，此处不再赘述。进针点在L_3～L_4节段一般为外侧7～9cm，L_4～L_5节段为8～10cm，L_5～S_1节段为10～12cm。

目标椎间孔的定位方法如下：用一根150mm长度的针插入Kambin三角的安全区域（内侧为硬膜囊，外侧为出口神经根，远端为下位椎体的椎弓根）。理想状态下，定位针头将被放置在椎间孔下方的外侧区域，这样既可以离椎间盘足够近，又不会戳伤椎间盘。在前后位上，针头应该被放置在内侧椎弓根的连线上。随后，插入一根导丝并将定位针拔除。扩张器、钻头及环锯是椎间孔减压必不可少的工具。7～9mm 直径的铰刀也是常用工具，但在此项研究中并未使用（表4－2）。

表4－2 Foraminoplasty instruments 椎间孔成形术器械

<table>
<tr><td>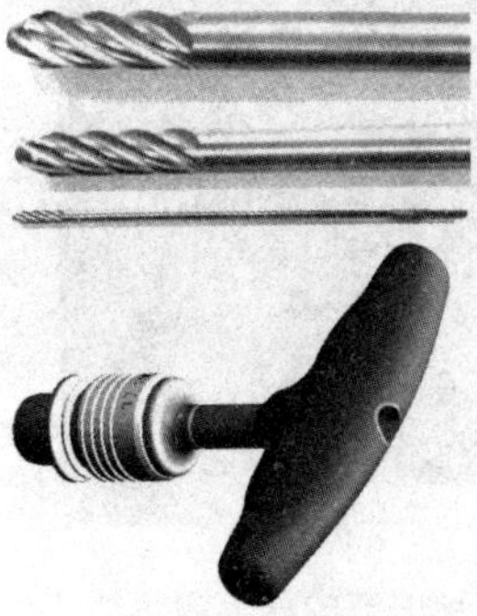</td><td>金黄色7mm和9mm经椎间孔钻孔器被设计用来进行椎间孔成形术，从而去除关节突关节增生产生的骨赘。术中，它可以被合适地插入工作通道中，从而将组织创伤和疼痛降低到最小。它的头部设计具有斜面，因此在进入时比较柔和而尽量避免损伤硬膜。斜面外侧的刻度从4～7mm，使用一个万向的T形扳手来进行操作。</td></tr>
<tr><td>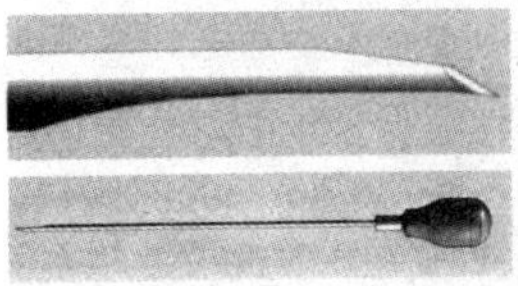</td><td>4mm的骨凿被设计用来采取“由外向内”技术时的椎间孔成形术。该工具被设计成半切面以避免不必要的切割。该工具采用一个木把手进行操作。</td></tr>
<tr><td>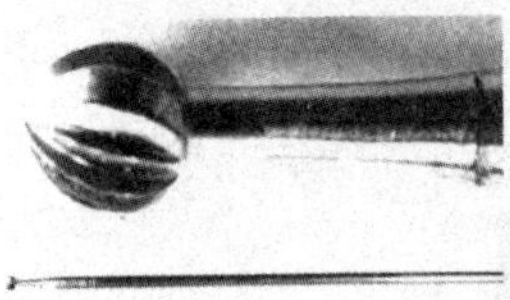</td><td>4mm的圆钻头也被设计用来进行椎间孔成形术。它有一个圆形的钻面，这样在外部动力的驱动下对骨组织的去除更有效。该钻头也不容易造成硬膜损伤。推荐在椎间孔成形术的最后步骤中使用该工具。它对于去除上关节突产生的骨刺十分有效。</td></tr>
<tr><td>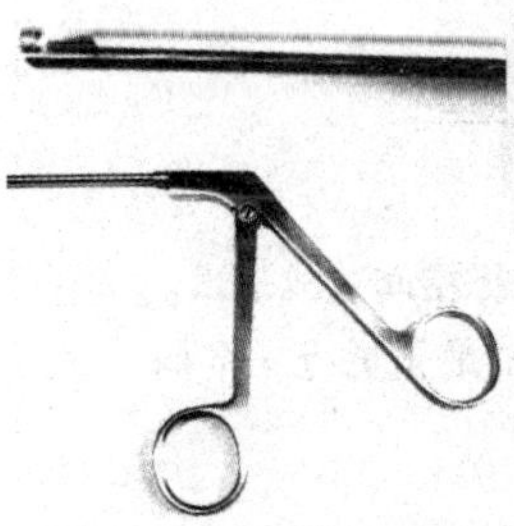</td><td>3.5mm Kerrison咬骨钳被设计进行椎间孔成形术。通过挤压手柄，可以对咬骨钳头部容纳组织进行切割和清除。</td></tr>
<tr><td>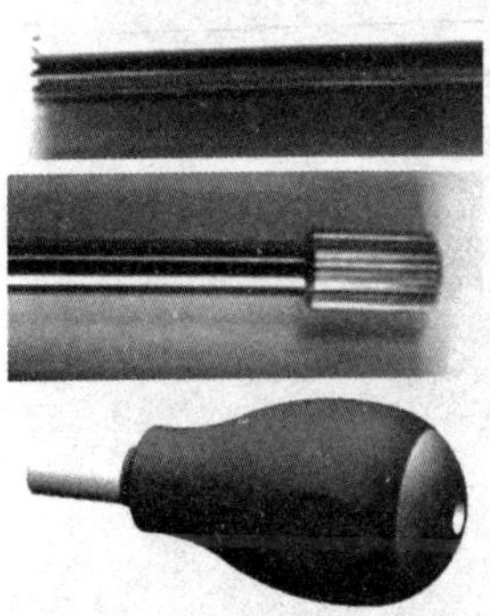</td><td>3～7mm环锯被用于扩大椎间孔成形术。它们可以被放置在椎弓根或关节突关节，通过1mm和1.65mm的钢丝和尼龙导丝进入工作通道。所设计的把手安装在环锯的尾端，为了更好地配合长导丝，它也可以进入通道。</td></tr>
</table>

对于椎间孔成形术，通常采用包括内镜专用的骨凿、钻头、Kerrisoon咬骨钳和经皮环锯等不同的工具来去除上下关节突周围增生的骨赘（图4－47～图4－50）。术前，根据压迫部位的不同所制定不同的手术策略，并以此为椎间孔成形术准备不同的设备。如果内镜检查椎间孔发现松弛的椎间盘，那么可以采用特制的钳子和咬骨钳来予以清除。椎间孔的减压需要在不用的方向上重复多次，这样才能清除压迫的病因。硬膜外出血在生理盐水冲洗下采用射频针头进行控制（Ellman－Ellman International LLC，USA）。

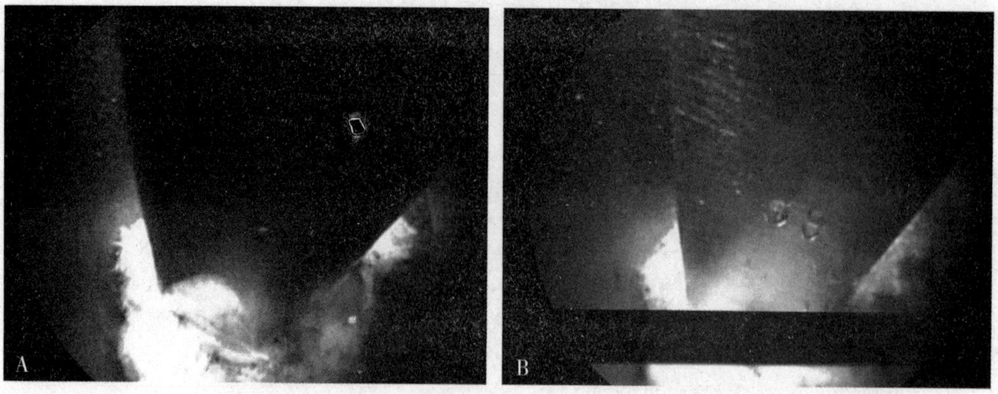

图 4－47 内镜下应用骨凿进行椎间孔成形术。工作通道被放置在关节突关节的外上侧。骨凿被引入工作通道后，首先进行一个向上的动作，接着旋转骨凿 180°进行一个向下的动作，以此去除关节突关节上增生的骨赘

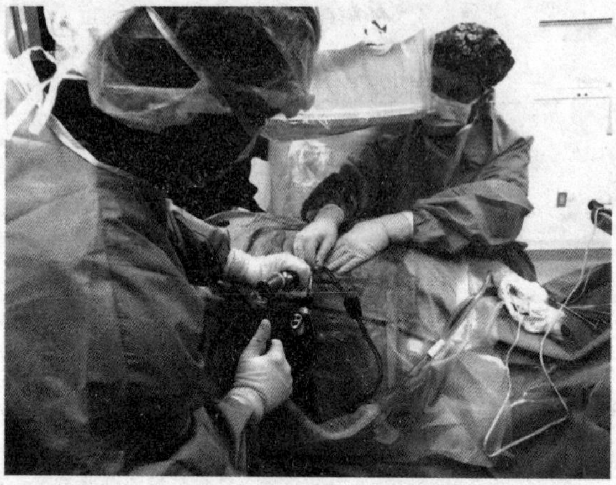

图 4－48 骨凿被引入内镜的中央工作通道。木质把手用来控制骨凿进行椎间孔成形术。一般来说，直接从外侧入路进入椎间孔更有优势。正确的椎间孔成形术是先进行一个向上的动作，接着旋转骨凿 180°进行一个向下的动作

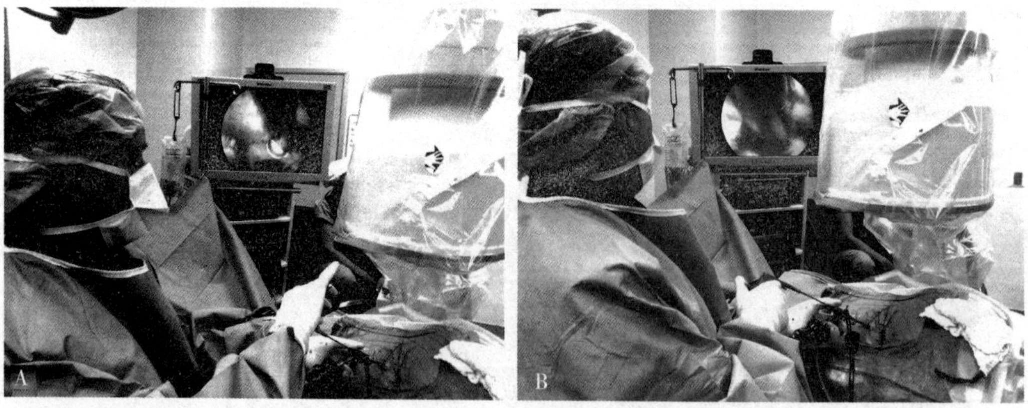

图 4－49 Kerrison 咬骨钳被用来对椎间孔成形术做最后的处理。135°斜口的 Kerrison 咬骨钳最适合用来对侧隐窝内侧的致压物进行减压。Kerrison 咬骨钳被放置在关节突关节的前面，用手握使其旋转 180°后去除骨组织

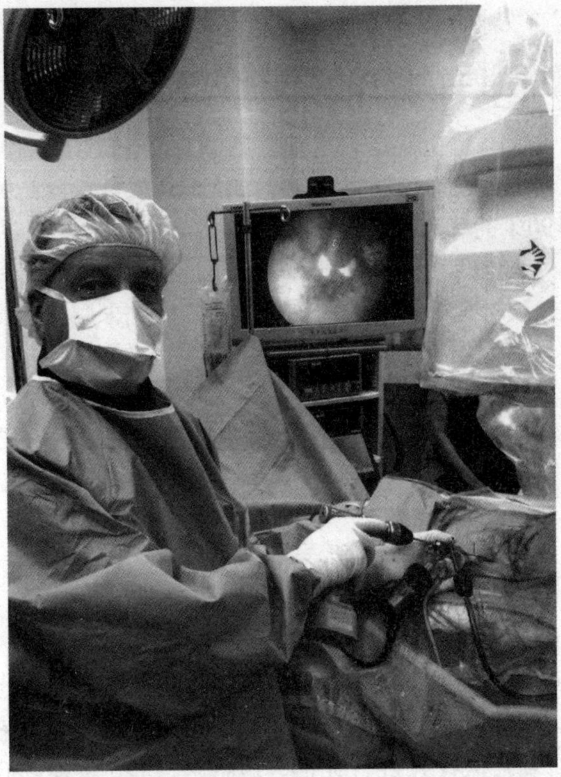

图 4-50 椎间孔钻头可以被直接引入内侧工作通道。该钻头由一个马达驱动，可以进行正转和反转。该工具最适合用来扩大椎弓根下缘的椎间孔

二、统计学方法

采用 SPSS15.0 同时进行交叉分析和关联性测量。将 Mcnab 问卷和椎间孔区域分型分别作为行和列的变量，年龄（>50 岁和<50 岁）作为控制变量（层因子），交叉分析用来为每一个有意义的层因子制定一套统一的数据和方法库。如果临床预后和椎间孔狭窄区域分型没有联系，即变量的贡献是相等的，那么该相关性模型就能计算出预期的变量综合体的数值。本研究采用卡方检验和似然比卡方检验来验证数据的一致性。

三、结果

总共 220 名患者参与了本研究：其中男性 88 名，女性 132 名。平均年龄 52.4 岁，从 37 岁到 86 岁。所有参与本研究的患者都进行了 2 年的随访。在研究中，212 例患者进行了单节段的手术，8 例患者进行了 2 个节段的手术。因此，总共有 220 例患者进行了 228 个节段的手术。

其中，$L_4 \sim L_5$ 节段最多（132 个节段，57.9%），其后分别是 $L_5 \sim S_1$（62 个节段，27.2%），$L_3 \sim L_4$（31 个节段，13.6%），和 $L_2 \sim L_3$（3 个节段，1.3%）。根据 Macnab 问卷，95.2%（24/220）椎间盘脱出的患者都获得了优秀和良好的结果。在该组中，平均 VAS 评分从术前的（7.2 ± 1.4）分降低到了最后一次随访的（2.3 ± 1.6）分（$P < 0.01$）。椎间盘突出的患者获得优秀和良好的比例是 60.4%（82/220）。在该组中平均 VAS 评分从术前的（7.8 ± 1.9）分降低到了最后一次随访的（3.3 ± 1.8）分（$P < 0.01$）。可见，椎间盘突出的患者最后的临床疗效并没有像椎间盘脱出的患者那样令人满意（$P < 0.03$）。

在狭窄组中，71.9%（114/220）有根性症状的患者获得了优秀或良好的结果；其中 82 名患者为中段和出口段的椎间孔狭窄。其余 32 名患者都获得了普通和差的结果，而他们都是入口段椎间孔狭窄。临床预后的差异具有统计学意义（$P < 0.005$）。年龄 >50 岁的患者也被证明是一个获得普通或差临床疗效的风险因素，该论断也具有统计学意义（$P = 0.021$）。32 名在入口段存在椎间孔狭窄并获得普通或差的临床疗效的患者，其中22个患者的年龄都>50岁。所有患者都未出现相关的并发症。

四、影像学分析和手术计划

采用经椎间孔内镜手术治疗椎间孔狭窄，术前仔细的计划对最终获得良好的临床疗效具有重要作用。虽然众多研究者已经证明了其在治疗椎间孔狭窄方面的有效性，但是相比于治疗椎间盘突出的优异表现，其并没有达到预期的90%的临床成功率。该作者的研究指出，只要行广泛的椎间孔成形术并选择具有合适适应证的患者，那么椎间孔狭窄的患者也能通过椎间孔入路得到成功的治疗。

由于坐骨神经痛和间歇性跛行是手术介入的主要原因，因此采用VAS评分来评估腿痛的减轻程度。在最后的随访中，我们考到VAS评分和临床疗效都有一个明显的改善。有学者给出的临床疗效较进行椎板切除术的患者相比应该是成功的。

Lee等也强调术前计划对采用椎间孔镜内镜摘除突出椎间盘手术的重要性，因此根据椎间盘突出的位置提出了一种分型系统。通过术前矢状位的MRI，他根据通椎间盘区域的方位和距离定义了四个区域，如下所示：

1. 区域1　从上位椎弓根的下缘到离其以下3mm。
2. 区域2　从上位椎弓根下缘3mm到上位椎体的下缘。
3. 区域3　从下位椎体的上缘到下位椎弓根的中央。
4. 区域4　从下位椎弓根中央到下位椎弓根的下缘。

在该研究中，有学者应用了已发表的影像学分型系统对术前具有椎间孔狭窄症状的患者进行评估，并根据改良的Macnab问卷对其临床疗效进行评估。1988年，Lee将椎间孔分为三型，分别为入口段、中段及出口段。此外，椎间孔在腰椎关节突关节下的高度也可以用来对椎管狭窄进行分型。1995年，Hasegawa提出椎间孔的高度为5mm或以上才是正常的。他认为，高度在3~4mm提示局部可以狭窄，如果为2mm或更少则提示有80%的可能性伴有神经根压迫。

该研究指出，应用椎间孔影像学分型系统对选择正确的患者进行经椎间孔减压手术具有重要意义。有学者的研究结果提示了椎间孔入口区域的狭窄较之其他部位狭窄，其临床疗效最差。该类型的狭窄可能选用椎板切除术更好。同时作者也认为，成功的通过通道使用各类工具，从而达到一个良好的视野，对进行更为复杂的内镜减压尤为重要。

五、结论

通过经皮椎间孔内镜入路技术对椎间孔进行减压操作便捷，对于那些在椎间孔中段和出口段出现骨性或韧带增生的患者具有良好的治疗效果。当然，如果患者为入口区狭窄，那么应该考虑采用椎板切除术。因此，除了工具以外，术前对患者进行椎间孔区域的分型对临床医师最后的治疗选择也尤为重要。

（李小斌）

第十一节　胸腔镜脊柱微创技术

一、概述

（一）发展史

胸腔镜技术在脊柱外科的应用始于20世纪90年代。90年代初，Michael Mack和John Regan等最先在德克萨斯脊柱研究中心进行了这方面的研究。几乎同时，Frank Eismont进行了动物实验。而Ronald Blackman则进行了动物、尸体和临床实验。1991年9月，一篇文章出现在《纽约时报》的医学科学专栏上，表示赞同胸腔镜技术是一种“进胸手术的新入路”。这项技术代表了一个革命性的进步，因为通过内镜置入胸腔的外科手术器械，而不必切断肋骨，并可以使用2.54cm长的切口而不必行20.32~25.4cm以上的切口。内镜与一个电视摄像头相连并通过套管置入胸腔，通过其他的鞘管可置入其他的手术操作器械。摄像头的光源可以使图像得到必要的放大。1992 年 3 月 23 日，《时代周刊》杂志把内镜外科定义为“所有手术中最温和的一刀”，并惊呼：巴掌大小的电视摄像头、小型化的手术器械以及微小切口将手术的痛苦一扫而光（也就是使用微创技术来进行电视辅助下手术来去除外科疾病的痛苦）。1993 年，这项技术出现在爱尔兰都柏林的脊柱侧凸研究协会会议上，以及在加利福尼亚州圣地亚哥的北美脊柱协会（NASS）会议上。1993 年 11 月的《今日美国》杂志总结了脊柱胸腔镜技术的特点：带有多重芯片的图像技术的发展明显提高了外科医师通过小切口或套管在胸腔内辨认结构的能力；电视内镜在器械上保证了脊柱外科医师能够进行脊柱畸形的内镜下前路松解手术；取自髂嵴或肋骨的植骨块可通过一个狭窄的内镜套管置入椎间隙内；与开胸手术的 22.86 ~ 30.48cm 以上的切口相比，胸腔镜治疗脊柱侧凸的美学效果也有巨大的提高。

1993 年，Mack 等最先开展了胸腔镜下脊柱畸形前路松解手术。与传统开胸手术相比，胸腔镜手术用胸壁锁孔代替长的手术切口，无须切断背阔肌、前锯肌和肋间肌，对肩关节的活动和呼吸功能影响小，术后并发症少，恢复快，不留瘢痕。随着这一技术的不断发展和完善，胸椎侧凸的微创矫形治疗成为可能。Picetti 等于 1996 年 10 月开展了第一例胸腔镜下脊柱侧凸前路矫形术，至 1998 年 10 月，他们共完成了 50 例胸腔镜 Eclipse 矫形术，取得了良好的矫形效果。南京鼓楼医院脊柱外科于 2001 年开展脊柱侧凸胸腔镜前路松解手术，并于 2002 年 6 月在国内率先开展胸腔镜下胸椎侧凸 Eclipse 矫形术，均取得良好的近期疗效。

（二）术前准备

电视胸腔镜是一个非常具有技术性的操作，它需要有广泛的培训、实践和经验。获得这种手术经验的理想入路是在培训实验中心的动物、模型和尸体上进行实践，模拟以及进行混合对照操作（内镜下及开放手术）。设计器械和对其他方面提出改进建议的研究小组同样必不可少。山羊和绵羊是胸腔镜技术最好的动物模型，但也可以使用猪作为动物模型，因为猪容易获得并且成本较低。胸腔镜技术的掌握存在一条明显的“学习曲线”。Picetti 等行胸腔镜 Eclipse 矫形术，其手术时间平均为 6.1 小时，而后期的手术时间平均不到 4 小时，其初期平均侧凸矫正率为 50.2%，而后期的侧凸矫正率达到 68.6%。关节镜、腹腔镜手术对于胸腔镜技术的掌握很有帮助，而传统的前后路矫形技术的掌握则是开展胸腔镜手术的前提条件。胸腔镜手术的开展需一只专门的医疗小组，包括脊柱外科医师、胸外科医师、麻醉医师，以及护理人员等。只有各方面通力合作，才能保证手术的成功。

胸腔镜下脊柱侧凸手术适应证的正确掌握对于手术的成功至关重要。术前常规拍摄站立位全脊柱正侧位 X 线（片）、平卧位左右 Bending 位 X 线（片），以及骨盆 X 线（片）。了解脊柱侧凸的类型、柔软度，以及患者的生长发育情况。女性患者需详细询问月经情况。术前应详细询问患者有无肺炎、结核和开胸手术的病史，即排除胸膜粘连存在的可能性。术前常规检查肺功能，由于胸腔镜手术采用单肺通气，因此，患者术前的肺功能必须保持正常。另外，患者的凝血功能也必须保持正常。具体手术方案的制订应遵循个体化、特异性的治疗原则。根据患者的侧凸类型、Cobb 角的度数、Bending 位 X 线（片）的侧凸矫正率，以及患者的生长发育情况决定需要手术的节段。胸腔镜手术的节段通常包括 $T_5 \sim L_1$ 的 6 ~ 8 个椎体，有的患者可以延伸到 L_2。术前应将患者的病情、治疗方案，以及唤醒试验的方法等向患者及其家属作详细的交代，以取得患者及其家属的配合。

（三）麻醉与术中监护

胸腔镜手术对于麻醉的要求非常高，术前患者的肺功能、动脉血电解质等指标均需正常。麻醉师在插管前应对患者做详细的体格检查，观察患者的呼吸方式和节律、听诊呼吸音等。脊柱侧凸胸腔镜手术一般采用单肺通气。单肺通气可通过一个双腔支气管导管来完成，可以利用光纤支气管镜来帮助插入双腔支气管导管并判定其位置。在每一次变换患者体位后均需检查双腔支气管导管的位置，以确保患者呼吸顺畅。因此，在整个手术过程中，必须确保光纤支气管镜随时可以使用。麻醉师在铺单之前将非手术侧的肺萎陷，并且在 20 分钟内达到完全肺不张。

胸腔镜手术的术中监护非常重要，可通过桡动脉或股动脉插管监测血压、动脉血 pH 值、$PaCO_2$、

PaO_2 等。通过颈内静脉或锁骨下静脉插管可测量中心静脉压，从而监测患者的血容量改变。用一根 Foley 导管插入患者的膀胱可于术中监测其肾功能的变化。胸腔镜手术时，内固定物的放置、脊柱的撑开、压缩和去旋转等操作，以及结扎节段性血管等，均可对脊髓的血供产生影响，从而导致神经系统并发症的发生。因此，术者在制订手术方案时必须考虑尽可能地减少脊髓的缺血程度和持续时间，增加脊髓对缺血的耐受性，以及尽早发现脊髓的缺血性改变。近年来，以体感诱发电位（somatosensory evoked potentials，SEP）和运动诱发电位（motor evoked potential，MEP）为代表的神经电生理监护方法被广泛应用于脊柱外科手术中，使得人们可以早期发现脊髓的缺血性改变，从而大大降低了神经系统并发症的发生率。

1. SEP　SEP 是对躯体感觉系统（感觉或含感觉纤维的周围神经或感觉径路）的任一点给予适当刺激，在该系统特定通路上的任何部位所检出的电反应。SEP 应用于脊髓功能的监护已有近 30 年的历史。当脊髓缺血时，SEP 的波幅和潜伏期均会出现改变，More 等将 SEP 波幅下降 50% 或潜伏期延长 10% 作为判断脊髓缺血的标准。Apel 等在脊柱前路手术中应用 SEP 监测结扎节段性血管对脊髓血供的影响，他们将 SEP 波幅下降 50% 作为判断脊髓缺血的标准，阻断节段性血管后如 SEP 波幅下降 50%，则表明脊髓出现缺血性改变，即该节段性血管对脊髓血供很重要，应放弃结扎。邱勇等发现在脊柱前路手术中阻断 $T_{5\sim11}$ 节段性血管后 2 分钟，SEP 波幅和潜伏期均出现明显改变。但随着阻断时间的延长，SEP 逐渐恢复，当阻断节段性血管 17 分钟后，SEP 已基本恢复正常，所有患者术后均无神经系统并发症发生。Pollock 等应用 SEP 监测主动脉缩窄修复手术中的脊髓缺血性改变，阻断主动脉后 15 例患者中 8 例 SEP 无改变，6 例阻断 15 分钟后 SEP 出现变化，当去除阻断 5 分钟后 SEP 恢复正常。1 例患者阻断 5 分钟后 SEP 波形消失，去除阻断 3 分钟后 SEP 恢复正常。所有患者术后均无神经系统并发症发生，因此他们认为 SEP 是监测脊髓缺血的有效指标。

Grossi 阻断狗的主动脉并观察其 SEP 变化，一组刺激胫神经（PN－SEP），另一组将电极置于 $L_{1\sim2}$ 硬膜外，从而实现对脊髓的刺激（SC－SEP）。结果刺激脊髓组只需 3 秒经 6 次刺激后便可得到良好的 SEP 波形，而刺激胫神经组需 90 秒内连续刺激 200 次才能得到稳定的 SEP 波形。阻断主动脉后，刺激脊髓组 SEP 波形完全消失的时间显著长于刺激胫神经组［（13.7 ± 1.0）分钟：（11.3 ± 0.7）分钟］，去除阻断后刺激脊髓组 SEP 波形的恢复时间明显快于刺激胫神经组。因此他们认为对于判定脊髓缺血，SC－SEP 比 PN－SEP 更加敏感。

2. MEP　MEP 系用电或磁刺激大脑运动区或其传出通路，在刺激点下方的传出径路及效应器——肌肉所记录到的电反应。很多研究表明 MEP 是监测脊髓缺血性损伤的敏感指标。于泽生等认为脊髓前索缺血是导致 MEP 变化的解剖基础，而缺血时脊神经元兴奋性下降则是 MEP 变化的细胞电生理基础。脊髓缺血可使神经传导速度减慢，导致一过性神经传导阻滞，从而表现为 MEP 潜伏期延长。脊髓缺血还可以使运动神经元兴奋性下降，放电运动神经元的数量减少，从而表现为 MEP 波幅降低。David 等通过狗脊髓缺血再灌注损伤实验发现 MEP 波幅的改变与脊髓组织病理损害程度呈正相关。Meylaerts 等将 MEP 波幅下降 75% 或潜伏期延长 10% 作为判定脊髓缺血的标准，他们发现有些患者术中 MEP 波幅缓慢下降，而另一些患者术中 MEP 波形突然消失，虽经处理但 MEP 恢复缓慢。他们认为 MEP 缓慢改变表明脊髓的血液灌注处于临界状态，虽然运动通路信号的传导开始减慢，但神经元的活性尚能维持，当脊髓血供恢复后，MEP 迅速恢复正常。而 MEP 突然消失，表明脊髓血供完全中断，此时神经元遭受严重损伤，因此当恢复脊髓血供后，MEP 恢复缓慢。Laschinger 等通过阻断狗的胸主动脉造成脊髓缺血并观察 MEP 变化，结果显示，阻断胸主动脉后阻断水平以下的脊髓组织出现缺血性改变，MEP 逐渐消失。恢复脊髓血供后，MEP 由脊髓近端向远端逐渐恢复，若远端脊髓建立了侧支循环，则阻断胸主动脉后，远端脊髓的 MEP 保持正常。

肌源性 MEP 即复合肌肉动作电位（compound muscle action potential，CMAP），Nakagkwa 认为 CMAP 能同时体现脊髓前角运动神经元和运动传导通路的电活动。由于脊髓前角运动神经元对于缺血最为敏感，因此，CMAP 表现出对脊髓缺血的超敏性。也正由于此，CMAP 表现出一定的假阳性，即术中 CMAP 出现变化的患者，术后并没有全部出现运动功能障碍。因此，Nakagkwa 等建议术中可联合其他方法监测脊髓缺血，Deletis 认为最佳的脊髓监护方法应能够同时对脊髓的运动和感觉传导通路进行监护。Owen 认为神经源性 MEP（neurogenic motor evoked potentials，NMEP）同时包含沿运动传导通路顺行传导的电信号和沿感觉传导通路逆行传导的电信号。因此，NMEP 能同时对运动和感觉传导通路进行监护。Pereon 等的研究证明了 Owen 的观点，他们碰到一例患者，术中 NMEP 出现改变，但术后未出现运动功能障碍，其左腿却出现了感觉异常。Kai 通过结扎狗的节段性血管造成脊髓缺血，并观察 NMEP 变化，结果表明，NMEP 对脊髓的缺血性改变非常敏感，当脊髓缺血时，NMEP 表现为波幅的下降和波形的改变（波峰从多相变为单相），而潜伏期则无明显改变。

对于手术结束时 SEP 和 MEP 仍不稳定的患者，其脊髓血供处于临界状态，手术结束后仍会发生脊髓缺血。因此，对于此类患者术后仍需进行一段时间的脊髓监护。Guerit 等认为术中脊髓监护只能反映当时脊髓的功能状态，由于术中患者处于低代谢状态，脊髓对缺血的耐受性相对较高，而术后患者的代谢加快，脊髓的血供需求增加，因此，术中监护正常并不能保证术后不出现神经并发症，特别对于低血压、贫血、情绪不稳定的患者，术后继续行神经监护尤为必要。术后 MEP 监护不可行，由于在清醒状态下电刺激会造成患者疼痛，而刚做完手术的患者尚处于镇静状态，经颅磁刺激不可靠，因此，SEP 便成为术后脊髓监护的唯一有效方法。

（四）胸腔镜手术器械

胸腔镜手术的器械与传统开放性手术的器械明显不同，由于侧胸壁至脊柱的操作距离大约在 14～30cm 之间，因此，胸腔镜手术的器械较开放性手术的器械明显加长。通常胸腔镜手术的器械都标有刻度，有些器械末端带有角度，以便于视野暴露和手术操作。

1. 内镜　胸腔镜手术一般采用直径较大的硬性内镜（1cm 左右），以保证成像的清晰和视野的开阔。而直径较小或柔软的内镜成像效果较差，视野相对较狭窄。因此胸腔镜手术一般不予采用。

2. 锁孔装置　胸腔镜手术的操作是通过胸壁上的数个操作锁孔来进行的。锁孔装置包括套筒和套针两部分。套筒有硬性套筒和软性套筒两种，软性套筒可减轻对肋间血管和神经的压迫。套筒的直径有 7mm、15mm 和 20mm 等几种。

3. 软组织分离器械　包括各式组织钳、组织剪、牵开器、剥离器等。牵开器可以将肺组织牵开，以便于暴露脊柱。剥离器可将壁层胸膜从脊柱和肋骨表而分开，有助于节段性血管的分离和结扎。

4. 止血器械　包括各式血管钳、单极、双极电凝、血管夹、吸引器、骨蜡，以及可吸收明胶等。

5. 脊柱操作器械　包括整套刮匙、骨膜剥离器、咬骨钳、肋骨剪、持棒器、推棒器、螺丝起子、三叉型导向器、撑开钳、压缩钳、植骨器、特制克氏针、棒测量器等。

二、脊柱侧凸胸腔镜下前方松解手术

（一）手术适应证和禁忌证

现在几乎可以利用胸腔镜来治疗所有原先需要开胸手术的脊柱疾病。脊柱畸形手术的目的是将脊柱撑直，并且安全地获得正常的生理曲度。手术必须既矫正矢状面的畸形，又矫正额状面的畸形。术者必须努力使头、躯干和骨盆的位置得到平衡（即达到矢状面上的平衡），并且通过适当的关节融合手术来达到脊柱的持久稳定。最安全地矫正大的弯曲对于儿童患者是极为重要的。如果将纤维环、椎间盘和前纵韧带去除，松解了脊柱前方的软组织，那么超过 70°的僵硬性侧凸能够得到更为安全的矫正，并且可以获得更佳的美容效果。在 1993 年之前，脊柱外科医师们乐于在开胸的情况下进行脊柱的前路松解，这样可以增加椎体的活动度，降低脊柱的僵硬性，便于进行椎体间的融合，使畸形的矫正度更大而且更为安全。而现在将胸腔镜用于脊柱的前路松解的原因是其手术并发症比开胸手术要少得多。对于儿童患者来说，脊柱前路手术需要掀开软骨的终板，以便进行前路椎体间的植骨，这个操作增加脊柱融合的稳定性，并且可以在患儿的生长发育过程中预防曲轴现象。曲轴现象发生于骨骼尚未成熟的患者，当脊柱后路达到稳定的融合时，椎体前柱持续生长所造成的无法控制的畸形进一步加重。外科医师对儿童进行开胸手术进行前路松解和椎体间融合植骨感到为难，因为患者术后疼痛较重、呼吸系统并发症比较高以及有些患者出于“美容”的目的来接受手术却会在胸部残留有 22.86～30.48cm 的瘢痕。这些顾虑使得外科医师不得不先应用支具治疗，或者对患者进行观察，直至他们骨骼已经发育成熟。电视胸腔镜的应用使得脊柱前路松解的适应证进一步扩展，而没有开胸手术所带来的并发症和影响美观。

脊柱侧凸胸腔镜下前方松解手术的适应证主要包括 Cobb 角 >75°、Bending 位 X 线（片）侧凸矫正率 <50% 的僵硬性脊柱侧凸，以及 >70°的后凸畸形，先进行前方松解手术可增加脊柱的柔软性，从而使后路矫形手术获得更好的疗效。对于 Cobb 角 >50°、未发育成熟的儿童，在行后路矫形手术之前，可先行胸腔镜前路骨骺阻滞术，这样可以防止曲轴效应的发生。另外，对于一些胶原代谢性疾病、神经纤维瘤病所致脊柱侧凸，以及先天性半椎体畸形、严重的剃刀背畸形等患者均适合做胸腔镜下前方松解手术。

脊柱侧凸胸腔镜下前方松解手术的禁忌证主要包括术前存在严重的呼吸功能障碍、肺气肿、高气道压力等，以致不能耐受单侧肺通气的患者。对于曾有过肺炎、结核和开胸手术病史的患者，可能存在较广泛的胸膜粘连，由于胸腔镜下去除胸膜粘连非常耗时，且容易出血造成视野模糊，术后并发气胸和感染的概率也大大增加，因此，此类患者不宜行胸腔镜下前方松解手术。低体重儿童胸腔容积小、肋间隙狭窄、单肺通气困难、“操作距离”短，因此，体重低于 20kg 可作为胸腔镜手术的相对禁忌证。Newton 认为脊柱侧凸越严重，则胸腔镜手术时从侧胸壁至椎体的“操作距离”越短，视野的暴露和手术操作也越困难，经一个锁孔所能切除的椎间盘数也越少，这就需要做更多的锁孔并且更加频繁地在锁孔之间调换手术器械。因此他认为对于非常严重的脊柱侧凸，尤其是神经肌源性脊柱侧凸和儿童患者，更适宜做开放性手术。南京鼓楼医院认为对于 Cobb 角 >90°的严重脊柱侧凸，虽然操作空间狭小、椎体旋转严重、手术难度大，但通过术前的仔细评估和术后的细心操作，仍可获得良好的松解效果，且不会增加并发症的发生率。

（二）锁孔选择

胸腔镜下前方松解手术的锁孔选择与定位非常关键，正确设计锁孔的位置不仅可以减轻对肋间神经血管的压迫和损伤，防止术后胸壁皮肤麻木和肋间神经痛的发生，而且可以更加方便和彻底地切除椎间盘和上下终板，达到更好地融合效果。胸腔镜下前方松解手术的锁孔选择必须遵循一些基本的原则，如锁孔之间必须隔开一定的距离，以避免术者的双手及其与内镜之间的距离靠得太近，从而使术者获得充分的操作空间。用于牵开、吸引等操作的锁孔应位于腋中线的稍前方，一般在腋中线和腋前线之间，这样可以使术者的手臂处于一个相对自然、舒适的位置。插入胸腔镜的锁孔位置最好位于腋中线的稍后方，一般在腋中线和腋后线之间，这样可以保证内镜的位置位于术者的操作范围之外。

暴露上胸椎的锁孔选择：在腋窝的下缘作锁孔可以到达 $T_{1\sim5}$椎体。由于腋窝内存在臂丛神经和血管，因此应避免在腋窝内做锁孔。第 1、第 2 肋间由于锁骨下动静脉的存在，因此也不宜做锁孔。操作锁孔通常做在 3、4 肋间隙，而插入胸腔镜的锁孔位置应位于 4、5 肋间隙、背阔肌的前缘。

暴露中胸椎的锁孔选择：$T_{5\sim10}$胸椎位于胸腔的中段，因此较容易暴露而无须牵开膈肌。中胸椎的操作一般 3～4 个锁孔便可完成。如采用 0°角的内镜，则锁孔的位置可设计成 T 形，如采用 30°角的内镜，则锁孔的位置可设计成 L 形。对于脊柱侧凸前方松解手术而言，锁孔的位置设计成 L 形更加合适。

暴露下胸椎的锁孔选择：T_9～L_1 椎体离膈肌很近，因此在暴露时需将膈肌向尾侧牵开。可适当升高手术台的头侧，利用重力作用使膈肌、肝、脾等腹腔内容物的位置下降。T_{12}、L_1 椎体的暴露较为困难，可适当切开膈肌脚并尽量压低膈肌暴露其椎体，一般无须在腹膜后间隙另做锁孔。暴露下胸椎时，锁孔的位置设计成 T 形或 L 形均合适。

（三）手术操作

脊柱侧凸胸腔镜下前方松解手术时患者的体位为侧卧位，凸侧椎体朝上。由于大多数特发性脊柱侧凸患者的胸椎凸向右侧，因此一般患者取左侧卧位。将患者手臂置于高过肩膀处，以利于操作。用笔标记出肩胛骨边缘、第 12 肋，以及髂嵴等体表标志。C 形臂 X 线机正侧位透视，定出须行松解的最上端和最下端的脊椎在侧胸壁的体表投影。在腋中线或腋后线上第 6 肋或第 7 肋间隙做第一个直径 2cm 的锁孔，插入胸腔镜镜头。由于卧位时，膈肌常升至第8或第9肋水平高度，所以第一个锁孔不宜过低，以免损伤膈肌。在做锁孔时应尽量靠近肋骨上缘，以免损伤肋间神经血管束。在插入镜头前，可用手指探入锁孔内，仔细分离，探查是否有胸膜粘连的存在。当镜头插入胸腔后，即可见萎缩的肺，根据需要松解的节段个数，再在腋中线附近做3~4个操作锁孔。手术器械可在锁孔之间相互替换操作。稍推开萎陷的肺，暴露出脊柱和肋骨，电刀切开椎体前方的壁层胸膜，在视野中可辨别出凸起的椎间盘、凹陷的椎体以及覆盖于椎体中部的节段性血管。钝性分离壁层胸膜，节段性血管电凝后切断。以电刀切开纤维环，使用髓核钳、刮匙等去除椎间盘组织及上下终板。在切除椎间盘后，取自体肋骨植入椎间隙。植骨完成后，再次查看有无出血存在。无须缝合椎体前方的壁层胸膜，通过最下方的锁孔放置胸腔引流管。术后引流量<50ml/8h时可拔除胸腔引流管。

清楚的视野暴露对胸腔镜手术至关重要，这就要求术者必须对胸腔内的解剖非常熟悉，并经过系统的训练以达到手眼合一。肋骨头是非常有用的参考标志，参考其位置可更加完全地切除椎间盘和上下终板，并且可防止损伤大血管和避免进入椎间隙损伤神经根。Arlet认为结扎节段性血管可更好地暴露脊柱，并可以更加彻底地切除椎间盘。而Sucato则认为保留节段性血管可减少手术对脊髓血供的影响，降低神经系统并发症的发生率。南京鼓楼医院的临床实践证明节段性血管的结扎在青少年并不构成脊髓损害的威胁，进行胸腔镜前路松解手术时，结扎节段性血管可节约手术时间，降低操作难度，更加彻底地切除椎间盘。近来，King等报道了采用俯卧位行胸腔镜手术，他们认为与传统的侧卧位相比，俯卧位具有以下优点：①有利于后凸畸形的矫正。②由于肺和大血管受到重力的牵引，因而无须插双腔管行单肺通气。③接着行后路手术时无须再次摆体位和铺单，从而节省了时间。④手术时间和出血量与侧位手术相当。

（四）并发症

脊柱侧凸胸腔镜下前方松解手术虽然是一种微创手术，但仍具有一定的并发症：

1. 出血　术中碰到出血时，术者需保持镇静，毕竟我们看到的图像已被胸腔镜放大了15倍。可先用吸引器将出血吸干净，然后用电刀止血或小块可吸收明胶压迫止血，也可适当应用一些止血药物。胸腔镜手术必须常规配备开胸手术的器械，以防紧急情况发生时，可立即开胸止血或改行开胸手术。

2. 肺损伤　虽然手术侧的肺处于萎陷状态并被牵开，但仍然容易遭受损伤。这就要求术者必须仔细分离胸膜粘连，并且确保每一个操作步骤均在胸腔镜直视下完成。

3. 硬脊膜撕裂　当看到椎体间流出比较清亮的液体时，就必须考虑有硬脊膜撕裂的可能。少量的脑脊液漏可以用生物蛋白胶或可吸收明胶止住，如脑脊液漏较严重，则需请神经外科医师会诊，决定进一步治疗方案。

4. 淋巴管损伤　在手术视野中出现牛奶样或云雾状的液体提示淋巴管损伤，可能是胸导管或是一个淋巴管的分支受损。通过使用内镜下的夹子或小的外科不锈钢夹或内镜下电凝装置可以使淋巴管损伤得到关闭。

5. 脊髓损伤　如术中SEP监护出现异常，表现为波幅的下降或潜伏期的延长，则表明有脊髓损伤的可能性。这时术者应立即停止手术操作，并改变患者体位，同时应用大剂量激素以保护脊髓。

6. 交感神经链的损伤　如果手术后患者诉双下肢的皮肤温度不一样，则需考虑交感神经链的损伤的可能。交感神经链损伤一般不会产生严重的后果，其产生的双下肢皮温和肤色的差异只是暂时现象，经过一段时间后便可恢复。

三、胸椎侧凸胸腔镜下矫形术

（一）适应证和禁忌证

由于镜下操作难度大，矫形力应用受限，因此，胸腔镜下脊柱侧凸矫形手术仅适用于年龄较轻、Cobb角较小、侧凸较柔软、脊柱矢状面形态正常或有轻度前凸的特发性胸椎侧凸患者，对于KingⅡ型和KingⅢ型脊柱侧凸尤其适合。对于KingⅤ型脊柱侧凸，可采用选择性融合技术，即上胸弯较柔软时可仅融合下胸弯。对于 Risser 小于 2 的患者，胸腔镜 Eclipse 矫形术可消除椎体的生长潜能，防止曲轴效应的发生。Picetti 于 1996 年 10 月开展了第一例胸腔镜下脊柱侧凸前路矫形术，他选择的病例均为特发性胸椎侧弯，平均年龄 12.7 岁，平均 Cobb 角 58.1°。对于后凸型胸椎侧凸，行胸腔镜 Eclipse 矫形术时前方加压可加重已经存在的后凸畸形或产生曲轴效应。如胸椎前凸畸形过大，则会影响患者的肺功能，使其不能耐受单肺通气，并且会使胸腔镜下的操作空间变得更加狭小。因此，以上两类患者不适合做胸腔镜 Eclipse 矫形手术。患者的肺功能均需正常，无肺炎、结核和开胸手术的病史，即术前胸膜粘连存在的可能性很小。脊柱侧凸越严重，则胸腔镜手术时从侧胸壁至椎体的"操作距离"越短，视野的暴露和手术操作也越困难，经一个锁孔所能切除的椎间盘数也越少，这就需要做更多的锁孔并且更加频繁地在锁孔之间调换手术器械。因此，对于非常严重的脊柱侧凸，尤其是神经肌源性脊柱侧凸和儿童患者，更适宜做开放性手术。Picetti 认为双主弯患者不适合做胸腔镜矫形手术，另外，未发育完全、存在后凸畸形的侧凸患者，术后脊柱前部的生长阻滞，而后部继续生长，可产生曲轴效应，故这类患者也不适合做胸腔镜矫形手术。

（二）锁孔选择

胸椎侧凸胸腔镜下矫形术的锁孔设计原则与脊柱侧凸胸腔镜下前方松解手术基本相同。术前用记号笔标记出肩胛骨边缘、第 12 肋，以及髂嵴等体表标志。C 形臂 X 线机正侧位透视，定出须行内固定的最上端和最下端的脊椎在侧胸壁的体表投影。最 E 端锁孔位置应位于需固定的最上端椎体的中部水平，最下端锁孔位置应位于需切除的最下端椎间盘水平，这样可以使上、下端脊椎的螺钉置入变得更加容易。胸椎侧凸胸腔镜下矫形术的固定节段一般为 $T_5 \sim L_1$，如膈肌位置较低，可固定到 L_2，一般在腋中线和腋后线上做 4 ~5 个锁孔便可完成手术。由于卧位时膈肌常升至第 8 或第 9 肋水平，因此，第一个锁孔位置不宜过低，一般在腋中线和腋后线上第 6 或第 7 肋间隙做第一个直径 2cm 的锁孔，以免损伤膈肌。在做锁孔时应尽量靠近肋骨上缘，以免损伤肋间神经血管束。

（三）手术操作

胸椎侧凸胸腔镜下矫形术的初始步骤与胸腔镜下前方松解手术基本相同。全身麻醉，双腔管气管内插管，选择性单肺通气，手术侧肺叶压缩塌陷。手术体位为凸侧在上的全侧卧位，上肢尽量向头向屈曲，以避免肩胛骨影响上胸椎的镜下操作，肾区位于手术床腰桥部位，术中可适当升高腰桥，便于下胸椎的操作。当镜下松解手术完成后，便可在 C 形臂 X 线机引导下置入 Eclipse 中空螺钉。螺钉置入的位置一般位于肋骨小头的前方，椎体的中央。透过操作孔置入相应长度的短棒，从下向上依次抱紧压缩 Eclipse 螺钉，矫形固定。无须缝合椎体前方的壁层胸膜，再次查看有无出血存在，通过最下方的锁孔放置胸腔引流管。术后引流量 <50ml/8h 时可拔除胸腔引流管。出院时石膏外制动，为期 3 个月。

螺钉置入位置必须位于椎体的中央并且与终板平行。螺钉位置的偏斜可产生两种情况，一种是置棒困难。当棒强行置入螺钉后，位置偏斜的螺钉处便可产生很大的应力，很容易导致脊椎骨折。另一种情况是棒的置入变得更加容易，但产生的矫正力减弱，从而达不到预期的矫形效果。节段性血管的结扎在青少年并不构成脊髓损害的威胁，但对于胸腔镜矫形手术，节段性血管不宜过早切断，切除椎间盘时并不一定要切断节段性血管。这样可减少出血，使手术野更加清晰，而且在钻入椎体钉时，位于椎体中央的节段性血管还可作为进钉的参考位置。在手术过程中 T_5 和 T_{12} 的椎体钉最难钻入。T_5 椎体较小，侧壁前倾，导引器易向前打滑，容易损伤前方的奇静脉或半奇静脉。T_{12} 椎体部分被膈肌阻挡，进钉困难且容易损伤膈肌。因此，钻入这两个椎体钉时须反复透视，小心操作。

（四）并发症

胸椎侧凸胸腔镜下矫形术的并发症除具有与胸腔镜下前方松解手术相似的并发症以外，还具有一些特殊的并发症。胸椎侧凸胸腔镜下矫形手术时由于内固定物的植入，缝合椎体前方的壁层胸膜较为困难，因此，术后的胸腔引流量较胸腔镜下前方松解手术多，且患者更容易出现呼吸系统并发症。另外，胸椎侧凸胸腔镜下矫形手术后还会出现一些内固定方面的并发症，如螺钉的拔出、内固定物的松动等。远期并发症主要包括脊椎不融合、假关节形成，以及矫正丢失等。因此，术者在进行胸椎侧凸胸腔镜下矫形手术时必须严格掌握手术适应证、熟练掌握手术技巧、规范操作，这样才能最大程度地防止并发症的发生。

四、胸腔镜辅助下小切口胸椎侧凸前路矫形术

（一）背景知识

近年来胸椎侧凸前路矫形术越来越受到重视，与传统后路矫形手术相比，前路矫形手术的融合节段明显缩短，其融合范围一般是从上终椎到下终椎，这样可保留较多的腰椎活动节段。Betz 比较了 78 例前路矫形手术和 100 例后路矫形手术的融合节段，结果前者比后者平均少融合 2.5 个节段。前路矫形手术的另一个优点是对胸椎矢状面的形态有良好的矫正效果。Betz 发现前路矫形手术胸椎后凸的重建效果明显好于后路手术，在胸椎后凸减少的病例，后路矫形手术组有多达 60% 的患者后路矫正不满意（$T_{5\sim12}$小于 20%），而前路矫形组 81% 的患者术后恢复了正常的胸椎后凸。对于低骨龄儿童患者，前路矫形手术还可以同时切除融合区域内的椎间盘和上下终板，消除融合区域脊柱的生长潜能，从而防止曲轴效应的发生，前路矫形手术对腰背肌肉无损伤，因此术后下腰痛的发生率大大降低。

胸椎侧凸前路矫形手术的方法很多。传统的如双开胸前路矫形手术、单开胸经皮广泛游离前路矫形手术，近年来又出现了胸腔镜下胸椎侧凸矫形手术，然而这些手术均具有一定的缺点和局限性。全开放胸椎侧凸前路矫形手术创伤较大，恢复慢，伤口长，不美观，在处理上下终椎区域时，全开放前路矫形手术较困难，终椎区域的椎间盘和上下终板常不能彻底地切除，从而造成松解的不彻底和远期假关节的发生，胸腔镜下胸椎侧凸矫形手术虽然克服了全开放前路矫形手术的上述缺点，但是自身也具有一定的局限性，如手术适应证相对较少，它仅适用于年龄较轻、Cobb 角较小、侧凸较柔软、脊柱失状面形态正常或有轻度前凸的特发性胸椎侧凸患者，胸腔镜手术对肺功能的要求较高，另外，它还存在技术要求较高、操作复杂、术者过量接受 X 射线等缺点。

胸腔镜辅助下小切口开胸前路矫形手术是一种新型胸椎侧凸前路微创矫形手术，它将传统开胸矫形手术和胸腔镜手术的优点融合在了一起，克服了两者的缺点和局限性。胸腔镜辅助下小切口开胸前路矫形手术的适应证与传统开胸前路手术一样，但是创伤大大减少，外形更加美观。由于采用胸腔镜技术，因此在处理上下终椎区域时，操作难度大大降低，与胸腔镜前路矫形手术相比，其技术难度较低，费用减少，术者也无须接受大量 X 线的照射。

（二）手术方法

患者取侧卧位、凸侧朝上，经第 6 或第 7 肋进胸，手术切口长约 8cm，前端位于腋前线偏前 1 ~ 2cm，后端位于腋后线偏后 1 ~ 2cm，进胸后的操作与传统开胸前路矫形手术一样，将壁层胸膜打开，结扎节段性血管，然后直视下切除侧凸中间区域的椎间盘和上下终板，分别于腋中线水平切口上下 1 ~ 2 个肋间隙做近端和远端锁孔。利用胸腔镜手术器械进行节段性血管的结扎和上下终椎区域脊椎的松解和螺钉的置入，其操作既可于直视下完成，也可以在胸腔镜的辅助下完成，置入相应长度的短棒，在胸腔镜辅助下从下向上依次拧紧压缩椎体螺钉、矫形固定，植骨完成后缝合椎体前方的壁层胸膜，再次查看有无出血存在，通过远端的锁孔放置胸腔引流管，术后引流量小于 50ml/8h 时可拔除胸腔镜引流管，出院时石膏外制动，为期 3 个月。

五、小切口胸腰椎侧凸前路矫形手术

（一）胸腰椎脊柱侧凸前路手术的标准入路

T_{10}至腰段脊柱的暴露通常需要经过胸膜外腹膜后入路或经胸腹膜后入路。对于胸腰段脊柱如果没有特殊的禁忌证，通常可以采用胸膜外腹膜后入路，因为这种入路创伤较小而且由于没有胸腔引流管，术后恢复较快。采取胸膜外入路时，因为胸膜比较薄，需要小心地将壁层胸膜从胸壁上分开，避免胸膜的破裂因为儿童和青少年的胸膜通常较成年人厚，对于幼年患者通常更适于采用胸膜外入路。

胸腰段手术通常需要暴露 T_{10}以下的脊柱，所以一般采用切除 T_{10}或 T_{11}对应的肋骨进行胸腰段暴露：

肋骨软骨连接处是胸和腹部的分界点，同样也是缝合时的重要标志。如果侧凸累及 T_{12}、L_1 和 L_2，由于这些椎体通常被膈肌覆盖，传统方法均采用切断膈肌的方法显露胸腰段脊柱进行内固定。

在切开膈肌前，依次切开腹外斜肌、腹内斜肌和腹横筋膜，在切开肋软骨连接部后找到腹膜后间隙，从膈肌下面用手指或纱布钝性分开腹腔内容物，显露腰方肌和腰大肌。在腹膜后很容易发现输尿管，注意避免损伤。当腹膜被推向中线后可以安全地进行膈肌切开操作。膈肌切开的位置通常在距膈肌肋骨止点 10～15cm，横向切开膈肌有可能损伤膈上、下动脉和膈神经运动支。支配膈肌的膈神经走行于膈肌的中部，一般采用从膈肌的边缘切开既节省时间又避免膈神经损伤。膈肌切开时需要留一些缝线以作为缝合时的对合标志。

进行胸膜外腹膜后暴露，最重要的是将胸膜从胸壁上分开同时保证胸膜外和腹膜后的相通。如果在暴露时出现胸膜的破裂，可以将破裂口缝合以保证胸膜外手术的继续进行。暴露完成后可以用温水注入，看是否有气泡产生以测试胸膜的完整性。以上不管是经胸或胸膜外的腹膜后入路，均需切开膈肌，分离膈肌在脊柱上的止点。

传统切断膈肌显露胸腰段脊柱的方法具有技术难度小、脊柱暴露充分、操作空间大等优点。然而此种入路创伤较大，切开膈肌后容易产生一些潜在的并发症，如术后腹式呼吸减弱、膈肌麻痹，甚至肺不张等，患者术后恢复相对较慢，且残留较大手术瘢痕。南京鼓楼医院采用保护膈肌的小切口行胸腰段侧凸前路矫形手术，有效克服了传统切断膈肌手术入路的缺点，取得了良好的疗效。

（二）小切口不切开膈肌的胸腰椎前方暴露操作

患者采用常规的凸侧在上的侧卧位。脊柱的暴露分为两步，首先是 $L_{1\sim4}$ 的腹膜后暴露，沿第 10 或第 11 肋的前 1/3 向前下腹壁做一长约 8cm 的切口。肋骨部分用电刀切开骨膜，钝性剥离骨膜后切除此肋的远端 1/3 部分，但保留肋软骨部分以作标记。将肋软骨沿中线剖开后找到腹膜后间隙，从膈肌下将腹膜连同腹腔内容物向中线方向推开，并依次切开腹外斜肌、腹内斜肌和腹横肌，此过程中注意防止损伤腹膜。将后腹膜与深部肌筋膜从腰方肌和腰大肌上分离，在腰大肌前缘向后钝性分开腰大肌显露 $L_{1\sim3}$（或 L_4）的脊柱，结扎节段性血管并切除 T_{12}～L_3（或 L_4）的椎间盘组织。第二步为沿同一肋的后部做一长 8cm 的切口（两切口间隔约 7～12cm），切除同长度的肋骨，经胸或经胸膜外分离直达脊柱。在膈肌上分离壁层胸膜，结扎 $T_{11\sim12}$ 节段性血管，暴露出 T_{11} 或 T_{12}。紧贴脊柱分离膈肌角并进入下方的腹膜后间隙，使膈肌上间隙与膈下腹膜后间隙相同，但此时特别注意可能存在于膈肌角下方的 L_1 节段性血管，因为视野小，易造成损伤出血，应当在直视下分离结扎。虽然 T_{12}～L_1 椎间盘通常在膈肌下切除较在膈肌上切除更为方便，但从膈肌上切口有时也可切除，总之，T_{12}～L_1 椎间盘的切除应当耐心、彻底，因为视野小和受膈肌的阻挡，此椎间盘不易切除彻底。

（三）传统手术入路和小切口下保护膈肌的手术入路比较

胸腰椎脊柱侧凸前路矫形因具有以下优点而成为目前公认的手术方法之一：①从前路可获得对旋转更好的纠正，矫形力可直接作用于脊椎中旋转的椎体。②前路矫正侧凸通过缩短而不是延长脊柱，从而减少了因脊髓受牵拉而致神经损伤的可能性。③前路矫正手术可以融合较少的节段，使骨盆上方保留更多的可以活动的椎间盘关节，使远期下腰部的退变、失代偿以及下腰痛等并发症的发生率明显减少。但标准方法经胸、腹膜后入路需要切开膈肌，才能暴露胸腰段脊柱和在直视下进行内固定矫形，此入路虽然暴露好、操作容易，但膈肌作为分隔胸腔和腹腔的重要结构，切开后可能发生一定的并发症，如手术后腹式呼吸减弱、膈肌麻痹，甚至肺不张等。采用保护膈肌的小切口胸腰段前路矫形手术的主要目的是应用微创技术的理念，减小手术创伤，避免切断膈肌，以预防相关并发症，同时可减小皮肤切口瘢痕。

在解剖上，膈肌角正好附着在 L_1 椎体上，T_{12}、L_1 椎间隙以及 L_1 节段性血管被膈肌覆盖，传统的胸腰段侧凸前路矫形必须暴露出上述结构方能进行操作。本组结果显示，对胸段和腰段分别采用小切口暴露的方法，避免切开膈肌，而仅在膈肌角处开一小孔道，同样可在保护膈肌的前提下完成 T_{12}～L_1 椎间盘的切除以及 L_1 节段血管的结扎，说明在膈肌开孔处穿入矫形棒、置入螺钉完成矫形、保护膈肌的胸腰段前路手术完全是可行的。

Johnston 报道用 TSRH 内固定行前路治疗 18 例特发性腰椎和胸腰椎侧凸患者，术后随访 12～29 个月，矫正率为 73.5%，无矫正丢失。而 Hopf 报道采用前路 CDH 对胸腰段脊柱侧凸进行矫形，矫正率为 79.4%。南京鼓楼医院采用保护膈肌的小切口行胸腰段侧凸前路矫形手术，术后 Cobb 角矫正率达 80%，矢状面重建良好，与文献报道的全开放标准入路矫形结果相比，矫正率类似，无内固定并发症，无明显矫正丢失。该手术入路在减少手术创伤的同时，能够达到与传统入路相似的临床疗效，同时由于创伤减小，术后恢复较传统手术快，也没有因为手术操作难度的增加而使并发症增加，具有较大的临床实用价值。

（李小斌）

第十二节　腹腔镜脊柱微创技术

一、概述

传统腰椎前路手术其显露过程中所发生的并发症甚至较腰椎手术操作本身的并发症要多。为减少并发症及住院时间，加快术后恢复，现代腰椎前路手术正朝微创手术入路的方向发展。1987 年，Dubois 第一例腹腔镜胆囊切除术的成功，推动了现代腹腔镜外科技术的迅猛发展。1991 年，Ohenchain 和 Smith 首先报道了经腹腔镜前路 $L_5 \sim S_1$ 椎间盘摘除术，随后又报道了 15 例，术后患者效果良好。1995 年，Zuckerman 等首次报道了 17 例腹腔镜下前路 $L_{4\sim5}$或 $L_5 \sim S_1$ 椎间 BAK 融合术。1998 年，吕国华等在动物实验的基础上，首先开展腹腔镜前路腰椎 BAK 融合术，并进行了下腰椎血管分布与腹腔镜腰椎外科前路手术入路选择的相关解剖学研究；随后也将该技术应用于椎间隙感染、腰椎结核病灶清除等手术。与开放前路腰椎间盘髓核摘除术相比，腹腔镜下前路腰椎间盘髓核切除术经腹膜后，不需处理肠管，术后肠粘连的发生率小，且可同时进行椎体间融合，是现阶段腰椎间盘突出症手术的一种有益补充。Rodriguez 等报道 45 例前路椎间盘摘除术，其中腹腔镜下手术 31 例，常规手术 13 例，随访平均 12 个月，发现两者疗效无差异，但前者手术时间和术中出血明显少于后者。

近年来，腹腔镜腰椎外科已由单一、简单病种的治疗走向多元、复杂病种的治疗，腹腔镜与小切口技术结合的微创手术弥补了早期闭合腹腔镜腰椎手术的不足及技术局限，进一步扩大了腹腔镜腰椎外科技术的应用范围。现在腹腔镜技术的应用几乎囊括各种腰椎疾病的前路手术治疗。但由于开展时间较短，缺乏广泛、系统的前瞻性多中心随机临床实验研究，其远期疗效有待进一步观察。与传统开放手术比较，腹腔镜手术的器械操作手感和定位能力完全不同，并缺乏二维立体视觉效果；手术技术要求更高，所以需要一段较长的学习曲线才可达到熟练技术操作，具有一定的潜在风险。因此，选择腹腔镜腰椎前路手术时必须谨慎，必须有经验丰富、操作熟练的医疗团队才能较好地完成该手术。

二、腹腔镜下腰椎间盘切除术及腰椎融合术

经腹腔镜前路腰椎间盘髓核切除术主要适用于系统保守治疗无效、无椎管及侧隐窝狭窄或脱出碎片进入椎管的腰椎间盘突出症患者，包括 $L_5 \sim S_1$ 腰椎节段性不稳定。对于游离型腰椎间盘突出症、椎间盘纤维环钙化、腰椎间盘突出症伴有椎体后缘骨赘及骨性侧隐窝狭窄、存在明显腰椎不稳、中央型腰椎间盘突出症伴马尾神经损伤或近期做过腹部、肾脏、输尿管手术，广泛腹膜粘连者不宜行该手术。其他禁忌证包括：①心血管疾病不能做人工气腹者。②穿刺区皮肤感染。③凝血机制障碍、血液病、大量腹腔积液、内出血。④严重骨质疏松症。

（一）手术通道建立

患者取 Trendelenburg 体位，使小肠及腹内脏器向头端移动。骨盆及腰椎下方垫枕以保持腰椎前凸位。在腹壁做 4 个 5～18mm 切口。首先在脐下一横指做第 1 个 10mm 切口（腹腔镜通道），放置 10mm 套管，并注入 CO_2 气体，使腹腔获得满意充盈后，通过套管插入 30°腹腔镜；在腹腔镜监视下于两髂前上棘内上 2～3 横指处，做第 2、3 个 5mm 切口，并插入 5mm 套管，作为吸引器、牵开器进入或组织分

离用通道。在脐与耻骨联合中点做第4个15~18mm切口，经此插入相应直径的套管，作为椎间盘切除和椎间融合的工作通道。用特殊抓持器械将小肠牵拉向上腹部，术中需认清腹主动脉分叉处，工作通道建立在下腹正中线附近，位置根据欲手术的部位而定。

（二）腰椎椎间隙的显露

辨认腹主动脉分叉处，在其下方纵行切开后腹膜，钝性分离即可显露 $L_5 \sim S_1$ 椎间隙及骶正中血管，钳夹分离骶正中动、静脉，向两侧分离牵开髂动、静脉。解剖分离时应避免暴力，避免使用单极电凝以防止发生男性逆向射精症。在此基础上，椎间盘摘除术的入路将根据术者的不同偏好而异。C形臂X线机可用于观察椎间盘摘除及置入物放置的深度，腹腔镜可同时观察并确认手术不损伤重要的血管及其他结构。

（三）椎间盘切除及椎间融合

经操作通道克氏针穿刺椎间隙，C形臂X线机透视定位确认 $L_5 \sim S_1$ 椎间隙，同时可确认椎间隙倾斜度。通过操作通道，用cage定位器定位cage植入点。导钻预攻cage植入通道，通过预攻通道摘除髓核。植入椎间隙撑开塞，C形臂X线机透视确认位置良好。植入内填自体骨或脱钙骨cage 2枚，C形臂X线机透视cage位置良好。

（四）小切口+腹腔镜下前路腰椎间盘切除、植骨融合内固定术

从旁正中切口放入拉钩，放置好拉钩并暴露椎旁间隙，在相应的病变椎间隙前分离开所有的腹膜外结构，如在 $L_5 \sim S_1$ 间隙牵拉开髂血管。当左侧的髂血管被牵拉至后外侧时，右侧的髂血管则位于椎体的前外侧，应用特制的工具暴露 $L_5 \sim S_1$ 间隙并应用C形臂X线机透视加以确认。当分离骶正中血管后，应用锐性和钝性器械分离暴露椎间隙。以前纵韧带为标记，暴露好需手术的椎间隙后，进行椎间盘切除或同时行融合术。而后仔细检查手术视野是否有活跃的出血点，并予以处理。然后，闭合拉钩并小心取出，防止损伤腹膜和其他内脏器官，关闭伤口。

（五）术后处理

术后当天口服镇痛剂；口服抗生素3天，术后仰卧8小时，12~24小时内被动翻身，以后患者可主动翻身。视患者腰痛腿痛恢复情况，下床活动，开始腰背肌训练。术后2~3天可出院。据患者日常生活、腰部肌力的恢复情况及患者的年龄、身体素质、工作性质、劳动强度，可在术后2周后逐步恢复工作。早期避免弯腰、扭腰、抬物等。

（六）注意要点

主要有：①术前MRI或CTA观察腹主动脉、下腔静脉、髂血管走行。②所有套管必须在直视下插入。③避免损伤主动脉、下腔静脉、髂血管。④术中须有影像系统在侧位和前后位进行监测以确保内植物置入位置正确。⑤术后须检查手术区是否有内出血，特别是气腹减压后，创面渗血。⑥缝合工作通道切口，预防切口疝。

三、腹腔镜下腰椎骨折脊柱内固定术

脊柱骨折、脱位伴脊髓、神经损伤导致的截瘫是脊柱外科领域尚未攻克的难关。长期以来，后路椎板减压、内固定被广泛应用于脊柱骨折、脱位合并截瘫的外科治疗中。随着脊柱骨折生物力学、病理生理机制等研究的不断深入，内固定技术的发展，以及临床经验的不断积累，后路手术在脊髓神经减压方面的作用不断遭到质疑。Bedbrook对100例脊柱损伤并截瘫患者的死后解剖发现，后路椎板切除对前方脊髓神经压迫无肯定减压作用。Flesch等研究了进行椎板切除减压、后路Harrington棒固定的病例，术后X线（片）和椎管造影发现，不能达到脊髓减压的目的。自20世纪80年代中期后，椎弓根钉内固定替代传统后路棘突钢板和Harrington棒固定已广泛应用于脊柱骨折脱位治疗。研究证实，虽然椎弓根钉内固定较传统后路内固定方式有明显的生物力学稳定功能，而且椎管容积恢复率也较高，但仍不能达到满意的彻底减压作用。Aebi等对450例胸腰椎骨折椎弓钉内固定的临床研究发现，有8%的病例仍需

再行前路减压手术。胸腰椎骨折截瘫前路手术的探索始于20世纪70年代。影像学发展，特别是CT、MRI的临床应用，证实脊柱骨折脱位脊髓神经所受打击或压迫大多来自其前方，即使后路手术使脊柱排列得到重新恢复，但并不能使前方压迫获得满意解除。因此，后路椎板切除减压不适用于多数脊柱骨折脱位并截瘫患者，而前路减压的合理性和有效性已得到公认。胸腰椎骨折截瘫前路减压的临床研究结果显示：前路直接减压效果确切，不完全瘫痪的神经功能改善率达80% ~100%；前路减压同时可进行椎间植骨和内固定，重建脊柱稳定性；CT扫描证实椎管容积术后恢复正常。由于传统前路手术创伤大、并发症较多，因此，对于胸腰椎骨折前路减压目前仍有顾虑，手术适应证也未完全统一。传统腰椎前路手术其显露过程中所发生的并发症甚至较腰椎手术操作本身的并发症要多。为减少并发症及住院时间，加快术后恢复，现代腰椎前路手术正朝微创手术入路的方向发展。

腹腔镜下腰椎骨折脊柱内固定术主要采用非气腹经腹膜后入路或内镜辅助下小切口入路。

（一）适应证

同传统腰椎前路手术，包括：①椎体骨折合并不完全脊髓神经损伤，影像学证实前方致压物存在，而无后方骨折块嵌入椎管。②前柱损伤严重或爆裂骨折，后部结构未完全破坏的不完全性瘫痪。③迟发性逐渐瘫痪或陈旧性爆裂骨折影像学证实前方致压物存在。④疼痛性进行性后突畸形，伴有或不伴有神经功能障碍。

（二）禁忌证

主要有：①全身情况不佳，重要脏器功能障碍，心血管疾病不能耐受手术。②既往经腹膜后入路手术史，广泛腹膜后粘连。③骨折脱位伴明显后方关节结构不稳。④凝血机制障碍、血液病，明显出血倾向。⑤穿刺区皮肤感染。⑥严重骨质疏松症。

（三）术前准备

术前准备：①全身系统检查，排除重要脏器损伤或疾病。②伴颅脑和胸腹部损伤者待病情稳定方可手术。③术前静脉抗生素应用。④常规准备开放手术器械。

（四）麻醉和体位

L_1骨折行胸－腹腔镜联合手术的病例采取单侧肺通气全身麻醉，L_2以下手术采取普通气管插管全身麻醉。侧卧体位，手术床头、尾侧各放低15°~20°，使手术侧得到更好的显露。

1. 手术入路

（1）非气腹经腹膜后入路：患者取仰卧或左侧卧位，左胁腹部下垫沙袋。腹部做2个切口，右胁腹部切口置入分离气囊和腹腔镜，位置在腋前线上第11肋与髂嵴连接中点处，第2个切口位于腹正中线附近，位置由需手术的椎体位置决定。此入路可以完成T_{12}~S_1椎体间的融合、病灶清除等手术。左胁腹部切口长约15mm，分离腹侧壁肌肉，钝性分离腹外斜肌、腹内斜肌、腹横肌，显露腹膜外脂肪组织，也可用手指进行辅助的钝性分离。自切口内放入椭圆形的分离气囊至腹膜后间隙处，同时从气囊中央插管处放入腹腔镜，经气囊内充气，随着气囊的膨胀可以逐渐在镜下看到腹膜的轮廓及腹膜从腹前壁内侧剥离的情况。需持续分离使腹膜及腹内脏器移至近中线位置以便能放入前方的工作通道。腹膜后间隙暴露、腹膜自腹前壁内表面剥离后，从左胁腹部切口放入10cm长扇形提拉器，在腔镜直视下张开扇臂，将扇形提拉器连接于液压机械臂上，通过提拉腹壁扩展操作空间。特制的气囊牵开器可经左胁腹部或前腹壁的工作通道置入腹膜后间隙，充气后用来帮助牵开腹膜及腹膜内脏器。工作通道建立于前腹壁中线旁约2cm，做一长约12mm的切口，位置取决于需显露的病变部位或椎间隙水平。切开皮肤，显露并切开腹直肌前鞘，向外侧牵开腹直肌，显露并切开腹直肌后鞘，在中线附近可见腹膜及其内容物，如果分离气囊不能提供充分暴露，也可用手指进行钝性分离以帮助将腹膜从腹壁内侧剥离。腹膜内包裹小肠，可用扇形牵开器牵开，如有必要还可以从工作通道置入气囊牵开器辅助操作。之后其余步骤与前述的经腹膜入路类似。需要注意的是必须显露大血管，是否分离或牵开这些血管取决于需显露的椎间隙水平。L_5~S_1椎间隙在腹主动脉分叉下显露，而$L_{4\sim5}$椎间隙及附近水平需向脊柱右侧牵开腹主动脉及下腔静脉。经皮穿刺的 Steinmann 针可用于保持大血管的牵开状态，手术中应注意辨认并保护大血管和输尿管以防止损伤，交感和副交感神经丛在大血管前方向上延伸。如分离显露多个椎体，还需钳夹相应的椎体节段性血管，在 $L_{4\sim5}$ 水平还应辨明、钳夹髂腰静脉。常规的腰椎间盘切除和终板的处理可通过工作通道施行，切骨术和不同型号的刮匙均可在工作通道内应用。另外，一些椎间置入物（如同种异体移植物、假体置入物）也可使用。

（2）内镜辅助下小切口入路：内镜辅助下小切口技术是一种优秀的微创腰椎手术。在内镜的辅助下，可以仅用一个小切口即可完成腰椎前路椎间融合术 ALIF。可通过一个单独的通道置入普通内镜，也可通过小切口处置入新型可折弯内镜。由于切口很小，只有主刀医师可通过切口看到手术视野。应用内镜后，使得助手也能获得良好的手术视野，以更好地协助完成手术。

2. 建立手术通道　透视下定位骨折椎体，沿十二肋尖与耻骨结节连线做一经骨折区 3 ~ 4cm 切口，逐层切开皮肤、皮下组织、腹外斜肌筋膜，分离腹内斜肌、腹横肌至腹膜，经该切口在腹膜后间隙置入腹膜分离气囊，并注入生理盐水 300ml，以向腹侧分离、推开腹膜，经腹腔镜观察腹膜后间隙充分显露后，将分离气囊排水取出，沿该切口放置微创腹壁牵开器，可通过牵开器进行手术操作和腹腔镜观察。也可另在小切口前侧 3cm 处做一 1cm 切口，插入 1cm 套管作为腹腔镜观察通道。

3. 椎体切除减压和前路重建

（1）椎体显露：L_1 椎体骨折手术时，首先通过胸壁操作孔，在胸腔镜监视下，将 T_{12} 表面壁层胸膜用电凝钩切开，游离 T_{12} 椎体表面节段性血管，在血管结扎钛夹远近端双重结扎后，用电凝剪切断，切断的节段性血管向椎体前后推开，充分显露 T_{12} 椎体，备内固定。

（2）腰椎椎体，无论伤椎或固定椎均通过腹壁切口显露。内镜监视下，首先在欲手术切除椎体连接的椎间盘插入克氏针，电视 X 线机进一步确定手术目标椎体。选择椎间盘无血管区，将腰大肌自前缘向后牵开向背侧牵开，在腰椎中央凹陷处，将节段性腰动静脉游离、双重结扎、切断，切开椎体表面骨膜，并向前、后方推开，椎体及其前、后缘充分显露。

（3）椎体切除和硬脊膜前方减压：彻底切除向后移位的骨折块和椎间盘碎片是解除硬脊膜前方压迫的关键。新鲜骨折的骨折块和椎间盘碎片，用组织钳或腰椎刮匙较易取出。而对于陈旧性骨折，则需应用锐利骨刀或电动钻仔细逐步切除硬脊膜前方的致压物。陈旧性骨折前方减压，首先在椎体侧方用骨刀做大块骨切除，然后逐层向后切除，当剩薄层椎体后壁时，则以电动钻将后壁磨穿。在内镜监视下，用咬骨钳或刮匙进一步扩大窗口，并彻底去除压迫硬脊膜的骨折块和椎间盘碎片。为同时进行椎间植骨、内固定，在减压的同时一并切除于骨折椎体连接的上、下椎间盘和软骨组织。

（4）椎体复位和矫形：术中可通过背侧体外推压、椎体间撑开器应用或椎体螺钉撑开器，完成成角畸形矫正和椎间高度恢复。

（5）椎体间植骨和内固定：在手术同侧髂嵴取与椎间缺损相应长度的三面皮质骨，内镜监视和引导下通过腹壁小切口，将移植骨块嵌入椎体间。移植骨块前方骨缺损，用碎骨块填充。内固定采用钉棒或钉板前路椎体内固定装置，内固定器装于椎体侧方。电视 X 线机监视下将椎体螺钉安装侧方中央部位，注意螺钉勿偏前或偏后入椎管，以免损伤大血管和椎管内神经组织。L_1 椎体骨折前路内固定螺钉连接装置通过膈肌孔道安装。术毕经电视 X 线机透视证实植骨和内固定位置良好，无活动性出血，则冲洗伤口，放置引流管，逐层伤口缝合。

（五）操作注意事项

安全有效地显露手术视野、预防大血管和神经损伤是腹腔镜辅助前路腰椎手术的关键因素。术者必须熟悉腰椎各节段血管和神经分布特点及镜下辨识能力。通过模拟和活体动物训练达到熟练镜下操作技能方可开展该手术。术中切除骨折椎体前将其周围结构解剖清楚，在内镜引导下进行椎管减压和骨折碎片的取除。椎管内静脉丛出血用可吸收明胶压迫和双极电凝止血。如发生不可控制出血则应立即转为开放手术，因此，腹腔镜腰椎前路手术应常规备开放手术器械。

（六）术后处理

（1）术后 2 天床旁监护仪密切观察血压、脉搏。注意伤口引流血量，必要时输血。腹部引流管术后48小时拔除。

(2) 术后常规静脉应用抗生素3天，地塞米松2天。

(3) 术后禁食1~2天，待胃肠功能恢复后开始进食易消化食物，处理可能发生的肠胀气。

(4) 胸腹腔镜联合手术患者，术后鼓励呼吸和咳嗽，促进肺复张和呼吸功能恢复。

(5) 术后卧床时间视患者术后脊柱稳定性决定。后柱完整和已进行前路内固定重建，术后2周可起坐，否则需卧床3个月起床。外固定支架保护6个月。

(6) 术后2周和术后3、6、12个月复查X线片，观察内固定稳定及骨融合情况。

(七) 手术并发症的防治

1. 腹主动脉或下腔静脉损伤　主要由于椎体显露分离时器械误伤、靠近大血管进行节段性腰动静脉的分离结扎所致大血管撕裂或椎体钉固定时方向错误损伤大血管。因此，椎体显露分离须从椎体中央开始，骨膜下前后方向小心进行椎体显露。在椎体中央进行腰动静脉的分离、结扎和切断。术中电视X线机监视、引导椎体螺钉正确的方向和合适的长度。

2. 脊髓损伤　椎管减压时手术器械损伤和内固定螺钉误入椎管为常见原因。因此，去除椎管后壁骨、椎间盘对脊髓的压迫前，须显露椎弓根，椎体侧方骨刀切除大块骨，仅剩薄层椎体后壁时，用咬骨钳或刮匙由椎体后壁向前去除硬脊膜前方损伤骨和椎间盘致压物。在椎体螺钉固定前，将患者维持标准侧卧位，选择正确的椎体螺钉进入部位和方向，并在电视X线机监视、引导下进行椎体螺钉固定。

3. 椎体切除时大出血　椎体中央静脉向后引流，由椎体后壁中部穿出，汇入硬脊膜前方静脉窦，切除椎体后壁时难免发生硬脊膜前方静脉窦出血。手术时间过长、不断负压抽吸、腹部受压等可导致大量失血，严重时可危及生命。因此，切除椎体前，将椎体周围解剖结构显露清楚，尽量缩短手术时间；硬脊膜前方静脉窦出血采取压迫止血；避免腹部压迫。如闭式腹腔镜手术或小切口手术止血困难，则应立即转为常规开放手术止血。

4. 植骨吸收及假关节　植骨量不足或骨块嵌入不好、植骨块质量差，常可发生骨吸收和假关节形成。所以，须有足够长度的自体髂骨的三面皮质骨作为植骨材料。

5. 内固定失败　固定椎体骨质疏松、椎体固定螺钉反复操作和植入骨吸收及假关节等，可导致椎体固定螺钉松动、脱出和断裂。因此，骨质疏松患者不宜内固定。椎体螺钉固定力求一次成功，用足够坚强和合适长度的自体骨椎间嵌入植骨。

胸腰椎骨折截瘫前路减压手术疗效肯定，但传统前路手术所带来的较大创伤和与其相关较多并发症同样引人关注。如何在保证疗效同时减少手术创伤乃是现代脊柱外科有待解决的问题。内镜外科技术在许多外科领域的成功应用同样激发了脊柱外科界探索脊柱微创手术的热情。自20世纪90年代起，胸腔镜和腹腔镜技术开始在胸、腰椎各种疾病的前路手术治疗中应用。大量研究结果表明，内镜辅助脊柱前路手术，其手术视野清晰、并有组织局部放大作用；不仅能安全、有效地达到与开放手术同样的目的，而且软组织损伤少，对脏器的干扰小，术中出血量、引流量和伤口痛持续时间明显减少。近10年来，内镜脊柱前路手术经验同样提示：内镜脊柱前路手术是一项较复杂的手术，技术和设备要求高，学习曲线较长，术中处理复杂病变和大出血有一定的局限性，这些问题尤以在腹腔镜腰椎前路手术中表现突出，手术并发症也较多。目前，除腹腔镜前路 $L_5 \sim S_1$ 椎间融合为成熟定型手术外，其他手术还处于探索研究之中。为在腰椎疾病的手术治疗中利用内镜技术优势，使手术技术简单易行，进一步扩大内镜手术范围，内镜辅助扩大操作孔的微创手术技术应运而生。1997年，Mayer首先应用小切口开放技术进行了25例腰椎间融合，研究结果证明该技术具有适应范围广（可以进行2个节段水平以上的腰椎融合）、手术设备要求少、腹壁肌肉损伤较小（只经肌纤维间隙入路）、操作视野清晰和并发症少等优势。Zdeblick总结了50例应用腹腔镜技术和小切口技术进行的 $L_{4\sim5}$ 椎间融合，每组研究的病例数一致，两组在手术时间、术中出血量和住院时间长短上无统计学差异。Kaiser总结了98例，临床结果表明，小切口组术前准备时间要明显短于腹腔镜组。2002年，Elsaghir报道的体腔外小切口胸腰椎前路手术和Hovorkr等报道的内镜辅助腹膜后胸腰椎前路手术技术有效地解决了闭合式内镜手术存在的问题，使胸腰椎前路手术既具内镜微创特点，又简单易行，有较大的手术适应范围。而且，当出现血管损伤时，处理较为方便，避免了转为开腹手术带来的时间耽搁。

（李小斌）

第十三节　显微内镜下颈椎间盘切除术

一、概述

随着影像学诊断技术和现代光纤内镜技术的不断发展，以及对颈椎伤病基础研究的不断深入，脊柱微创外科技术尤其是脊柱内镜技术取得了很大的进步，它具有安全可靠且创伤小的特点，在治疗颈椎伤病方面也具有了日臻成熟的时机与条件，并形成骨科手术新的趋势。MED（microendoscopic discectomy，MED）是一种经后路椎板间隙腰椎内镜手术系统，在内镜辅助下，通过 1.6cm 的工作通道完成全部手术操作。内镜辅助下颈椎微创手术不像腰椎微创手术那样普遍，仍处于初始阶段。目前开展的显微内镜辅助下颈椎微创手术，包括颈椎前路手术和后路手术。颈椎后路内镜辅助下手术的开展比前路手术要普遍。它是由传统的颈椎后路显微镜下椎间盘切除和神经根管减压手术的基础上演变而来的，术中用内镜代替显微镜。Adamson、Tim 分别报道了大宗应用显微内镜下行后路颈椎板神经根管切开减压治疗由于颈椎间盘突出或颈椎神经根管狭窄所致的单侧颈神经根病变的临床病例，认为该方法切口小、操作简单、安全、并发症少、术后恢复较快，适用于神经根型颈椎病的治疗，与传统手术相比具有明显的优点。颈椎前路内镜下手术起步晚，报道较少。2004 年，刘忠军、周跃、郑燕平等报道了内镜下颈前路减压、植骨融合术的临床研究，均认为该术式创伤小、安全、可靠，适用于颈椎间盘突出症及部分颈椎伤病的治疗。

二、显微内镜前路颈椎间盘切除植骨内固定术

经颈椎前路进行颈椎间盘切除及植骨、内固定手术已被广泛应用，但常规经前路颈椎间盘切除及椎体间植骨术至今仍是一种创伤、难度及风险均较大的手术。随着脊柱外科水平的不断提高，尤其是脊柱微创外科技术的发展，使各种安全可靠且创伤小的方法如内镜辅助下的颈椎前路手术治疗颈椎疾病具有了日臻成熟的时机与条件。目前国内外已经尝试进行了多种内镜辅助下的颈椎前路手术，包括颈椎间盘切除、椎间植骨、椎间 cage 置入、钢板内固定等，均取得良好的临床效果。将 MED 技术应用于颈椎前路减压植骨融合内固定，是近年来颈椎前路微创手术的代表。

METRx 是在 20 世纪 90 年代中后期经后路椎板间腰椎间盘内镜手术系统（MED）基础上发展起来的。Fontarella（1999）首次报道采用内镜行颈椎间盘手术，国内周跃（2004）、郑燕平（2004）分别报道了各自的经验。该手术是借助于一个直径约 16mm 的工作通道，在内镜辅助下来完成椎间盘切除植骨融合术。其特点是小切口，软组织损伤小，在工作通道内的内镜可提供一个清晰放大的手术视野，使手术更加安全，术中对气管、食管牵拉少，术后患者咽喉部不适现象明显减少。但采用 METRx 的颈前路手术也存在明显的不足之处，如因工作通道有限，使手术范围减小，术中不能将椎间隙充分撑开，尤其是在椎间隙狭窄时容易造成手术困难等。

（一）器械

（1）显示监视系统：由镜头、显示器、冷光源、摄像机和录像机组成。

（2）1.6cm 内径的圆形手术通道。

（3）专用配套手术器械包括各种型号枪钳、髓核钳、刮匙、剥离器、神经拉钩及吸引管等。

（二）适应证和禁忌证

1. 手术适应证　尽管内镜辅助下前路手术具有很多优点，但我们并不能盲目地认为其可用于所有的颈椎疾病的治疗，适应该类手术的疾病还很有限，归纳其手术适应证有以下几个方面：①$C_{3\sim7}$退行性颈椎疾病伴节段颈椎不稳者。②单间隙的颈椎间盘突出压迫脊髓伴同节段的颈椎不稳者。③创伤性颈椎

半脱位或全脱位经闭合复位后需行颈椎稳定性重建者。④创伤性单节段颈椎间盘突出压迫脊髓需手术减压或稳定性重建者。

2. 手术禁忌证 ①需行双节段颈椎间盘减压者。②$C_{2\sim3}$节段颈椎间盘突出或不稳者。③需行颈椎体次全切除跨节段颈椎钢板内固定者。④颈椎后纵韧带钙化或严重颈椎间盘钙化者。⑤长期服用镇痛药物，凝血功能较差者。⑥颈椎间隙严重狭窄而头颅牵引难以牵开者；常规颈前路手术的禁忌证。

（三）术前准备

1. 气管推移训练 MED 颈前路手术的术前准备与常规颈前路手术基本一致。尽管 MED 颈前路手术切口小，手术工作通道比较固定，对气管、食管牵拉少，但是术中因诸多原因而需转换手术方式，所以气管推移训练还是必需的，从而减少术后咽喉疼痛和吞咽困难，防止急性咽喉水肿和气管痉挛所致的呼吸困难。

2. 术前 C 形臂 X 线机定位 精确的手术定位监视是保证手术安全成功的关键。为确保手术安全，术前头颅牵引并在 C 形臂 X 线机下确定牵开程度，调整颈椎正常解剖序列和生理前曲度，并用胶布带固定好头部。MED 颈前路手术许多关键操作步骤都需在动态监控下进行和完成，术前应正确标定手术节段，使工作通道口与颈前缘影像正好相接。

3. 认真选择内置物 由于 MED 颈前路手术视野小，操作空间狭窄，对内置物要求较高，术前应根据影像学资料，认真选择内置物，应充分准备各种型号规格，形态和不同材料的内置物，使术中有足够的选择余地，以便手术成功。

（四）手术方法

1. 体位 仰卧位。

2. 麻醉 气管插管麻醉或局部神经阻滞麻醉。

3. 操作步骤

（1）头部固定：头颅牵引下，肩部垫薄垫，头稍后伸，术前以 C 形臂 X 线机透视定位。

（2）取右侧胸锁乳突肌前缘横切口 1.5cm，切开皮肤、皮下组织、颈阔肌、双极电凝止血。沿胸锁乳突肌前缘钝性分离，将胸锁乳突肌和颈动脉拉向外侧，气管、食管推向内侧，直至颈椎前面。

（3）将导针插入颈椎间隙 C 形臂 X 线机定位。确定间隙后，沿导针逐级扩张套管，固定工作通道。连接显示及摄像系统，调整焦距及视野位置。长柄手术刀和剥离器剥离椎前软组织及前纵韧带，双极电凝止血，显露颈纤维环。

（4）长柄尖刀切开颈椎间盘前方纤维环，用髓核钳咬除大部分颈椎间盘，用小咬骨钳或长柄小骨凿凿去上位椎体下缘唇状骨质以扩大病变间隙，用各种型号的刮匙去除残余的椎间盘组织直至椎体后缘。用刮匙刮除相邻椎体软骨终板，同时注意保留软骨下骨性终板。

（5）适度增加头颅牵引重量扩大病变椎间隙，用微型咬骨钳去除椎体后缘骨赘，必要时切除后纵韧带，以减压脊髓神经。

（6）C 形臂 X 线监视下测量和确定椎间隙高度，选择合适自体髂骨块做椎间植骨。牵开椎间隙植入骨块，椎间加压稳定骨块。

（7）椎间植骨完成后，选用合适长度的钢板，7 号缝线从钢板一侧螺孔贯穿，以防钢板滑脱。将钢板送入操作套管内，使钢板居中并覆盖在椎间植骨处，C 形臂 X 线机监视确认位置后，用螺钉固定钢板。

（8）冲洗创口，退出工作套管，放置引流管，缝合创口。

（五）注意事项

（1）避免食管和气管的损伤：工作通道的位置应避开颈动脉，在颈动脉鞘内侧上下滑动，到达颈椎体前方后，逐渐向中线移动。

（2）工作通道口应位于颈椎正前方：若有偏移，操作时可能损伤椎动脉，或内置物偏移。

（3）如果后纵韧带粘连严重，不必强行剥离，可予保留。

（4）术中止血：必须采用双极电凝止血，严禁使用单极电凝。必要时用蛋白可吸收明胶或“速凝纱”止血。

（六）并发症防治

1. 颈动脉刺伤　穿刺针误伤颈动脉，即刻退出穿刺针，手指压迫颈动脉数分钟，见无出血，再行穿刺。

2. 食管刺伤　穿刺针偏向中线，易损伤食管，宜小心避免。

3. 椎动脉损伤　髓核钳夹过于偏外，可损伤椎动脉。一旦发生椎动脉损伤，必须立即停止手术，采取应急措施，压迫伤侧椎动脉，填塞可吸收明胶及出血纱布或结扎椎动脉。

4. 脊髓损伤　咬除椎体后方骨赘时失误下压，或切除后纵韧带时致伤，或过度牵拉撑开椎间隙，均可损伤脊髓神经。术中实行脊髓神经诱发电位监测，一旦发生波形改变，立即停止手术，明确的脊髓损伤者，术后应行脊髓损伤常规治疗。

三、显微内镜后路颈椎间盘切除术

传统的经后路颈椎手术由于切口大、软组织剥离较多，易导致术后颈部疼痛和颈肌痉挛。若行后路椎板广泛切除，术后可能引起“鹅颈样”畸形。为避免大切口和椎板广泛切除后并发症，受 MED 手术启发，Sung（2000）首先报道采用后路椎间盘内镜技术在尸体上的研究，认为该技术具有可行性及优越性。Adamoson（2001）报道了临床应用结果。该手术特点在于内镜下手术代替传统直视下手术，切口明显减小（约 16mm），避免了椎旁肌的广泛剥离而导致的肌肉组织损伤，准确定位、椎板间开窗及对椎间盘及神经根周围致压物进行切除，可达到充分减压的目的，但也存在诸如硬脊膜破裂及神经根损伤等并发症，值得注意。在内镜辅助下行后路颈椎间盘切除、神经根管切开减压是近年来刚刚开展的新技术，可通过准确定位、椎板间开窗、清除椎间盘及神经根周围致压物，达到充分减压的目的，其疗效大致与开放手术相当。且该术式属于微创手术，切口小，颈部肌肉剥离少，恢复快，术后需要止痛药物少，住院时间短，易于被患者接受，与传统手术相比具有明显的优势。

（一）应用解剖

脊神经位于脊髓两侧，颈脊髓段共 8 对，脊神经的前根和后根在椎管内向椎间孔延伸，并在椎间孔处合为颈髓神经。上 4 对脊神经根较细小，下 4 对较粗大。神经根均较短，近水平方向行走。在颈髓神经根由脊髓发出至穿出椎间孔的行程中，任何解剖结构的变化均可使其受到压迫或刺激，均有可能出现神经根型颈椎病的临床表现。

（二）适应证和禁忌证

1. 手术适应证　内镜辅助下的颈椎后路手术取得良好效果的前提是严格的病例选择，其最佳适应证是经神经系统检查和影像学检查证实的神经根型颈椎病，临床表现为剧烈的神经根痛，不伴或伴有轻度脊髓压迫征象，主要包括：①侧方椎间盘突出压迫神经根产生相应的根性症状和体征者。②骨赘压迫神经根产生相应的根性症状和体征者。③椎间盘或骨赘压迫椎间孔处神经根产生相应根性症状和体征，经保守治疗无效者。

2. 手术禁忌证　①脊髓型或混合型颈椎病。②中央型颈椎椎间盘突出和颈椎管狭窄者。③诊断不明确者，不能施行局限减压术。

（三）手术方法

1. 术前准备、麻醉　同常规颈椎后路手术。

2. 体位　可采取半坐位或俯卧位。

3. 手术操作

（1）以 C_2 或 C_2 棘突作为体表定位标志初步定位，再以 C 形臂 X 线机透视确认。以目标椎间隙为中心，在后正中线旁开 1.5 ~ 2cm 处经过颈部侧后方置入定位针，尖端对准病变椎间隙，顺次穿过皮肤、皮下、深筋膜直抵关节突关节内侧份。C 形臂 X 线机确定定位针准确位置后，以定位针为中心做

1.6cm 长纵行切口，切开皮肤、深筋膜，依次插入不同大小的扩张器逐级扩张，置入时需缓慢旋转并持续加一定压力，以防套筒滑移，直至触及颈椎椎板和侧块交界处。最后放置操作通道，连接固定臂固定于手术台上，移去扩张套筒，安装内镜，并调节镜头，确定手术视野方向，所显示手术视野最好与患者体位一致。

（2）在内镜下，利用高速磨钻在椎板的外侧和关节突关节内侧缘之间切除部分椎板和关节突关节内侧 1/3～1/2，形成一个卵圆形或圆形的开窗。神经根正位于椎弓根的正上方和上关节突的下方。

（3）在黄韧带侧缘正下方的疏松组织中有硬膜外静脉，应仔细切开黄韧带，可以安全显露脊髓硬膜的外侧部分。常以硬膜外侧缘作为解剖标志，进一步沿神经根入椎间孔处进行分离。

（4）分离显露椎弓根内侧面和椎管底部，分清硬膜外侧和椎体后外侧之间的硬膜外间隙，向上分离，从而显露椎间盘。为了避免对神经根的机械性压迫，去除椎间孔后壁，进一步切开下关节突，从而可直视上、下椎弓根和触及椎间孔外侧长约 5mm 的神经根。

（5）仔细应用双极电凝将神经根从骨性椎管中游离出来。此时可确定突出的椎间盘及其下方的骨赘的位置，分离神经根旁的粘连组织并摘除椎间盘。将神经根向上或向下牵开，用小型颈椎髓核钳及其他器械将突出的椎间组织切除。必须切记该入路不宜进入到间盘间隙中，否则将引起脊髓或神经根损伤。当脊髓与神经根充分减压后，神经根袖中会充入脑积液，神经根袖随脑积液的搏动而扩张。

（6）用双极电凝或可吸收明胶彻底止血。冲洗创口后，用一片湿润的可吸收明胶或脂肪组织填塞手术区消灭无效腔，镜下仔细进行止血后，缝合创口，留置引流管。

（四）术中注意事项

（1）内镜下手术要求精确定位病变部位，否则显露病变部位不但要花费过多时间，而且易造成不必要的创伤甚至误伤。因此，术中 X 线监视定位是必需的。手术的最佳显露范围应包括病变椎间隙和上下位椎板的外侧半及关节突关节，在保证定位针不滑移的情况下顺次置入扩张套筒。此过程中需保持持续向下的压力，防止偏离关节突关节或通过椎板间隙进入椎管，造成脊髓损伤。

（2）去除椎板骨质、关节突关节进入椎管是完成镜下操作的关键。椎板及关节突上下减压范围以暴露神经根上下界为宜，内侧咬除骨质范围需暴露硬膜囊外缘及神经根起点，外侧减压范围因人而异，若患者系旁中央型椎间盘突出，仅咬除关节突关节少许即可，若系旁侧型椎间盘突出或关节突关节肥大所致的椎间孔狭窄，则外侧减压范围需相应增大，但应注意关节突的咬除范围不得超过 50%，否则易导致关节突骨折和颈椎不稳。

（3）内镜下操作由于显露和操作范围比较小，且内镜有手术视野放大的作用，少量的出血即可弥漫整个手术视野，因此术中彻底止血非常重要。清理椎板外软组织的出血可用双极电凝直接凝固止血，有学者在安装好内镜及操作通道后，先用电凝沿套筒内壁凝固 1 周，再清理软组织，出血较少。椎管内静脉丛一旦破裂出血，会给手术带来巨大的困难，可用双极电凝烧灼后离断，亦可用带凝血酶的可吸收明胶压迫。另外，患者取坐位可有效减少出血。

（4）术后疗效取决于造成神经根压迫的致压物是否获得准确而彻底的切除，在椎间孔减压后，需仔细探查是否有椎间盘突出及突出的部位、类型。对于椎间盘脱出、游离于椎间隙者，必须将椎间盘碎片完全清理干净，彻底减压神经根。

（五）术后处理

术后处理类似颈椎其他后路手术，如在术中对神经根和脊髓有扰动，术后应使用激素和脱水药物。常规给予抗生素 3 天，预防感染。术后为防止颈部疼痛，可用颈托固定颈部 1 天，术后当天即可活动，但术后应配戴颈围固定 3～4 周。

（刘　毅）

第十四节　经皮椎体后凸成形术

一、概述

为了减轻或消除骨质疏松性椎体压缩性骨折（osteoporosis vertebral compression fracture，OVCF）引起的疼痛，同时改善或预防脊柱后凸畸形，目前有一种新的手术方法，称为经皮球囊扩张后凸成形术（percutaneous kyphoplasty，PKP）。这种方法是将球囊样的装置经皮置入压缩椎体，并使该装置膨胀，从而抬高终板，恢复椎体高度。从理论上讲，这种方法有望增加肺活量、增进食欲和延长寿命，同时减少椎体进一步塌陷或再骨折的可能性。PKP是在PVP的基础上发展起来的。20世纪80年代，法国介入神经放射科Deramand和Galibert，在X线监视下将PMMA经皮注入C_2椎体，治疗血管瘤所致的椎体骨质破坏，缓解了患者的长期疼痛，随访3年，效果满意，这一技术就是PVP，从而开辟了骨质疏松性脊柱骨折微创治疗的先河。但是，由于PVP不能恢复椎体高度和纠正后凸畸形，因而不能更好地重建脊柱的稳定性，并且由于该技术骨水泥渗漏率高而增加了手术风险。

1994年，Lieberman和Dudeney在Belkoff和Mathis实验研究的基础上，在人体行经皮后凸成形术（percutaneous kyphoplasty，PKP），应用一种可膨胀性气囊（inflatable bone tamp，IBT）经皮穿刺置入椎体，充气扩张后使压缩骨折的椎体复位并形成空腔，注入骨水泥。PKP既恢复压缩椎体的强度和硬度，又可部分恢复压缩椎体的高度，重建脊柱的稳定性，达到缓解疼痛、矫正后凸畸形、改善患者生活质量的目的。并且充气后使椎体内压力降低，使骨水泥注入更加安全，取得了较PVP更好的治疗效果。PVP和PKP均用于各种原因引起的椎体压缩性骨折。自1998年美国FDA批准PKP运用于临床以来，以其疗效可靠、安全等潜在优势而备受青睐，与PVP相比，具有较少的并发症，疗效也大大提高。

Gangi等报道了628例PVP病例总结，其中骨质疏松压缩性骨折58%，转移性肿瘤、骨髓瘤39%，血管瘤3%，有效率分别为78%、83%和73%。Garfind等报道了603个压缩性骨折，经PKP治疗后，有效率达95%，椎体高度恢复达50%以上，而同时文献回顾PVP有效率为70%～90%。

二、手术适应证与禁忌证

（一）适应证

适应证同经皮椎体成形术，主要用于因骨质疏松和肿瘤引起的疼痛型椎体压缩骨折的治疗。原发性骨质疏松症（primary osteoporosis，POP）引起的椎体压缩性骨折，多见于绝经后妇女和老年人，疼痛症状持续不能缓解或为防止长期卧床可能引发并发症者，这是最主要、也是最常见的适应证。术中恢复椎体高度的可能性主要取决于骨密度与骨折时间，对于陈旧性压缩骨折是否采取手术，应由MRI等影像资料及临床医师的经验来判断；近期发生OVCF（通常＜36个月）或继发性骨质疏松症（serondary osteoporosis）患者（如正在接受激素治疗的患者）中较易出现骨密度降低或松质骨变脆者，可否进行预防性治疗应予以考虑。

（二）禁忌证

PKP的绝对禁忌证也与PVP非常相似：凝血功能障碍患者；不能行急诊椎板切除减压术患者。下列情况之一者可视为相对禁忌证：①无痛的OVCF或OVCF不是主要疼痛原因。②骨髓炎或全身性感染的存在。③向后方凸出的骨块，或者是位于后方的可能危及椎管的肿瘤团块，必须先对向后凸出的骨块和位于后方的肿瘤块进行治疗前的评估，因为这些实质性团块在球囊扩张时可能会被挤压后进入椎管。④椎体压缩程度超过75%者。Mathis认为当椎体压缩超过原高度的65%～70%时不易手术。⑤病变椎体周壁特别是后壁骨质破坏或不完整者。对前壁缺损行分次骨水泥灌注，第一次应使骨水泥少量、稠厚，低压充填以封堵缺损区；第二次可行正常充填；对侧壁与后壁破裂者，术中持续动态影像监测，当骨水泥充填至椎体周壁时立即停止，仍能够避免术中渗漏的危险，不过这样无疑增加了术者的 X 线照射，是否可行仍有待探讨。⑥椎弓根骨折。⑦椎体骨折合并神经损伤。⑧成骨性转移性肿瘤者。⑨出凝血功能障碍或有出血倾向者。⑩严重心肺疾病者或体质极度虚弱不能耐受手术者等。

临床上还需注意以下几个问题：①由于 OVCF 患者在长期的保守治疗过程中椎体有可能继续发生塌陷，早期手术的并发症发生率低；3 个月内行 PKP 椎体容易扩张，手术效果好，所以有学者提倡早期手术②有并发症如肺炎、血栓性静脉炎、麻醉止痛药过敏等或对止痛药耐受，疼痛较剧而不能行动者可早期治疗。③必须要有足够的椎体残留高度，以利于后凸成形术所用工具能够置入压缩椎体内。④对于多节段椎体压缩骨折的患者手术椎体的选择，最好有骨折平面的透视定位和能清晰显示伴有骨髓水肿（marrow edema）的 MRI。

Eastell 等按椎体前后缘之比大小的不同将 OVCF 分为：①楔形骨折，椎体前部、中部的高度降低，引起楔形变；②中央骨折，引起椎体的双凹畸形，即通常所说的鱼椎样变；③整个椎体压缩骨折，产生椎体扁平样变；此外，还有学者提出兼有上述类型中任何 2 种或 2 种以上者，形成混合样变的椎体畸形，如双凹＋楔形变者，多表现为椎体前缘高度低于后缘的楔形变同时合并中央部位显著低于前缘者。总之，无论上述何种类型，只要在 X 线（片）上形成肉眼可见的骨折征象，表现为椎体局部或全部不同程度的压缩，均可归结为 OVCF。然而，是否上述所有 X 线（片）表现为椎体压缩骨折椎体都需要 PKP 治疗呢？近期的临床研究认为，应当结合 MRI 信号改变来确定进行 PKP 手术的椎体：术前磁共振检查在自旋回波序列（Spin Echo，SF）的 T_1 加权像（T_1 weighted imaging，T_1WI）上呈低信号，T_2 加权像（T_2 weighted imaging，T_2WI）呈高信号，在短 T_1 反转恢复序列（short T_1 inversion recovery，STIR）上呈高信号，表明骨折椎体存在微动，伴有骨髓水肿，有此特征的椎体应行 PKP 治疗，反之则说明骨折已陈旧，即使骨折压缩变形很重，也不需 PKP 强化，这对多节段椎体压缩骨折选择手术椎体、取得良好疗效尤为关键（图 4－51）。Gaitanis 等研究证实，椎体存在骨髓水肿其 MRI 脂肪抑制序列 STIR 上显示的高信号改变存在于全部具有 9 个月以上临床症状的 OVCF 患者，而且与 PKP 对脊柱畸形的矫正程度密切相关。

三、术前准备与操作

（一）手术器械

球囊扩张器主要包括可扩张球囊、穿刺针、手动骨钻、导针、套管和带有压力传感器的注射装置、无菌硫酸钡或其他造影剂和 PMMA 骨水泥。

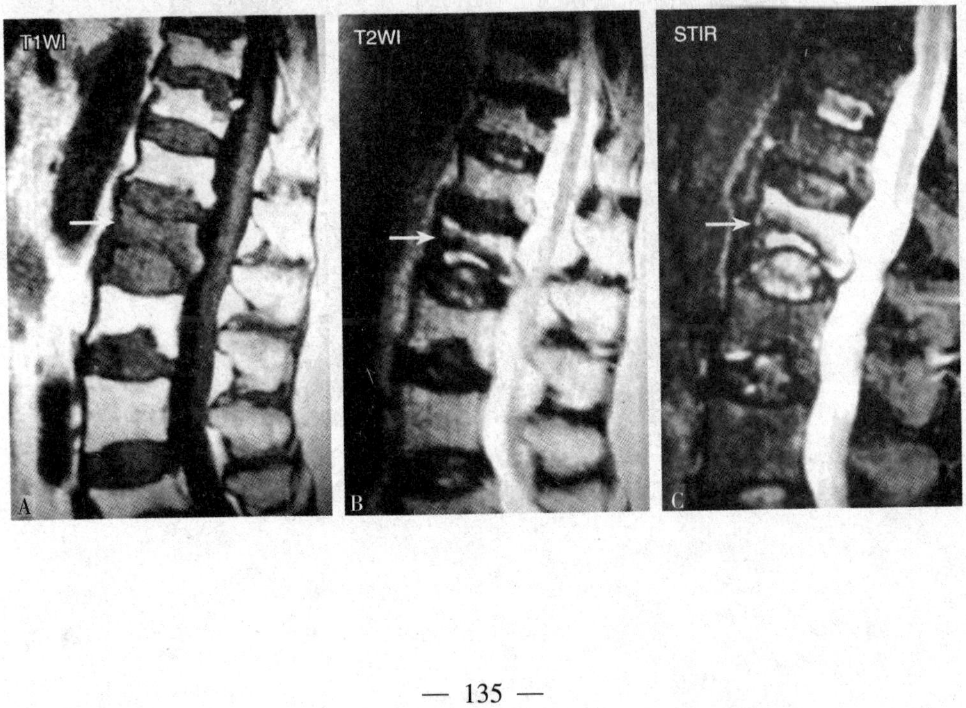

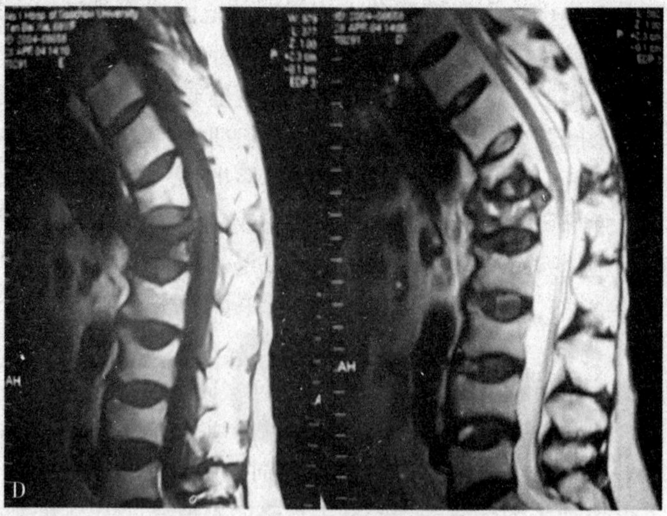

图4-51　椎体骨折 MRI 图像

A. T_1 为低信号；B. T_2 为高信号；C. STIR 为高信号；D. T_{12}、L_{1-5}椎体压缩骨折，手术椎体只选择 L_1 椎体

（二）手术步骤

1. 麻醉与体位　术前给予镇静剂和止痛剂，局部消毒后局部麻醉或全身麻醉。局部麻醉常规使用1%利多卡因；若难以俯卧位时，应给予全身麻醉。采用插管全身麻醉，患者俯卧于手术台上，两臂伸向头侧（图4-52）。将上肢放置于这种体位对于避免影响肘前静脉回流非常重要。肘部需要捆扎固定在合适的位置，以避免术中肘部突然落下以及旋转透视时带来的潜在伤害。操作时必须使用高分辨率的C形臂X线机或双平面的透视机（图4-53）。

2. 透视定位　调整C形臂X线显示患椎无“双边影”，即正位该椎体终板与X线平行而使其终板成像为一线影，同时双侧椎弓根影必须对称并与棘突等距；侧位要求椎体终板、椎弓根上下缘均为一线影。

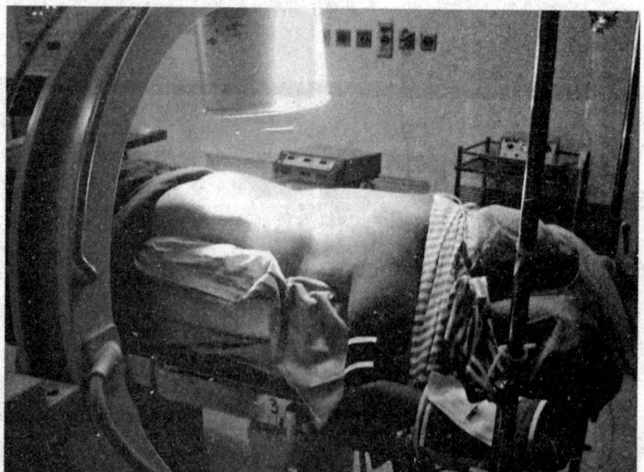

图4-52　C形臂X线机，装有传统的前臂板和辅助的垫子，有利于患者取俯卧位

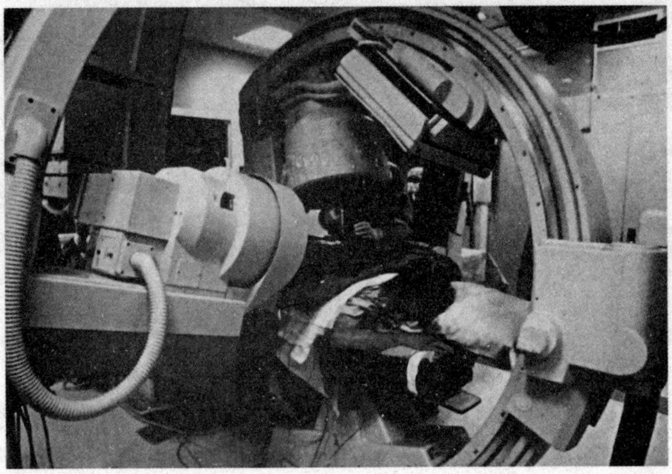

图 4-53 双平面 X 线透视设备，不需旋转即可提供两个平面的影像

3. 穿刺 常规消毒铺单，在透视指引下将穿刺针直接插入骨质中。将穿刺针针尖置于椎弓根影的外上缘（左侧10点钟、右侧为2点钟位置，见图4-54、图4-55）钻入套管针（即带套管穿刺针，必要时轻轻锤击针柄），当针尖至椎弓根的1/2时，正位透视如针尖位于眼睛状椎弓根影的中线处，则说明进针正确，否则应予以调整。可在侧位透视下继续钻入。当侧位显示针尖到达椎体后壁时，继续钻入针尖至椎体后壁时，正位透视针尖如位于椎弓根影的内侧缘，说明进针方向正确，否则应予以调整。侧位透视下，继续钻入 2~3mm 后停止。

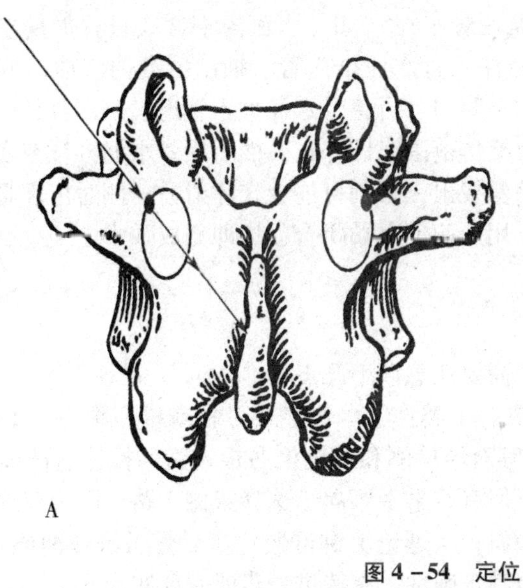

A

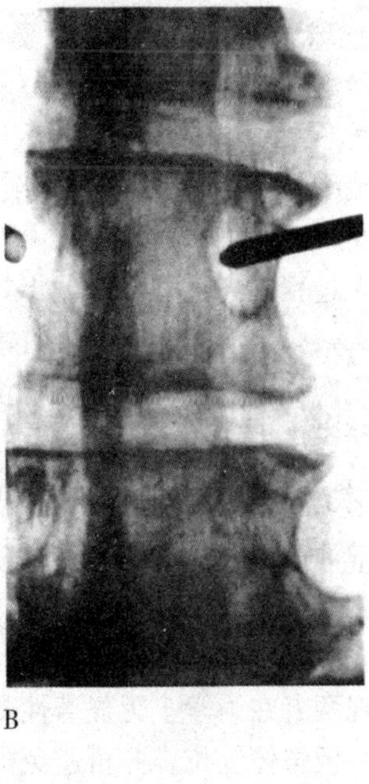

B

图 4-54 定位

A. 进针点；B. 由外向内转动持续透视椎弓根轴位

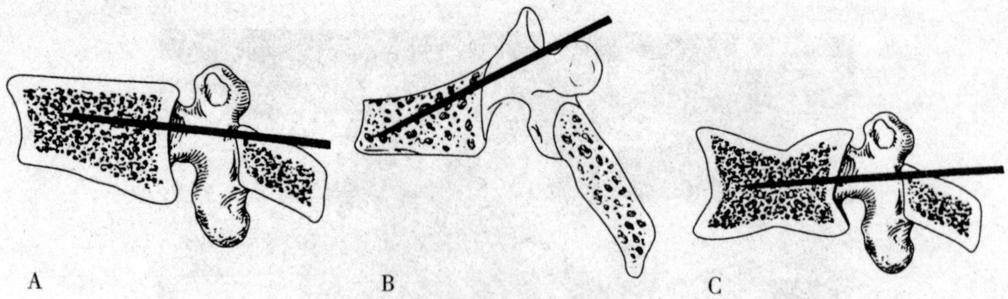

图4－55　穿刺入路

A. 双面凹陷进针方向水平；B. 上终板压缩进针向尾侧；C. 下终板压缩进针向头侧

4. 抽出穿刺针的内芯，置入导针　拔出穿刺针，按序沿导针置入扩张套管和工作套管，使工作套管的前端位于椎体后缘皮质前方2～3mm处。将精细钻放入工作套管后，用手指的力量顺时针缓缓钻入椎体，当感觉阻力过大不能进入时，可用手柄将其旋入。当侧位显示钻头尖到达椎体1/2处时，正位应显示钻头尖不超过椎弓根影与棘突连线1/2处；当侧位显示钻头尖到达椎体前缘时，正位应显示钻头尖靠近棘突边缘。采用与钻入时相同的旋转方向边旋边取出精细钻（用螺纹中所带骨屑或病变组织常规送病理），用带芯的骨水泥推入管探测，证实椎体前缘皮质未破，然后放入IBT，其理想位置是在侧位显示位于病椎的前3/4处由后上向前下倾斜，同法完成另一侧的穿刺和球囊的放置。

双侧穿刺者，按上述步骤完成对侧穿刺和球囊的放置。

5. 扩张球囊　连接注射装置（每个注射器抽显影对比剂 Ominipaque 10ml，以便术中监测球囊位置扩张情况），扩张球囊（双侧穿刺、双球囊者两侧同时扩张；双侧穿刺、单球囊者两侧交替扩张），当压力达到50psi时，取出球囊的内芯导丝，逐渐增加压力至球囊扩张满意，一般不超过300psi，同时C形臂X线机监视球囊扩张情况。当球囊已扩张达终板，或预计的椎体复位效果，或椎体四周皮质，或压力骤升而不能继续时即停止增加压力。至此，穿刺与扩张已全部完成。

6. 调制骨水泥将其灌入骨水泥推入管　调制骨水泥（如骨水泥内不含或只有少量显影剂时，应按比例加入适量硫酸钡）至糊状时，即用注射器注入骨水泥推入管。抽出球囊内液体，取出球囊。当骨水泥处于团状期时，将骨水泥缓慢置入椎体的空腔内。可将骨水泥推入管退出一部分，以利于空腔的完全充填，在推入过程中如出现骨水泥将要流出椎体范围时即停止，然后用骨水泥推杆夯实后取出。如果是双侧套管注入，必须充填完另一侧时才把该侧拔出，否则可能会在注射另一侧时出现骨水泥漏出椎弓根，旋转取出工作套管，切口给予压迫止血，用无菌创可贴闭合创口即完成手术。

术后处理同经皮椎体成形术的术后处理。

（三）手术操作过程中应注意的事项

除了经皮椎体成形术相同的注意事项外，尚要注意以下几点：

1. 手术入路的选择　综合文献报道，主要有3类：①单侧经椎弓根或椎弓根旁；②双侧经椎弓根或椎弓根旁；③单侧椎体侧方。虽然Tohmeh等对经单侧和双侧椎弓根入路的椎体后凸成形术进行单轴加压试验，发现两者在力学上无显著性差异，但有些学者倾向于选择双侧入路，因为双球囊同时加压扩张，可使塌陷终板整体复位，并可避免椎体倾斜；从理论上讲可避免术后骨折椎体两侧不对称、倾斜，甚至可能出现侧弯，但目前尚无明确证据表明其正确性，有待进一步研究证实。

2. 球囊扩张的压力与终止时机　球囊扩张的要领是透视监测，缓慢扩张。用可显示压力的注射装置，扩张球囊，使其压力增加到约50psi（防止其移出）时，从中取出钢丝内芯。缓慢、逐步扩张球囊，每次增加0.5ml，并且随时停顿检查球囊内压力是否降低。在邻近的松质骨被推开或压缩时，可发现球囊压力迅速下降。而当骨密度很高时，压力可高达180psi，且很少或不出现压力降低。压力不要超过300psi，以防止球囊破裂。对于球囊压力与椎体骨密度之间的关系，尚待研究。整个扩张过程必须在术者的视觉和双手感觉控制下，在扩张到终点后，记录球囊所用液体量，这个容量可作为注入骨水泥量的估计值。

Mathis 等提出终止扩张球囊的指征：①椎体高度恢复至正常；②虽无高度恢复但球囊已扩张至终板；③球囊已达到一侧皮质；④扩张时球囊压力不再降低；⑤已达到球囊的最大容量或最大压力。达到或出现上述任一项时，即可停止扩张。

3. 充填剂的选择　PMMA 最早被用于 PVP 和 PKP 中，也是目前最常用的填充剂。由于 PMMA 不是 PVP 和 PKP 的专用充填剂，在 X 线下不能最佳显影，需要再加一定量的显影增强剂，最常用的是硫酸钡，其含量目前尚没有统一的标准，多数学者趋于认同总含量为 30%。椎体前缘高度生物力学测试表明，加入硫酸钡改变了骨水泥的力学性能，但不影响临床治疗效果。最近一项体外实验对羟基磷灰石骨水泥与 PMMA 骨水泥比较发现，两者高度恢复相同，都具有容易注射的特性，但是与 PMMA 相比，前者对刚度恢复较差。另外一个体外实验采用相同的羟基磷灰石骨水泥直接注入骨质疏松性椎体，证实这种类型的骨水泥同 PMMA 骨水泥一样容易注射，表明羟基磷灰石骨水泥的组成比它注射的环境与注射的难易度更相关。

四、临床疗效和并发症

由于 PKP 临床试用不久，评价临床效果的文献较少，但是已有初步临床报道证实其疼痛缓解率高。据目前的文献报道，疼痛性 OVCF 经 PKP 治疗后疼痛的缓解率和功能改善率高达 95%，而且疼痛在手术后 24 小时就缓解，患者的生活质量明显提高。67% 的椎体可恢复部分高度甚至全部高度。后凸畸形的发生率减少到 50%，但缺少长期随访的结果。一项治疗 30 例患者 70 个椎体的早期研究结果显示丢失高度平均恢复 2.9mm。把治疗的椎体分成两组，70% 的椎体平均高度增加 4.1mm（恢复 46.8% 的高度），而 30% 椎体没有恢复高度。8.6% 的治疗椎体出现骨水泥渗漏，与已报道的 PVP 治疗 OVCF 的骨水泥渗漏率相似。有文献报道，在 24 例 PKP 手术中，平均椎体高度恢复如下：前部 3.7mm，中部 4.7mm，后部 1.5mm。每个病例的疼痛都得到显著缓解，而且未出现并发症。Lane 等报道 30 例患者获得相同的椎体高度恢复和疼痛缓解，并发症的发生率低于 1%，并发症包括 1 例需要手术减压的硬膜外血肿，1 例不全性的脊髓损伤和 1 例短暂的呼吸窘迫综合征。

这些临床报道是令人鼓舞的。为了确定高度恢复对于肺功能、生活质量和后凸畸形的预防在理论上的有利作用，需要进行长期的随访研究。

另外，PKP 术后是否会增加邻近椎体节段骨折发生率目前尚未达成共识。Fribourg 等的一项研究中，38 例椎体骨折患者的 47 个椎体接受了后凸成形术治疗。在平均时间为 8 个月的随访期间，10 例患者又发生了 17 次椎体骨折，其骨折发生率高于不予治疗的椎体骨折患者的自然骨折发生率。其中 8 例患者的骨折发生在椎体后凸成形术后的 2 个月内，而且至少累及手术椎体相邻的一侧椎体。在所有 17 次椎体骨折中，仅 4 次未发生在手术椎体的相邻节段，而且在发生时间上，不相邻椎体的骨折（远位骨折 remote fractures）显著晚于相邻椎体的骨折（adjacent fractures）。如此高的再骨折发生率，在其他报道中却未曾见到。在 Harrop 等的研究中，总结了 115 例（225 个椎体）后凸成形术的大样本临床资料，随访 3 ~33 个月（平均 11 个月），26 例（34 个椎体）发生了再骨折（34/225，15.1%），其中 80 例（原发组）患者为 POP，35 例（继发组）为类同醇药物长期治疗导致的继发性骨质疏松症患者，两组共 27 例术后再骨折，其中原发组占 35%（9/27）继发组占 65%（17/26），原发组 PKP 术后再骨折的发生率为 11.25%（9/80），而继发组为 48.6%（17/35），统计分析显示两者有显著性差异（$P < 0.0001$），其中邻近骨折（12/19 因为使用类同醇，$P = 0.0009$），远位骨折（7/9 因为使用类固醇，$P = 0.027$），表明继发于类固醇依赖的 VCF 患者 PKP 术后椎体再骨折的发生率显著增加，而并未表明 PKP 会增加 OVCF 患者术后再骨折发生率，反而可能会降低 OVCF 邻近骨折、远位骨折发生率。上述两项研究资料存在如此大的分歧，前一项样本含量较小，也未明确原发组与继发组，而后一项样本含量较大，似更有说服力，但这并不意味着可以肯定哪项资料的结果准确，因此，这预示着还需进行深入细致的研究与长期随访，才能得出更为准确的结论。

并发症防治基本同经皮椎体成形术，但由于 PKP 在椎体内形成空腔，同时向椎体内空腔注射较黏稠的骨水泥，注射骨水泥的压力较少，因此，骨水泥渗漏等并发症发生率较 PVP 低，文献报道 PVP 骨水泥渗漏率为 40%，PKP 为 8%。

尽管如此，与 PVP 相比，PKP 是一相对安全的微创手术，其并发症发生率低，特别是骨水泥渗漏率明显较 PVP 低，即使产生神经症状，也是一过性的，大多数并无临床意义。尽管如此，但因为其开展时间尚短，远期并发症还需进一步观察。

五、存在的问题及应用前景

自 1998 年美国 FDA 批准 PKP 试用以来，虽然已有初步的临床报道，但仍存在许多有待解决的问题。

在基础研究方面，生物力学测试目前国内外采用的多为离体实验，所测定的生物力学虽接近人体，但其生物活性及术后负重状态下骨水泥与椎体的生物结合程度尚未见报道；单个椎体强化后，是否对其他未强化椎体产生力学上的改变，是否应进行预防性的手术。

在临床研究方面，对 PKP 的长期随访、适应证、穿刺方法和复位程度以及复位作用的评价方法等均尚待进一步研究。PKP 最初用于椎体压缩性骨折，现在应用范围越来越广，如外伤引起的胸腰椎爆裂骨折，后壁完整者可体位复位后再行 PKP 手术，可不需要开放手术内固定，即能够更好地恢复椎体的高度和强度。尽管有大量的文献报道手术效果良好，但术后疗效缺乏明确、统一的评价标准，也没有严格的随机对照实验研究，同时缺乏长期随访，许多资料缺乏一致性。因此，探讨和规范术前分级与术后疗效评估标准应是完善 PKP 临床研究科研方法学的依据。

在充填材料方面，尽管 PMMA 替代材料的开发和研究已取得了可喜的进展，如目前已开发出了可吸收的注射用磷酸钙骨水泥以及可诱导成骨的多孔天然珊瑚（含骨诱导因子）、碳酸钙骨替代物（Ca－P）等，不仅具有可注射性和椎体成形能力，还具有良好的组织相容性和可生物降解性，此外，前者尚有骨诱导作用，但其生物力学性能尚待研究。另一方面，因患椎强化后刚度上升将与邻近节段形成明显的力学梯度，加之患者多为老年人，存在不同程度的椎间盘退变和椎体骨质疏松，术后加速椎间盘退变或诱发邻近椎体骨折的可能性尚需进一步研究。

在椎体内撑开手术器械的研究进展方面，虽然在 KyphX Balloon 之后相继出现了 KyphX Elevate、KyphX Exact、KyphX Latitud、Sky Expander、Sunflower System，以及撑开与成形一次完成的 vesselplasty 等，这些后凸成形术的器械虽已逐渐应用于临床，但一些器械自身的不足正在渐渐显露出来，如撑开力不够、可控性差、球囊易破裂、术中断裂难以取出等，且由于应用时间尚短，缺乏长期随访比较的数据，因此还需要长期的研究观察与反复实践。

随着研究的深入，PKP 结合可吸收骨水泥有望推广应用治疗早期脊柱侧凸及骨科的其他领域，如原发性骨质疏松症患者其他部位的骨折，如跟骨、距骨、胫骨平台骨折等。充填材料的改进，PKP 用于年轻的创伤性椎体骨折，以及加载药物的充填材料用于 PKP 治疗椎体肿瘤、结核或其他病变从而达到椎体强化后药物持续缓释局部治疗等都是未来的发展方向。此外，生物可吸收球囊以及其他恢复椎体高度和防止渗漏技术等也必将成为新型手术器械的研究热点。总之，鉴于上述优越性和应用前景，随着材料工程的日趋成熟，新型手术器械的问世，PKP 技术有望在骨质疏松性脊柱骨折以及其他椎体病变的微创治疗领域得到迅速的推广和发展。

（刘　毅）

第十五节　经皮椎弓根螺钉内固定术

一、经皮颈椎椎弓根螺钉内固定术

椎弓根螺钉内固定技术早已在胸腰段脊柱疾病中得到应用，1989 年，池永龙率先开展上胸椎椎弓根螺钉内固定技术。1994 年，Abumi 等和 Jeanneret 等分别报道用颈椎弓根内固定技术治疗颈椎损伤。1993 年，孙宇等报道颈椎椎弓根观测及其临床意义。1994 年，高雨仁等做了颈椎后路关节突椎弓根联合内固定的解剖学研究。1998 年，王东来等首次报道应用椎弓根钢板治疗颈椎损伤和肿瘤。1999 年，瞿东滨等测量了 100 个枢椎标本的椎弓根中部宽度，结果为右侧（6.0±1.6）mm，左侧（5.9±1.6）mm。2001 年，Howington 等应用 10 具标本行 CT 检查测量了枢椎椎弓根的高度、宽度以及长度，其平均值分别为 9.1mm、9.7mm 和 16.6mm，椎弓根向内成角平均为 35.2°，向头端成角为 38.8°。

2001 年，傅一山和陈正形选用 7 具标本做 C_{1-7} 颈椎椎弓根 X 线及 CT 断层测量椎弓根外径、高度、宽度及其进针的角度，并认为任何一个形态学测量数据在颈椎弓根临床实际置钉时只能作为参考。每例手术均应根据每个椎弓根的实际测量结果来置钉才能提高手术的成功率。2002 年，闫德强等通过 40 具成人颈椎（C_{1-7}）干燥标本的观测，认为颈椎弓根完全可以接受直径 3.5mm、长 2.8mm 的螺钉内固定。2002 年，谭军报道 8 例 C_2 椎弓根拉力螺钉治疗 Hangman 骨折，取得满意疗效。此后，不断有学者报道颈椎椎弓根螺钉内固定的病例。

（一）器械结构

1. 中空穿刺针　内径为 1.2mm，针尾带有 10ml 针筒。
2. 扩大套管　内径为 1.2mm，外径为 5.8mm，长 150mm。
3. 保护套管　内径为 6.0mm，外径为 7.0mm，长 70mm。
4. 中空钻头　内径为 1.2mm，外径为 3.0mm，长 150mm。
5. 中空六角起子　内径为 1.2mm，外径为 5.8mm，长 250mm。
6. 中空拉力螺钉　内径为 1.2mm，外径为 3.5mm，螺纹长为 10mm。

（二）手术适应证

（1）C_2 椎弓根断端骨折线与固定螺钉的方向垂直者，经牵引可复位但不稳定的 Hangman 骨折。

（2）C_{1-2} 类风湿性关节炎颈椎畸形矫正重建者。

（3）C_{1-2} 陈旧性脱位，颈椎畸形矫正重建者。

（4）枢椎以下颈椎各种原因所致的严重颈椎失稳需将稳定性重建和畸形矫正者。

（三）手术禁忌证

（1）严重骨折脱位。

（2）严重心肺疾病及凝血功能障碍。

（四）手术方法（以枢椎椎弓根断裂为例）

1. 术前准备　操作如下。

（1）头颅牵引：枢椎椎弓根骨折后，轻重量的牵引可以解除肌肉痉挛，减少颈部疼痛，加快软组织修复，达到解剖复位。术前牵引是必要的，但是必须注意 $C_{2,3}$ 纤维环和韧带已有断裂时，过重牵引导致 $C_{2,3}$ 分离引发继发性脊髓损伤。

（2）影像学检查：术前 X 线（片）、CT 片和 MRI 检查是必要的。X 线（片）强调侧位及左右斜位片，从中了解骨折类型、移位情况及椎间孔形态。CT 断层扫描显示枢椎椎弓根横断面骨折线的方向、椎弓宽度、横突孔改变等。在 CT 水平断层上精确测量出 C_2 棘突中线至椎弓轴心线之夹角的度数和体表距离。手术操作应严格按照此参数执行。MRI 扫描了解脊髓损伤情况，术前认真分析并制订治疗方案。

（3）围术期治疗：围术期治疗非常重要，对于伴有脊髓损伤的治疗，应根据病情轻重，酌情制订相应的围术期治疗措施。如早期类固醇激素冲击疗法，抗休克治疗，水电解质平衡治疗以及围术期抗生素治疗。

（4）术前定位：术前 C 形臂 X 线机做张口位、正位、侧位及左右斜位的投照获得准确的术前定位是手术成败的关键，亦是减少或杜绝术中并发重要组织损伤的关键。所以必须设定 C 形臂 X 线机的投照角度、球管距离、照射剂量以及各个部位不同而投照方向相应进行改变，均必须在术前作好标志，术中严格按术前设定标准实施，可以获得统一投照成像，避免影响术中操作、手术质量及其并发症的发生。

（5）脊髓功能监测：由于经皮颈椎弓根穿刺操作具有一定的盲目性和危险性，为确保脊髓和神经根的安全，术前必须做脊髓诱发电位监测，以保证脊髓神经的生理状态，取得手术成功。

（6）手术器械准备：经皮穿刺椎弓根螺钉内固定技术，术前必须准备好穿刺操作的所用工具和内固定器械。各种工具的规格和匹配术前应该严格检查，以免术中不匹配，影响手术操作。

（7）患者知情同意书：由于颈椎弓根周围结构复杂，操作口具有一定的风险性和不可预料的并发症，所以要如实将此项技术的安全性、科学性、实用性及相关的并发症告知患者及患者家属，取得患方同意和支持，才能安全开展手术，避免术后医疗纠纷和法律纠纷。

（8）术者辐射防护：参加手术的医师护士和麻醉师，均应穿戴射线防护衣、围领、头帽、眼镜等。如防护衣等不够，除主刀和助手必须穿戴，其他人员在透视时，可以暂时性回避，以保证医护人员的健康。

2. 麻醉　经鼻或口腔气管内插管麻醉或局部神经阻滞麻醉。上下磨牙间填入牙垫，使口腔处于张口位。

3. 体位　头颅牵引下俯卧位，颈部稍屈曲，以胶布固定在U形牵引架上，必须注意保护患者眼睛，切勿受压以避免术后导致眼球出血或淤血影响视力。

4. 步骤

（1）根据术前的X线（片）准确标定固定的部位所在和CT断层扫描片显示颈椎椎弓根轴心线延长线在颈后皮肤交点至颈中线的距离，测量结果，根据此数据做皮肤穿刺，在C形臂X线机透视下将克氏定位针送达所须固定的进针点。

（2）以克氏定位针为基准，导入内径为1.2mm、外径为5.8mm的扩大管，使扩大管尖部处于正确的进针点位置上。C形臂X线机透视下，正位投照，克氏定位针向内40°~47°，侧位投照，向上夹角平行于上终板用低速电钻将克氏定位针穿过椎弓根轴心达椎体前缘皮质。

（3）沿着扩大管，导入保护套管并退出扩大管。在保护套管内沿克氏定位针导入外径为3.2mm中空钻头制造螺钉孔道。

（4）退出中空钻头，测量螺钉孔道深度，选择合适直径和长度的拉力螺钉，沿克氏定位针拧入螺钉，螺钉头部螺纹必须过骨折线，再拧紧使骨折断端紧密接触。

（5）同样方法处理对侧。

（6）术毕创口缝合一针，根据内固定稳定状态，选择不同的外固定架配戴，保护颈部，确保处于制动位。

（五）操作注意事项

（1）头颅牵引术前应行充分头颅牵引，尽量恢复颈部解剖结构。

（2）术中X线机透视：术中C形臂X线机透视是十分必要的，确定进钉点，要严格按标准角度进行，然后在进钉点的基础上再进行定向。

1）寰椎椎弓根进钉点：寰椎的上关节后上缘突尖的垂线与寰椎后弓线的交点。进钉角度向中线夹角10°~20°，向上倾斜5°。

2）枢椎椎弓根进钉点：枢椎椎弓根外缘矢状线与下关节突上缘水平线的交点。亦可以C_2侧块中点为进钉点。进钉角度一般向头端倾斜25°~30°，向内倾斜30°~35°。

3）下颈椎椎弓根进针点：垂直于关节突后平面的椎弓后上缘水平线与上下关节突间侧凹外缘的矢状线的交点。进针夹角$C_{3\sim5}$向中线夹角约47°，$C_{6\sim7}$分别为42°~40°。

（3）颈椎弓根螺钉进钉时应始终保持与上终板平行，尽量向内侧钻孔及置钉，这样不仅可以避免椎动脉损伤，而且螺钉切入内侧皮质骨增加抗拔出力。

（六）术后处理

（1）严密观察生命体征变化情况，重复观测脊髓诱发电位。

（2）严密观察创口局部有否出血或血肿形成，一旦出现即刻处理。

（3）术后配戴颈围 8～12 周。

（4）术后继续抗感染治疗 3～5d。

（5）术后 3～5d 嘱患者起床或下床功能练习。

（七）并发症防治

1. 椎动脉损伤　颈椎椎弓根螺钉置钉过程中，最大的危险是脊髓、神经根和椎动脉损伤，而置钉中出现方向偏差是主要原因。Abumi 对 180 例颈椎弓根螺钉患者回顾性分析，1 例损伤椎动脉。Wright 报道颈椎椎弓根置钉椎动脉损伤率为 2.4%。Madami 报道椎动脉损伤为 8.2%，吴战勇报道椎动脉损伤率为 3.3%，所以防止椎动脉的损伤的关键是提高颈椎弓根置钉准确率。既要高精仪器如导航系统，三维 CT 或 C 形臂 X 线机，又要过硬的操作技巧。椎弓根置钉点和方向由于颈椎弓根形态学变异很大，所以每例椎弓根置钉均应根据每个椎弓根实际 X 线和 CT 测量结果来决定进针点和方向，这样才能提高手术成功率。一旦发生椎动脉损伤，应严密观察椎动脉出血流量和硬膜外血肿形成的情况来决定处理方案。如果是克氏针定位损伤，由于克氏定位针直径较细，贯穿损伤椎动脉，当时有喷射性动脉出血，可以用骨蜡封堵进针孔，严密观察出血情况，无再出血，可以重新改变进针点和方向，以达到正确的进针点和方向。如属椎弓根螺钉拧入时损伤，这种情况不能急于退出螺钉，否则会导致不可收拾的局面。应观察出血量和椎管内是否形成血肿而决定处理方案。如继续出血，即在下位椎间孔结扎椎动脉。

2. 脊髓、神经根损伤　由于椎弓根螺钉进针方向偏内，易引起脊髓和神经根损伤。吴战勇报道 30 例中 14 例颈椎弓根螺钉置钉方向偏差，其中进入椎间盘 4 例，偏外 3 例，偏下 2 例，偏内 5 例。偏内 5 例均未引起脊髓、神经根损伤，但椎弓根内侧皮质均已破坏。Delamarter 报道神经根损伤占 0.7%。有学者报道 1 例 C_6 椎弓根峡部骨折，经皮穿刺推弓根螺钉个体化内固定，术中 C 形臂 X 线机透视下位置良好，术后患者均无脊髓与神经根损伤症状，术后第 4 天行 CT 扫描检查发现，两侧椎弓根螺钉均进入椎管，而硬膜囊未受压，1.5 年拔除内固定，无神经损伤症状，一旦损伤脊髓，后果不堪设想。所以颈椎椎弓根螺钉置入“宁上勿下，宁外勿内”，以避免脊髓与神经根损伤。

二、经皮胸腰椎椎弓根螺钉内固定术

椎弓根螺钉内固定能抗衡各个方向上的脊柱运动，在治疗胸腰椎骨折已越来越普遍。但是，常规椎弓根螺钉系统内固定需要广泛的组织切开进行螺钉置入和棒安装。切开操作的椎弓根螺钉内固定的组织创伤大、失血量大、住院时间长、费用高。1982 年，Magerl 最早使用腰椎经皮穿刺固定术，但使用的是外固定器。1995 年，Mathews 报道使用板作为纵向连接器；2000 年，Lowery 介绍了使用棒的同类技术。但上述病例中纵向连接器不是外置就是紧贴在皮肤下的浅表位置，易导致浅表的内植物产生刺激；需要较长的螺钉，导致了较长的力臂，生物力学稳定性差。脊柱骨折经椎弓根螺钉复位后载荷大部分作用在后路的器械上，而椎体强化能增加骨折椎体的稳定性，减少后路器械应力，促进骨折愈合。Mermelstein 等通过离体模拟脊柱骨折后进行椎体强化，表明经椎弓根向骨折椎体内注入新型磷酸钙骨水泥可以增强爆裂性骨折模型的前柱稳定性，减少后路内固定的应力，Wilson 等通过离体实验也得出相似的结论。因此，对于脊柱前中柱较严重的骨折，有必要行闭合穿刺注射磷酸钙骨水泥强化。

手术通过在 C 形臂 X 线机引导下，采用微创经皮操作器械与中空椎弓根螺钉内固定器，经皮穿刺安装内固定器，并选择椎管占位较重侧，做 4cm 切口行半椎板切除脊髓减压，经椎弓根做骨折椎体强化，并与传统切开椎弓根螺钉内固定治疗胸腰椎骨折病例进行临床疗效评定（比较围术期参数与影像学指标）发现：对胸腰椎骨折患者，微创经皮椎弓根螺钉内固定手术组与传统切开组在时间上无显著性差异（$P>0.05$），而在切口长度、椎旁肌损伤、术中出血量、术后引流量、术后疼痛程度、住院时间方面均有显著性差异（$P<0.05$）。两组自身术前、术后影像学观察椎体前缘高度、后凸 Cobb 角、椎间隙高度及椎管堵塞指数等恢复方面均有显著性差异（$P<0.05$），但两组术前、术后影像学观察指标无显著性差异（$P>0.05$）。因此，微创经皮椎弓根螺钉内固定手术技术具有操作简便、安全可靠、创伤小、出血少、疼痛轻、恢复快、住院时间短等良好的近期治疗效果。

（一）器械结构

1. 经皮椎弓根螺钉内固定器

（1）固定部件：正、反螺柱角度钉座，螺柱的螺纹互为相反，螺纹柱上为一平面导轨，供紧固螺丝控制钉座，防止旋转活动。正、反螺柱角度钉座外侧端为6°、12°的斜面，此角度供开口椎弓根螺钉将椎体前缘恢复正常生理屈度。

（2）握持部件：椎弓螺钉内柱为锥形结构，中心部为1.2mm直径的中空管，供经皮穿刺的克氏定位针通过。外径为6.0mm、5.5mm和5.0mm，供不同年龄和不同部位选用。螺钉尾部为单侧U形开口结构，与角度钉座相匹配，紧固螺母将螺钉与钉座扣锁。

（3）伸缩部件：为一正反内螺纹套管，长度分别为35mm、40mm、45mm和55mm，与正反螺纹柱角度钉座相接洽，套管上有一六面体，供六角扳手转动套管，套管顺、逆时针转动，可使正反螺柱角度钉座将椎弓螺钉撑开或压缩，在纵轴位产生强大撑、压综合力。

（4）连接部件：为一扁平的长形横杆和两个连接横杆的杆座，横杆杆座套在正反内螺纹套管上，以紧固螺母控制连接横杆，使整个内固定器形成H形结构，处于极为稳定的工作态度。

2. 经皮椎弓根螺钉内固定器配套器械　此配套器械包括：T形手钻、T形开路器、T形中空起子、T形中空攻丝、T形中空持钉器、中空扩大管、中空工作通道、直、弯六角扳手等。

（二）手术适应证

（1）$T_{10}\sim L_2$ 单纯压缩性骨折，前缘压缩大于50%者。

（2）$T_{10}\sim L_2$ 爆裂性骨折，伴椎管内骨块占位，脊髓受压少于50%。

（3）$T_{10}\sim L_2$ 骨质疏松性骨折无神经症状。

（三）手术禁忌证

（1）严重骨折脱位。

（2）严重心肺疾病及凝血功能障碍。

（四）手术方法

1. 术前准备

（1）影像学检查：脊柱X线摄片为常规检查，其临床意义比CT和MRI检查更为重要。X线（片）可以明确外伤部位、范围、程度和分型，是治疗前后疗效对比的客观手段之一，并有助于预后的判断。阴性结果亦有助于诊断和鉴别诊断。CT扫描可以更明确地获取椎体、椎管和根管的直径和横径等有关数据；可判断椎管内有否占位性损伤以及范围与性质；可观察骨折块移位情况，尤其是椎体后缘，上下终板的损伤；配合使用造影剂（CTM）可观察骨赘和韧带骨化等变化，CT扫描可以二维或三维重建损伤组织，更加逼真地反映脊柱的解剖结构。MRI成像可以同时从矢状面、冠状面和横断面来观察椎管内外的解剖结构，更有意义的是早期发现脊髓组织本身的病理和生化改变，以及椎间盘和软组织的损伤变化。因此，X线（片）、CT和MRI检查是确定治疗胸腰椎损伤的最佳方案。

（2）脊髓继发损伤的药物应用：脊柱脊髓损伤的治疗，应注重脊髓损伤的治疗。脊髓损伤的两大基本策略，一是减轻受伤脊髓的继发损伤，二是促进脊髓神经的再生。当前最为常用的措施是通过药物拮抗继发性损伤因子来达到治疗目的，主要药物有甲泼尼龙、阿片受体拮抗剂、钙离子通道阻滞剂、NMDA受体拮抗剂等。同时应用神经营养因子、神经节苷脂等，促使脊髓神经恢复。

（3）围术期事宜：脊柱损伤患者术前必须做肝、肾、心、肺功能检测，如有肝、肾、心、肺功能不全，应在术前给予纠正，达到正常的检查值方可施行手术。术前还需做血常规及出凝血时间检查。术前使用抗生素，术中抗生素在麻醉生效后滴注，严格控制以保证抗生素使用的完全性和抗耐药性。

（4）术前定位：术前使用C形臂X线机做正位与侧位透视，在体表以标号笔绘出伤椎和上下椎体的投影，供手术时参考。同时要做好C形臂X线机位置、高度、角度投照设置，简化术中操作，减少X线辐射量和操作意外。

2. 麻醉　气管插管麻醉或局部神经阻滞麻醉。

3. 体位　俯卧位，胸部及两髂棘部垫软枕，腹部悬空，根据骨折部位，调整手术床的伸屈度。术前徒手按压伤椎施行整复。

4. 术中定位　将C形臂X线机正位投照，在伤椎上、下椎体的椎弓部位，即透视像的“眼睛部位”各置一枚克氏针，垂直棘突连线，使克氏针投影线通过“眼睛”的中心线，再各置两枚克氏针平行于棘突连线，使克氏针投影通过“眼睛”的外侧缘，两投影线交点，即为进椎弓根点。亦可作椎弓根轴心位投照法，C形臂X线机投照方向与椎弓根轴心线一致，将克氏针的轴心线与椎弓根轴心线吻合，成为透视像的“眼睛”中心点。

5. 穿刺椎弓定位　在棘突旁开2cm左右做1.5cm纵行切口，用1.2mm穿刺针到达椎弓根点，即“眼睛”中心外侧缘。向内10°~15°，缓慢均匀钻入，侧位C形臂X线机投照像上穿刺针通过椎弓根中心轴与终板平行。正位投照像上针尖距离棘突连线约1~1.5cm，距离终板线约1cm为佳。或者将C形臂X线机作正位垂直椎弓根轴心位投影，穿刺针应位于“眼睛”的中心位置，针尖不能超越“眼睛”边界。用同样的方法将4枚穿刺针置入病椎上、下椎的椎弓根。

6. 椎弓螺钉置入　用中空扩大管通过穿刺导引针，扩大钉道后，置入保护套管，退出扩大管。通过穿刺导引针，用空心丝攻扩大钉道后，中空椎弓根螺钉通过穿刺导引针，在保护套管内用中空起子将椎弓根螺钉拧入椎弓根，C形臂X线机透视下显示位置良好。

7. 固定棒植入　取相应长短的固定棒，经预弯，转向孔朝上，通过皮下肌肉隧道，去旋转后固定钉棒，或用CYL钉伸缩套管直接安装撑开，手术完成。

8. 小切口减压　如脊柱爆裂骨折严重，一侧撑开复位后，对侧经皮椎弓根螺钉固定。另一侧小切口做半椎板切除，保留小关节突关节，运用特制脊柱花刀前方骨块推挤减压。

9. 伤椎强化　如椎体前方压缩较严重，经内固定器械复位固定后，再经伤椎的椎弓根，闭合穿刺将穿刺道扩大至6mm，通过器械将伤椎塌陷椎体终板复位，同时向伤椎前中柱部注入自固化磷酸钙骨水泥等以稳定骨结构，促进骨愈合。

10. 闭合创口　缝合皮下组织，行椎管减压及椎体强化者，术毕置管引流，闭合创口。

（五）操作注意事项

（1）准确定位：准确定位椎弓根进钉点是手术成败的关键，C形臂X线机正位投照像上进针点必须在“眼睛”的中心点偏外侧缘。胸椎进行进钉时，内外5°~10°，腰椎为10°~15°，钉尖距离椎体中心轴线约1.0~1.5cm。侧位投照像上，钉像需与椎体终板平行。

（2）透视必须有正位、侧位投照，球管投影面必须与椎体垂直，不能倾斜、旋转及过度放大，以免误导进针方向。

（3）对骨质疏松患者，椎弓根皮质扩大不宜过宽，攻丝道不能过深，以免椎弓螺钉固定不稳而易松动或拔出。

（4）强化伤椎灌注自固化磷酸钙骨水泥，粉液配比要适合，灌注压力不得过大，以免进入椎管。

（5）任何操作均在套管中进行。严格选择螺钉直径、长度及类型。

（六）术后处理

（1）严密观察生命体征，观察运动感觉及括约肌功能变化。

（2）严密观察局部是否有血肿，引流管是否通畅，是否有脑脊液引出，引流物的颜色、量等。

（3）术后抗感染3~5d，防止感染。

（4）术后3~5d，嘱患者功能锻炼，5~14d可以逐渐起坐，14d后可下地扶拐行走。

（5）对有神经症状患者，应特别注意翻身护理及膀胱、直肠功能护理，防止并发症发生。

（七）并发症防治

1. 脊髓神经损伤　进钉点太偏斜中线、夹角大于15°，正位投照像，钉尖接近或超越中线，螺钉可能进入椎管，如退出螺钉或导引针，有脑脊液溢出，说明已损伤硬膜或脊髓，在钉道填塞可吸收明胶与骨蜡，同时重新调整角度。术后密切观察运动感觉及括约肌功能。

2. 神经根损伤　椎弓根螺钉方向偏外侧及下侧，螺钉靠近或部分通过椎间孔，必须调整椎弓根螺钉位置，并辅助药物治疗，必要时神经根探查并修复。

3. 椎弓根螺钉松脱　严重骨质疏松症患者，或伤椎上下椎椎弓根或外侧壁有破损，椎弓根螺钉难以锚状固定，易产生松脱。遇此现象，需在椎弓根内植入条状皮质骨或注入骨水泥，行椎弓根强化后再行螺钉固定。

4. 导针损伤内脏或大血管　由于操作者只在正位投照像上操作，而又不作侧位投照像观察，导针穿刺椎体前缘皮质内脏或大血管。此时即刻停止手术，必要时行开腹（开胸）探查或修复。

5. 内固定物折断　术后过早负重活动，或内固定质量问题（材料与工艺）可以导致内固定物断裂。一旦出现，根据术后时间、复位及愈合情况决定是否取出内固定物。

6. 骨水泥渗漏　伤椎强化时，由于椎体后壁破裂，或注射骨水泥压力过大，或骨水泥过稀，均易在操作时渗漏。有的向椎体前缘渗漏，有的向椎间孔部渗漏，有的向椎间盘渗漏，有的向椎管渗漏。若有压迫神经根和脊髓，术后产生临床症状者必须再次手术取出渗漏骨水泥。

（刘　毅）

第五章

髋关节微创手术

第一节　髋关节镜手术

1931 年，Burman 首先介绍了髋关节镜的概念；1971 年，Gross 报道了应用关节镜治疗先天性髋关节脱位；1980 年，Vakliff 和 Warren 报道了关节镜下取出全髋关节置换术遗留的骨水泥块；1981 年，Holgersson 等报道了用髋关节镜诊断和治疗青少年型慢性髋关节炎。髋关节镜的发展相对滞后，其主要原因是由于髋关节镜的发展与膝关节镜相比有很大不同。在过去的 10 年间，随着微创技术的进展，关节镜技术在骨科领域发展迅速，髋关节镜诊断和治疗髋关节疾患得到了快速发展。髋关节镜为进一步探讨和认识髋关节疾病，提供了有效空间。对以前需要切开手术的髋关节疾病，如关节内游离体、骨赘等疾患，都可以在髋关节镜下完成。采用关节镜微创手术，可大大加快康复时间，是开放手术无法比拟的。以前一些不经关节切开难以确诊而束手无策的病变，可在关节镜下进行直观手术。随着对髋关节解剖的认识，对于髋关节内病变的形态学、病因学将会大大地加深理解。关节镜手术为我们提供了一套全新的诊治手段，该技术将会对未来的治疗产生巨大影响。

一、适应证

（1）适应证尽管很多，但具备绝对适应证的患者却很少。一般来说，游离体、盂唇撕裂、髋臼或股骨头软骨病变、股骨头缺血性坏死、圆韧带断裂或撞击、髋臼发育不良、滑膜疾病、胶原病（如类风湿关节炎或系统性红斑狼疮伴撞击性滑膜炎）、结晶性髋关节病（如痛风、假性痛风）、关节囊挛缩症（如 Ehers – Danlos 综合征）、滑膜软骨瘤病、血液疾病、感染、全髋关节成形术后异物取出（隐性感染的诊断，关节内钢丝或骨水泥异物的取出）、创伤后疾病（脱位，Pipkin 骨折）、骨性关节炎、关节外疾病和顽固性髋关节痛，均可进行关节镜手术检查和治疗。有外伤史的患者更适合于关节镜诊治，无外伤史或仅受到轻度外伤的患者的症状可能预示着关节更容易受到损伤或产生退变过程，这种情况作关节镜的效果可能不很理想。

（2）伴有绞锁、刺痛等症状的患者，较单纯关节疼痛或因疼痛而活动受限的患者更适合于做髋关节镜下关节清理术。长期反复发作、症状持续不能缓解的髋关节痛，查体有阳性体征但不能明确诊断的患者也可采用髋关节镜的诊治。

（3）通常患者的症状由明确的外伤引起的更适合关节镜手术治疗；如果患者的症状不明显，关节镜手术的疗效则很难预测。因为，如果没有明确的致伤因素，则常常是由一些潜在的致病因素或退行性病变引起的，关节镜手术则很难完全逆转这些病程。

（4）对于关节活动时发生绞锁、尖锐的刺痛等症状，可以行关节镜手术缓解症状。对于仅仅是运动时疼痛，甚至症状与运动无关，行关节镜手术要慎重，术后不一定能够达到预期的疗效。年轻人的髋关节痛，常常是功能性的，可能源于髋内和髋周软组织病变，多数患者非手术治疗可以改善功能和减轻髋痛。如果持续性髋关节疼痛，通过休息、非甾体类抗炎药或理疗等系统的非手术治疗无效，行髋关节镜检查具有重要价值。

二、禁忌证

（1）髋关节强直、僵硬者或关节囊挛缩，关节牵开受限的疾病者。

（2）异位骨化关节无法牵开或充盈，关节镜器械无法进入者。

（3）股骨颈应力骨折、坐骨支和耻骨支不全骨折及严重骨质疏松者。

（4）创伤或手术造成的髋关节骨与软组织明显的解剖异常者。

（5）髋关节进行性破坏、骨髓炎、脓肿形成或败血症患者。

（6）邻近切口处皮肤病或溃疡病者。

（7）病态肥胖，器械难以达到关节内，手术操作困难者。

三、设备与器械

（1）常规备用C形或G形臂X线影像增强器，对确保准确无误的进入髋关节腔隙是十分必要的。

（2）30°和70°的关节镜、冷光源、摄像成像系统、监视器关节镜，手动器械和电动切割刨削系统、射频是必备的器材。一般30°的关节镜观察髋臼中心部分和股骨头及髋臼窝的上部效果最好。70°的关节镜观察关节外周部分、髋臼盂唇和髋臼窝的下部效果最好。交替使用可获得最佳图像。

（3）机械液体压力泵对维持水流量方面颇有优点，如果水压过大可能导致灌洗液渗漏，无须过高的压力即可产生足够的水流量。

（4）分类齐全地加长关节镜套管，直径为4.5mm、5.0mm和5.5mm，是为髋关节周围致密而又丰厚的软组织专门设计制作的，可以在这些套管上使用标准的关节镜。

（5）套管、穿刺锥关节镜与导丝配套器械，导丝通过特殊17号6英寸穿刺针进入关节内。

（6）圆锥形套管穿刺锥在防止损伤方面较尖端三刃形套管针更加安全，避免因穿刺关节囊时造成严重的关节软骨面损伤。

（7）为适应股骨头球形曲面，加长弧形刨削刀具和加长的带槽套管，专为弧形刀具建立通道，使操作更加方便。

（8）特殊设计的加长手术器械和专门加长的等离子刀，有助于关节镜下手术操作。

四、体位

髋关节镜多采用仰卧位牵引（图5－1），优点是摆体位比侧卧位方便且容易得多，仰卧位时做前方入路比较容易。仰卧位一个重要的优势可避免液体渗漏。体位不合适会使手术难以进行，不管是采取仰卧位还是侧卧位，体位必须合适，体位的选择取决于医师的习惯。

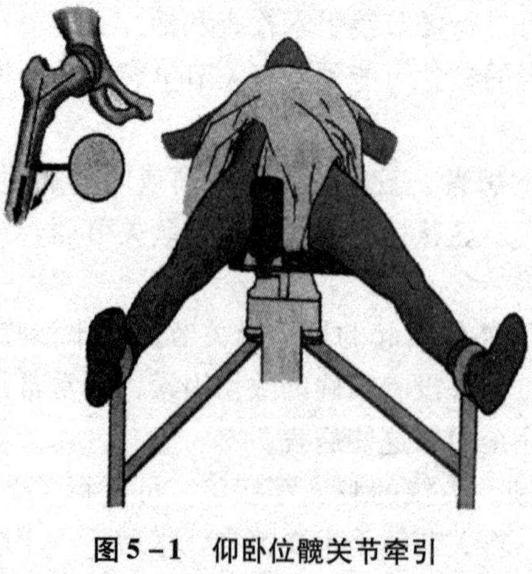

图5－1　仰卧位髋关节牵引

五、麻醉

全麻或硬膜外麻醉。

六、牵引

（1）由于牵引对横跨坐骨的阴部神经分支的压迫和对坐骨神经的牵拉。有人术中用诱发电位监测坐骨神经，确定牵拉力量不应 >75 磅，牵引时间不应超过 2h。

（2）垂直会阴柱屈髋可大大增加牵引力，同时对坐骨神经牵拉，有可能造成坐骨神经失用。

（3）为保护阴部神经免受损伤，包裹好会阴柱（直径至少 9 ~ 12cm），使手术侧髋关节偏向一侧，可有效分散对会阴部的压力。会阴柱的摆放可以最大限度地减小压迫性会阴神经麻痹的危险。

（4）通过牵引产生一个轻度向外的分力，从而拉开了接触点与阴部神经之间的距离，分散作用在坐骨上的外力，掌握好时间，减少暂时性神经麻痹。

（5）患者仰卧牵引床上，屈曲位可以使关节囊松弛，但可能使坐骨神经受到牵拉或者使坐骨神经太靠近关节囊。因此，关节镜手术时应避免髋关节屈曲。

（6）术中下肢必须旋转至中立位，但足板应可以自由旋转，以确保能够看到股骨头。

（7）对侧肢体应尽量外展，在两腿之间可以放进影像增强器。在固定对侧足时应施以轻度的牵引以产生一个反牵引力，这样可以维持骨盆在手术床上的位置，使其不致因患侧的牵引而移位。

（8）通过透视可进一步确定施加在肢体上牵引力的大小以及髋关节牵开的程度。

（9）牵开髋关节的力量需要 25 ~ 50 磅的牵引力。如果关节太紧，可以再加大些力量，但增加牵引力必须小心谨慎。

（10）如果还不能顺利地牵开关节，可持续牵引几分钟，让关节囊对张力有所适应，以便使关节囊松弛，这样不需要过多的牵引力也能够使关节牵开。确认髋关节已经牵开后，应减少牵引重量。

（11）荧光屏上显示的真空现象，是由于关节牵开后的囊内负压造成的。术中向关节内注入液体扩张关节，使关节的密封腔被打开后，就可牵开关节腔。

七、体表定位

将股骨大粗隆画出，标记髋关节周围的骨性标志、血管神经走行、关节镜和器械入口。髋关节周围可触及骨性标志有大粗隆、髂前上棘。深部骨性标志有股骨头颈和髋臼。进入髋关节后，这些深层的骨性标志用穿刺针和套管针均可探及。

八、手术入路

一般为 3 个手术入路，即前方、前外侧和后外侧入路（图 5 - 2）。股动脉和股神经在前方入路的内侧，股外侧皮神经与前方入路的位置接近，坐骨神经位于后外侧入路的后方。确定入路时，应考虑到神经血管的走行。外侧入路附近重要的解剖结构包括后方的坐骨神经和前方的股外侧皮神经。前方有股动脉、股神经以及臀上神经远离入口，要注意其位置以免损伤。

1. 前方入路　在髂前上棘以远平均 6.3cm 处，进入前关节囊之前，先穿过缝匠肌和股直肌的肌腹。股外侧皮神经在前方入路水平，分成三到四个分支。前方入路与这些分支的距离通常在几个毫米之内。由于神经有多个分支，所以在改变入路位置时难免碰到神经；不过通过仔细的操作可以避免神经损伤。特别需要注意的是，如果皮肤切口过深，很容易伤及皮神经分支。前方入路在从皮肤到关节囊的行进中，几乎垂直于股神经轴线，在关节囊水平则更为接近，平均距离为 3.2cm。旋股外侧动脉的升支与前方入路的关系有一定变异，但一般都位于前方入路以下大约 3.7cm 处。通过一些尸体标本确认，在关节囊水平，入口周边几个毫米处有该动脉的一支终末动脉。注意防止前方入路造成血管损伤。

2. 前外侧入路　首先建立前外侧入路，此入路比较安全。前外侧入路在关节囊外侧面的前缘穿过臀中肌。在此部位，与前外侧入路关系比较密切的唯一结构就是臀上皮神经出坐骨窝后，由后向前横向走行，经过臀中肌的深面。该神经与前后两个外侧入路的位置差不多，平均距离为4.4cm。在X透视引导下，用6英寸长的17号穿刺针做前外侧穿刺，当穿刺针刺入关节腔内时，由于髋关节牵开后，通常会出现一种真空现象，液体可被主动吸入关节腔内，确认穿刺针已在关节囊内，注入40ml液体扩充关节腔。穿刺针经前外侧入路进入关节腔时常常会穿透髋臼盂唇，进针时可以体会到穿透盂唇比穿透关节囊的阻力更大，如果穿刺针穿透盂唇，简单的处理方法是在关节扩充后将针退出，然后在盂唇水平之下重新进入关节囊。如果不认识到这一点，套管会造成盂唇损伤。手术器械穿入髋关节时，需要穿过臀中、小肌，一旦穿入关节囊，即可感到明确的“落空感”。如果在穿入关节囊前碰到骨质，说明器械太靠上碰到了髋臼的外壁，太靠下而碰到股骨头。连接关节镜和进水管，在关节镜直视下置入关节镜工作套管和刨削或射频汽化清理增生肥厚、充血水肿的滑膜组织，剥脱浮起的软骨碎屑，修整股骨头和髋臼的软骨创面。前后位X线透视确定入路的位置，当下肢旋转至中立位时，股骨头前倾使得关节的中心位于大转子中心的前面。前外侧入路位于大转子前缘的位置，应该从关节中部进入前方。

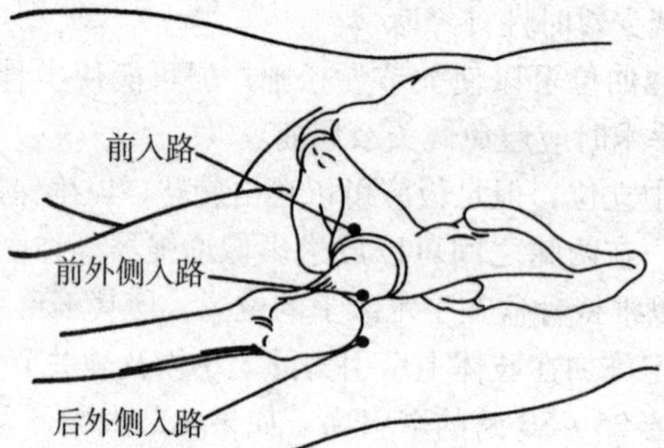

图5-2　髋关节镜入路

由于髋关节解剖结构的局限性，而且有丰厚而又致密的软组织包绕，不小心可引起医源性的关节软骨损伤。只要熟悉髋关节周围的局部解剖，就不会损伤到附近的股神经。不过，股外侧皮神经的走行与该入路十分接近。做切口时千万小心，运用正确的手术技巧是可以避免该神经损伤的。如果皮肤切口太深也很容易伤及该神经。必要时仅用外侧两个人路就能顺利完成关节镜手术。

3. 后外侧入路　建立后外侧入路时，穿刺针在到达外侧关节囊后缘之前要穿过臀中肌和臀小肌，走行于梨状肌的前上方，在关节囊水平与坐骨神经毗邻紧密，与神经外侧缘　的距离平均为2.9cm。将关节镜的镜头向后旋转，就可以看到后盂唇下方的进入部位。在关节镜监控下建立入路，可以确保器械不会偏离方向或进入到后方，从而保护坐骨神经免受伤害。同样，做后外侧入路时，要保证髋关节处于中立位。髋关节外旋会使大转子向后移位。大转子是主要的解剖标记，如果后移会增大坐骨神经受损伤的危险。

4. 髋关节外侧入路　将足固定在牵引架上。髋关节处于轻度的外展、屈曲和外旋位以便关节囊松弛。会阴柱抵于两腿中间会阴区，抵住患侧大腿的内侧面并向外推，产生一个轻度向外的对抗牵引力，并使会阴柱远离横跨坐骨的阴部神经分支。在大转子附近将长穿刺针在预定的切口部位穿入以保证切口位置准确，切口远离重要血管神经比较安全（图5-3）。股外侧皮神经的分支与前方切口的距离相对较近，但对神经并不构成危险。施加足够的牵引力，至少牵开髋关节12mm，并由X线透视确认，必要时可增加牵引力量。髋关节牵开后，将长穿刺针经大转子前缘插入，经股骨颈上方进入关节腔。穿透关节囊时会有明显的突破感，之后髋臼会阻挡穿刺针的进入。此时需要用X线影像增强器来确认穿刺针的位置。如果还没有进入关节内，应在X

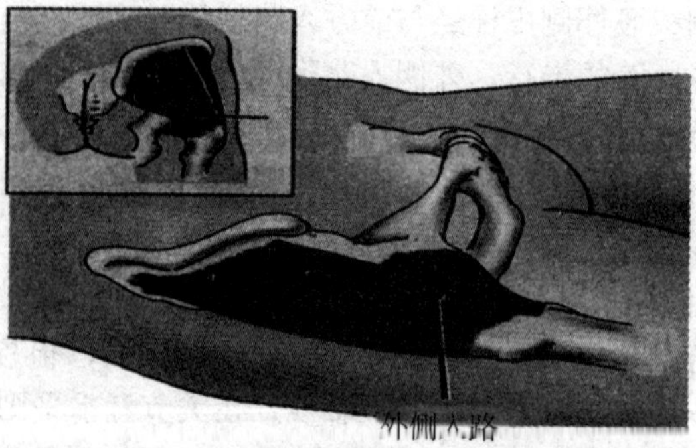

图5-3　外侧入路在股骨大粗隆顶端

线透视下进入关节。术者应调整视频摄像系统，使荧光屏上出现的关节镜图像与患者解剖位置的图像相对应，经外侧入口可直接见到髋臼。待手术器械插入到关节后，将牵引力减小至 50～75 磅。当牵引力达到更安全的水平后，关节依然保持牵开状态，这是因为肌肉已经处于松弛状态。

九、穿刺步骤

（1）用 18 号 25cm 长的专用穿刺针进行髋关节穿刺，将穿刺针沿股骨大粗隆的顶点穿入，沿髋臼缘刺入髋关节内。

（2）髋关节穿刺成功后，连接穿刺针的注射器内的生理盐水会自动吸入髋关节腔内10～15ml。液体注入髋关节腔内会自动反流，说明穿刺针已在髋关节腔内。用注射器向关节内注射 10～15ml 的水，用以打破关节内的负压抽吸密封状态，髋关节会松弛下来，并可进一步牵开。

（3）导丝插入穿刺针内，拔出穿刺针，导针置于原位。

（4）用直径 5mm 的空心状导向棒沿导针插入关节腔，关节镜穿刺锥套管沿导向棒穿关节腔。

（5）置镜后，在关节镜和 X 线的监视下完成前方入路。用 70°的关节镜直接观察髋关节囊的穿刺部位。在前方盂唇游离缘之下，先将 17 号腰穿针刺入关节腔以便探路，再将穿刺套管刺入并远离股骨头的关节面。关节镜通道已经建好之后，在大转子尖端的上方建立工作通道，直接达股骨头前上方，器械与股骨头要保持一定的距离，以免造成关节面磨损。

十、并发症

髋关节镜并发症，通常由关节镜手术方面经验比较丰富的医师报道，而许多初学者所发生的严重问题并没有报道。髋关节镜检查无论入路还是技术操作都比膝关节镜困难得多，要注意手术并发症的预防。

1. 神经血管牵拉伤　Glick 报道在他的早期病例中，曾在牵引后出现暂时性的坐骨神经麻痹。如果选择常规入路且操作正确的话，不会损伤血管神经，因为这些结构与切口的距离相当远，从解剖角度也证实了这一点。髋关节牵开时，一般不主张屈曲髋关节。屈髋可以部分松弛关节囊，但会给坐骨神经以更大的牵拉力。外侧入路可能出现的并发症是由于牵引对横跨坐骨的阴部神经支的压迫和对坐骨神经的牵拉。股外侧皮神经在关节镜前入口就分成三支或更多分支，其中一支紧邻入口。因此，切开皮肤时应注意避免伤及该神经。当从该出口取出较大的游离体时，需扩大切口可能会造成神经损伤，有的为一过性的某一分支麻痹，因此应特别注意。

2. 会阴部挤压伤　Eriksson 等报道了 1 例因为挤压导致会阴部软组织坏死的病例。我们曾遇到 2 例一过性阴部神经麻痹的患者，其原因是骨科手术床会阴柱顶压所致。正确使用牵引设备十分重要。当髋关节牵开后，应尽量减少牵引重量和时间。

3. 股骨头和盂唇损伤　髋关节周围有丰厚的软组织，关节腔限制了术者使用手术器械。穿刺时股骨头软骨面特别容易受到损伤。在建立入路或操作过程中，可能会发生盂唇或软骨损伤。在建立入路时，穿刺点最好要低于盂唇，远离股骨头关节面。

4. 液体渗漏到关节囊之外组织　有人报道了侧卧位液体大量积聚在腹腔和后腹膜，并短暂影响下肢血供，甚至有的造成了心衰。可能是因为重力的作用下，腹腔和盆腔液体聚集，液体渗漏具有潜在的危险性。

5. 关节镜手术对股骨头血供的影响　影响尚不清楚，目前尚无关节镜造成股骨头缺血坏死的报道，也没有人报道髋关节镜术后感染和静脉血栓。虽然如此，这些并发症仍然可能会发生。另一常见现象是在外侧入口附近发生大转子滑囊炎，较难治愈。由于髋关节软组织厚，限制手术器械操作，造成器械断裂的情况时有发生。

（祝茂松）

第二节　髋关节骨关节炎与滑膜炎

髋关节疼痛可能源于滑膜病变、结晶体、肿瘤、血液病、结缔组织病，但以滑膜的炎性病变和骨关节炎多见。游离体常见于关节退变、创伤、滑膜软骨瘤病和白塞病引起的关节软骨炎。也可发生于青少年型类风湿关节炎、风湿性关节炎、红斑狼疮和 Ehlers – Danlos 综合征等胶原系统疾病造成的髋关节滑膜组织水肿。Dorfmann 报道了在 12 年中行髋关节镜手术 413 例的经验，其中 68% 为不明原因髋关节疼痛，髋关节镜诊断性检查、游离体取出和髋关节清理术后取得满意的结果。

一、临床特点

1. 髋关节骨性关节炎　影像学显示关节间隙变窄，预示着关节软骨退变后关节间隙狭窄。骨赘形成、游离体形成、软骨下骨硬化或囊性变，是骨关节炎出现临床症状的常见原因。成年人髋臼发育不良可导致髋臼盂唇损伤，也表现为髋关节疼痛、反复绞锁症状，关节镜清理后症状可明显缓解。Santori 和 Villar 发现 X 平片诊断早期骨性关节炎的阳性率较低，当疾病发展到 X 线片有所表现时，则关节镜下通常已经有明显的病变。如果放射学表现出典型的骨性关节炎改变，则意味着病变较重，已经不太适合于关节镜手术。髋关节 MRI 扫描 T_2 加权可以清楚地显示关节腔内积液和软骨破坏情况。Dienst 对髋关节骨性关节炎非手术治疗无效的 17 例，行髋关节镜检查发现髋关节滑膜水肿、盂唇和关节软骨退变，关节内游离体和骨赘形成。

2. 滑膜软骨瘤病　为滑膜化生性疾病，是导致游离体的主要原因。文献报道术前通过影像学检查诊断率为 50% 。McCarthy 和 Buaconi 报道 67% 的游离体在普通放射学检查时不显影。髋关节滑膜软骨瘤病，术前正确诊断率只占 40% ，如果游离体发生钙化，在放射片或 CT 上均可以显示。如果没有骨化的游离体，X 线检查难以明确诊断，对 X 线片不显影的游离体则可行 CT 或 MRI 检查。关节镜检查可以发现大量的米粒状颗粒。

由于髋关节位置深在，周围有丰厚的肌群和软组织包绕，因此，髋关节疾病诊断治疗比较困难。传统的开放手术进行滑膜病变切除术，要求把股骨头从髋臼脱出，本身就存在股骨头缺血性坏死的危险性。关节镜下清理包括清除滑膜组织与粘连束带，关节镜下滑膜切除作为色素沉着绒毛结节性滑膜炎的辅助诊断和治疗方法，已经发挥了良好的治疗效果。关节镜手术与开放关节手术相比，虽然不可能取出所有的滑膜组织和游离体，但可清除增生的滑膜组织和引起症状的软骨碎片。关节镜与开放手术相比已经大大降低了手术的风险性。

二、适应证

（1）非手术治疗无效的髋关节类风湿关节炎、滑膜增生、关节腔大量积液和关节软骨损伤，应行关节镜下滑膜清理术，以便确定诊断和治疗。

（2）滑膜软骨瘤病和色素沉着绒毛结节性滑膜炎是关节镜手术处理的良好指征，术后能够达到缓解症状的目的。

（3）类风湿滑膜炎行滑膜切除可以缓解症状，关节镜下将滑膜完全切除几乎是不可能的，滑膜切除后的效果取决于软骨损伤的程度。

（4）髋关节游离体可引起绞锁症状并损伤关节软骨，如果关节间隙尚好、髋关节活动度正常，首先选择关节镜清理术。

（5）髋关节退行性骨关节炎、先天性髋臼发育不良或创伤性骨关节炎，非手术治疗效果不理想，行人工关节置换受年龄、病情和人工关节使用寿命等因素的制约，关节镜清理可减轻疼痛、推迟全髋关节成形术的时间。

（6）髋臼周围创伤畸形愈合或骨赘发生髋关节撞击，致髋关节疼痛活动受限，切除骨赘可能消除症状，但需要良好的视野和局部解剖知识。

（7）先天性髋臼发育不良合并骨关节炎，股骨头与髋臼受力区软骨磨损，发生关节软骨退变，产生大量碎屑、微结晶、软骨降解微粒和大分子炎性致痛因子滞留在关节腔内，出现髋关节疼痛、活动受限，MRI 显示滑膜组织充血水肿者。

三、手术步骤

（1）下肢牵引，备用 G 形臂或 C 形臂 X 线透视机。

（2）一般选择髋关节外侧和后外侧入路，在股骨大转子上方首先用特殊专用髋关节穿刺针，刺入髋关节腔后，注入的生理盐水则从针头返出，证实已经刺入关节腔内。

（3）沿穿刺针插入导针，拔出穿刺针头，再沿导针插入空心交换棒，并将穿刺锥沿交换棒插入髋关节腔。

（4）关节镜下检查与清理：关节镜下发现关节内浑浊的关节液、漂浮的软骨碎屑。股骨头或髋臼负重区的软骨磨损，有的软骨呈斑片状剥脱，软骨下骨裸露。

（5）关节囊内滑膜组织增生肥厚、充血水肿，有可见盂唇组织磨损。关节镜下刨削刀或等离子刀清理增生肥厚的滑膜组织和剥离的软骨碎片。等离子刀冷凝损伤的软骨创面和滑膜组织。

四、疗效评定

关节镜检查可明确软骨退变的程度和部位，可排除其他病变，术后有助于清除关节内微结晶和磨损的软骨等致痛物质，阻断炎症过程的恶性循环，减轻疼痛、改善功能、延缓病情的发展。多数患者经关节镜清理术后临床症状和功能较前改善。但是退行性髋关节疾病进行关节镜清理的疗效并不十分确切。髋关节镜清理术的效果不如其他关节骨性关节炎的疗效好。髋关节属于单间室关节，不可能有效地避免负重，这就可以解释为什么有的患者术后效果不佳。文献报道有 34% 的患者感到十分满意，即使是经过仔细筛选过的患者，最乐观的报道 60% 的症状能够得到缓解。

（祝茂松）

第三节　髋关节撞击综合征与盂唇损伤

髋臼盂唇沿髋臼的周围呈环形，前后与髋臼横韧带相连，由于盂唇的存在才扩大了股骨头的覆盖面积。髋臼盂唇由纤维软骨构成，通过髋关节内负压来增强其稳定性。盂唇有神经末梢，包括本体感受器和痛觉感受器，这就解释了髋臼盂唇撕裂后为何出现本体感觉减退和疼痛。盂唇的血供来自于关节囊最外层，大部分盂唇缺乏血供，损伤后难以愈合。

一、损伤原因

髋臼盂唇损伤可能与外伤有关，但有的并无外伤史，有人认为是先天性的髋臼发育不良、髋臼覆盖失衡，造成股骨头与髋臼和盂唇的负重区磨损，有的为股骨头骨骺滑移和 Legg – Calve – Perthes 病，股骨头与髋臼负重区力学改变有关，还有的是运动损伤股骨头与髋臼撞击，造成髋关节盂唇撞击。Altenburg 提出髋臼盂唇撕裂患者可能更容易继发髋关节退行性变。Harris 等报道了对髋关节晚期退行性变的患者行全髋关节成形术时发现髋关节盂唇有退变的情况。Fitzgerald 报道了 49 例盂唇损伤中有 45 例（92%）发生髋臼前缘附着区撞击。McCarthy 等报道 58 例盂唇明显撕裂的患者中，96% 发生在前 1/4 处损伤。然而，Ikeda 观察发现年轻患者中 86% 的盂唇撕裂和损伤发生在后上象限。正常的盂唇也可以出现急性损伤，一般来说盂唇组织都存在一些致病因素或退行性变的情况，轻度的创伤也会造成盂唇撕裂。盂唇撕裂可能伴有更为广泛的关节面磨损和退行性变。本病多发生于运动伤和训练伤时，当髋关节内收内旋屈曲，再突然伸直的情况下，髋臼盂唇组织受到突然的牵拉造成撕裂伤。另外，髋臼发育不良合并髋关节退行性关节炎，磨损后可造成盂唇磨损，损伤的盂唇组织，可嵌入髋臼内出现绞锁症状。

二、临床诊断

由于本病少见，对其了解甚少，不易引起注意，容易发生漏诊。由于髋关节位置深在，周围组织丰厚，临床诊断相对比较困难。临床查体髋关节旋转活动或“4”字实验为阳性表现。关节盂唇撕裂嵌入关节内，可引起髋关节绞锁、疼痛或弹响，临床症状与游离体类似。虽然骨科文献中很早就有盂唇撕裂的报道，但人们直到最近几年才对该病的临床意义加以重视。髋臼盂唇与膝关节半月板有一定的相似性，都存在伤后影响愈合的问题。关节活动时，由于股骨头活动和反复的应力刺激，可造成髋臼盂唇微小的创伤。盂唇损伤后股骨头软骨面也会发生相应的损伤。症状的轻重与关节镜下发现的盂唇损伤程度和统计学呈正相关。

X 线片和 CT 扫描等影像学检查也难以显示病变。高分辨率 MRI 和增强 MRA 的临床应用，提高了对盂唇病变的认识。MRI 可以显示关节内积液和软组织的异常改变，有助于明确诊断。但受病变和扫描层面的影响，有时难以发现病损。正常的盂唇在形态上有很多变异，常见的变异有盂唇和髋臼关节缘之间有一裂缝，其边缘光滑，无纤维愈合征象或创伤后反应，注意不要将这种变异误认为是盂唇损伤。

三、手术步骤

1. 关节镜入路　同本章第二节。

2. 关节镜检查

（1）关节内滑膜组织充血水肿，可有陈旧性出血。髋臼盂唇撕裂的瓣可游离并嵌夹于关节腔内，呈现绞锁改变。

（2）髋臼缘或股骨头撞击，可发现髋臼缘和股骨头前外侧有骨赘形成。

3. 选择性清理　发育不良伴有盂唇损伤进行选择性的清理，并尽可能地保留健康的组织，盂唇清理范围过大会加重关节不稳。关节镜不能替代截骨术。在明确诊断的同时关节镜直视下用电动刨削清除关节内陈旧血肿、破碎的盂唇及滑膜组织，进行关节镜下手术，清除关节内陈旧性血肿和瘢痕组织，将损伤的盂唇组织镜下切除，解除绞锁因素，修整软骨面。

四、疗效评定

关节镜术后的疗效如何，更多地取决于关节内的退变程度。术后应严格避免关节负重，维持关节于中立位，以便组织纤维软骨愈合。

盂唇撕裂伤清理术固然可以缓解症状，但由于受诸多因素的影响，如撕裂原因、伴发伤和不确定因素的影响，其疗效较难预测。盂唇撕裂关节镜清理术后的疗效，更多地取决于伴发关节损害的程度。盂唇撕裂清理术可能效果不理想，会不会加重髋关节的退变则更难以预测。髋臼发育不良伴盂唇撕裂，有人认为术后疗效更多地取决于关节内病变的程度。Santori 和 Villar 报道不论有没有关节软骨面的损伤，仅有 67% 的盂唇损伤患者，对外科治疗效果表示满意。所以，术后的症状不一定缓解得十分明显，疗效可能不会像预期的那样显而易见，术前应该向患者讲明确。

（祝茂松）

第四节　全髋关节置换术

随着人工全髋关节置换术（total hip arthroplasty，THA）的发展，代表了 THA 最新技术的微创全髋关节置换术（minimally invasive surgery total hip arthroplasty，MISTHA）应运而生，成为国际上关节外科发展的新技术。目前 MISTHA 可归结为两大类：①小切口技术（miniincision technique），除切口小外，手术操作与普通 THA 无本质差别；②微创技术（minimally invasive technique），该术式以减少对周围组织的创伤和对生理功能的干扰为出发点，具有损伤小、出血少、疼痛轻、瘢痕小、康复快以及费用节省等潜在优点，已经发展为关节置换中的热门研究方向。

一、适应证

（1）骨关节炎、类风湿关节炎及无畸形或强直的创伤性关节炎。

（2）无菌性股骨头坏死。

（3）轻度髋臼发育不良。

（4）有快速出院动机或对手术切口有美容要求。

（5）初次 THA。

（6）对于肥胖、先天性髋臼发育不良、严重髋臼骨折及有内固定要取出、翻修或因关节屈曲挛缩需作软组织松解，以及需用骨水泥假体的人群则不建议做该手术。然而随着医师经验的积累以及技术的熟练，适应证可适当放宽。

二、体位

根据不同术式选择仰卧位或侧卧位。

三、麻醉

硬膜外麻醉或全麻。

四、切口设计

根据不同术式选择不同手术切口。

1. 小切口技术　切口长度为5.0~6.0cm，手术入路有后外侧入路、前外侧入路和正前方入路，双切口入路等。

（1）后外侧入路切口：是对传统 Gibson 入路的改良，也是 MISTHA 最常用的一个手术入路，切口以大粗隆后侧顶点为中心，轻度倾斜，方向从后上向前下，远近端比例为2 ：1（图5－4）。

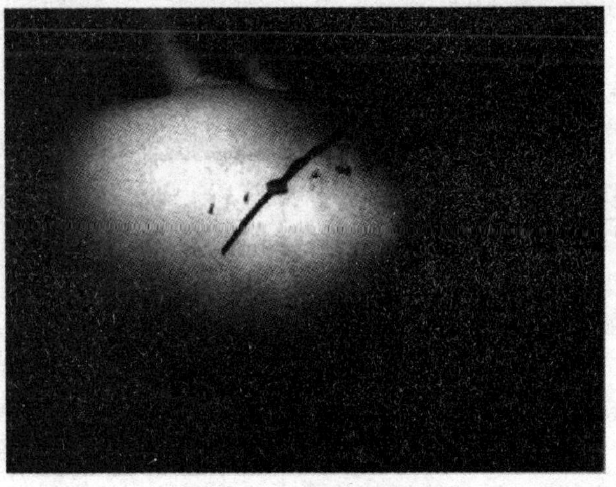

图5－4　切口设计一

以大粗隆顶点下方 2cm 为中心与股骨长轴成 30°做 8cm 长切口，切口由前下方向后外上方延长。

（2）前外侧入路切口：是对 Hardinge 入路的改进。在与股骨长轴平行的大转子中轴线上标出距大转子尖端 2cm 的位置，手术切口以该点为中心，与股骨长轴成 45°，由前下方向后上方的方向做长 7~9cm 切口。

（3）正前方入路切口：是对 Smith－Peterson 入路的改良。在髂前上棘外侧与股骨大转子前缘做一长 5~8cm 向前弯曲的切口，利用了缝匠肌和阔筋膜张肌间隙。若术中髋臼操作困难，可在股骨近端加做切口。而由 Watson－Jones 入路近侧进入则可通过利用阔筋膜张肌和臀中肌间隙来进行操作。另外，Siguier 等还报道了单切口正前方入路，切口平行髂前上棘和腓骨头连线下方 2cm，近远端比例为2 ：1。

2. 微创技术　微创技术指通过一个或两个 < 10cm，甚至更短的切口进行肌肉间分离，被认为是真正意义上的 MISTHA，手术入路有双切口入路和改良 Watson - Jones 入路，也称之为改良前外侧入路。

（1）双切口入路切口：由 Berger 首创，是对 Smith - Peterson 入路的改良，前侧切口从股骨头基部沿股骨颈纵轴指向粗隆间线，约 5cm 长，用来切除股骨头和安放髋臼假体。在臀部后外侧加做一长约 2.5cm 后侧切口用来进行股骨准备及安放假体（图 5 - 5A）。

（2）改良 Watson - Jones 入路切口：由德国 OCM（Orthopadische Chirurgie Munchen）医院 Rottinger 和 Hube 医师设计完成的。切口选自 Watson - Jones 入路的一段。切口自大转子前缘向髂前上棘后 7cm，2/3 位于大转子顶点以上，1/3 位于转子下，且与股骨轴线成 20° ~ 30°角，利用臀中肌和阔筋膜张肌间隙进入。为便于文字表达，故也称该入路为 OCM 入路（图 5 - 5B）。切开皮肤游离皮下，自阔筋膜张肌与臀中肌间隙入内，显露前方关节囊。

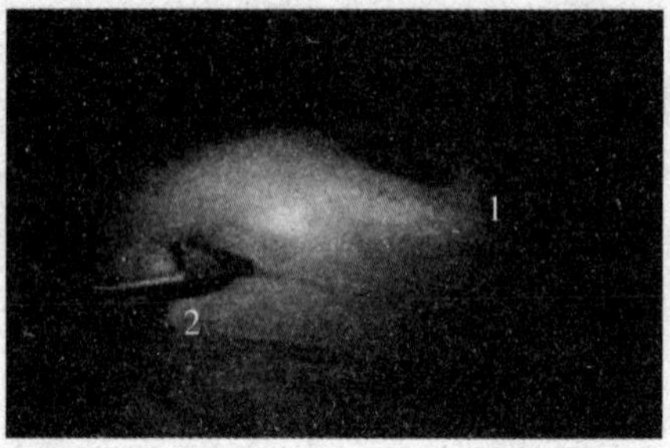

A

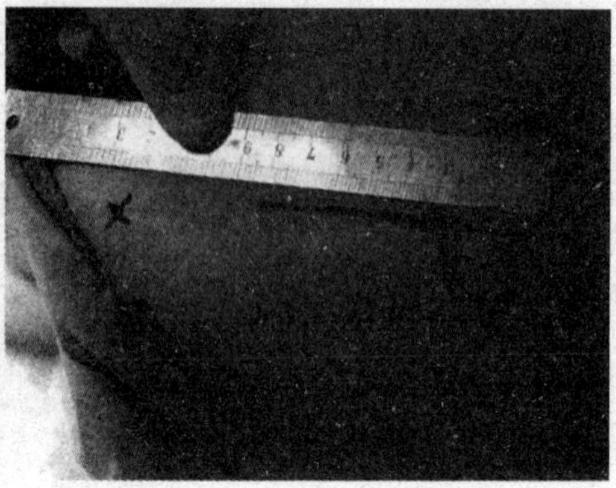

B

图 5 - 5　切口设计二

A. 双切口微创全髋置换（1. 前方入路安放髋臼假体；2. 安放股骨假体）；B. 以大粗隆顶点前方 1/3 至髂前上棘连线做切口

五、手术步骤

1. 后外侧入路

（1）患者侧卧位。自切口进入后，沿肌纤维方向切开臀大肌和阔筋膜，显露梨状肌窝和外旋肌群。

（2）剥离外旋肌群后切开关节囊。

（3）股骨颈截骨后取出股骨头。

（4）显露髋臼后刨削髋臼，并将患肢置于屈髋、屈膝、内收、内旋位，进行股骨端扩髓。

（5）置入股骨侧和髋臼侧假体，复位髋关节。

（6）修补后外侧关节囊及外旋肌群后逐层缝合皮肤。

2. 前外侧入路

（1）患者仰卧位。自切口进入后显露深部的臀中肌和股外侧肌，切断臀中肌大转子止点前 1/3 部分。

（2）沿股外侧肌外缘向远端解剖，外旋患肢，显露臀小肌。

（3）L 形切开臀小肌，切除前方关节囊。

（4）内旋患肢，股骨颈截骨后取出股骨头。

（5）显露髋臼后刨削髋臼，并将患肢置于屈曲、内收、外旋位，进行股骨端扩髓。

（6）置入股骨侧和髋臼侧假体，复位髋关节。

（7）修补臀中肌、臀小肌和关节囊后逐层缝合皮肤。

3. 正前方入路

（1）患者仰卧位。自切口进入后切开阔筋膜张肌和缝匠肌，切断股直肌后半和臀中肌。

（2）显露并切开前方关节囊。

（3）股骨颈截骨后取出股骨头。

（4）显露髋臼后刨削髋臼，若髋臼操作困难，可在股骨远端加做切口，进行股骨端扩髓。

（5）置入股骨侧和髋臼侧假体，复位髋关节。

（6）修补后臀中肌和关节囊后逐层缝合皮肤。

4. 双切口入路

（1）患者仰卧位：自前侧切口进入后于深筋膜浅层找到股外侧皮神经予以保护。

（2）切开深筋膜，浅层利用阔筋膜张肌和缝匠肌间隙，深层利用阔筋膜张肌和股直肌间隙进入，显露前方关节囊。

（3）“工”字形切开关节囊后显露股骨颈。

（4）在X线透视下进行股骨颈截骨，取出股骨头。

（5）显露并清除髋臼盂唇和骨赘，刨削髋臼。

（6）自后方切口进入后，利用臀大肌和臀中肌间隙进入，并于臀中肌和梨状肌间做一软组织隧道，插入皮肤保护套管。

（7）扩髓后分别置入股骨侧和髋臼侧假体，复位髋关节。

（8）T形缝合前关节囊，逐层缝合皮肤。

5. OCM入路

（1）患者侧卧位，固定于Trumpf – Jupiter牵引床。自切口进入后钝性分离臀中肌和阔筋膜张肌，显露臀小肌。

（2）将关节囊表面臀小肌轻轻牵开，助手将患肢充分外展外旋使臀中肌放松，显露关节囊。

（3）Z形切开关节囊前外侧，牵开关节囊后显露股骨颈。

（4）患肢适当外展、外旋、后伸并屈曲膝关节，暴露股骨颈后截骨。

（5）患肢置于正常位，暴露髋臼后清理、刨削髋臼。

（6）安装股骨侧和髋臼侧假体，复位髋关节。

（7）缝合前关节囊，逐层缝合皮肤。

六、注意事项

（1）由于微创手术的切口小，为了做到不损伤周围软组织，需要根据不同的术式使用特殊器械保护周围软组织。

（2）由于视野的减小，术中一方面需要通过借助特殊器械或者参考小转子位置来确定股骨颈截骨位置，另一方面可分次截骨以便于股骨头的取出。

（3）为了使假体安装合适，在假体放置过程中根据需要用C形臂X线机进行辅助定位。

（4）如果术中切断了部分肌肉、肌腱，在人工关节复位后应当进行缝补，避免发生术后跛行，并根据需要缝合关节囊。

（5）不同的术式学习曲线长短不一，随着医师熟练程度的增加，可适当放宽适应证。

（6）后外侧入路的髋臼暴露不充分，同时应避免损伤坐骨神经。

（7）正前方入路的股管暴露不充分，但当髋关节极度外旋，用拉钩在小转子位置牵开股骨至切口时即可充分暴露。

（8）对于OCM入路来说，手术显露需要下方一半可拆卸的手术床，并且切口位置很重要，偏前、偏下不利于柄的安放，偏上不利于臼的安放。

七、术后处理

（1）术后使用抗生素和抗凝药。若放置引流管，当24h引流量<50ml时，即可拔除。

（2）体位为平卧或半卧位，患肢外展30°，穿“丁”字鞋使踝关节处于中立位。平时翻身时以健侧为主，患侧在上。术后第 2 ~ 3 天患者可以扶双拐在床边练习站立。

（3）术后 1d 患者清醒后开始行股四头肌等收缩活动及踝关节背伸、跖屈和旋转活动。术后第 2 天行患肢直腿抬高训练。

八、并发症

1. 感染　除了传统 THA 中造成感染的原因外，MISTHA 由于切口小，会增加对切口周围皮肤、深部软组织的摩擦，从而造成软组织损伤，增加了感染的概率。预防及处理方法如下。

（1）切口位置准确。严格按照 MISTHA 操作程序进行，合理运用特殊器械显露，注意术中对软组织的保护。

（2）术后全身使用抗生素。已发生深部感染的患者，应及时将人工假体取出，彻底清除病灶，行人工关节旷置术，待后期翻修。

2. 神经血管损伤　MISTHA 由于切口小，同样会增加对神经血管的损伤，其中不同的术式有不同的注意点。尤其后外侧入路，坐骨神经的保护显得尤为重要。避免血管神经损伤的主要方法是解剖层次清晰，手术操作轻柔，合理运用特殊器械进行有效的术野显露。

3. 人工关节脱位　一方面是由于切口小，操作空间小，造成的假体安放位置不合适；另一方面是由于对于关节囊等软组织修补不足造成的。其中后外侧入路造成的后脱位最为常见。预防及处理方法如下。

（1）切口位置准确，合理运用特殊器械充分显露，必要时借助术中 X 线确定假体位置。

（2）术中加强对软组织的保护，做到从肌间隙进入，避免对软组织的剥离，假体复位后及时缝合关节囊。

（3）术后患肢保持外展中立位。

4. 假体位置不佳、假体松动、假体周围骨折　除了常规 THA 存在的原因外，均是由于切口小，术野暴露不充分造成，所以掌握正确的切口位置，合理运用特殊器械充分显露，必要时借助术中 X 线确定假体位置显得尤为重要。

九、优缺点

1. 优点

（1）切口小，瘢痕小，可满足美容需要。术中失血少，术后疼痛少。切口可扩展性好。

（2）软组织损伤小，可不需切断肌肉，而由肌间隙进入。关节稳定性好，功能恢复快。

（3）减轻全身各系统应激反应，减轻手术打击。住院时间短，康复快，降低医护费用。

（4）先进的导航技术及特殊器械的使用，使切口更小、软组织损害更小，手术更加容易和精确。可早期下床活动，减少下肢深静脉血栓形成等并发症发生率。

2. 缺点

（1）视野暴露有限，操作困难。学习曲线较长，对于术者技术要求高。

（2）适应证的选择较严格，需要翻修或松解软组织的患者不推荐该术式。

（3）重复性差，假体位置不合适需要调整时非常困难。常需要特殊手术器械和辅助设备。

（4）存在潜在并发症，严重的如假体位置欠佳，神经、血管的损伤等。

（5）作为一项新技术，MISTHA 仍然需要不断地发展和丰富，包括特殊假体的设计、术中精确的假体定位、精确的导航技术应用、术中及术后麻醉的实施、术后康复护理等。随着 MISTHA 技术逐步成熟，骨科医师培训的规范化，麻醉方法的改进，假体设计的不断完善，手术操作过程和手术工具的标准化，MISTHA 在计算机辅助下，其优势将日益突出。

十、典型病例

许某，女性，67 岁，微创全髋关节置换术（图 5 - 6）。

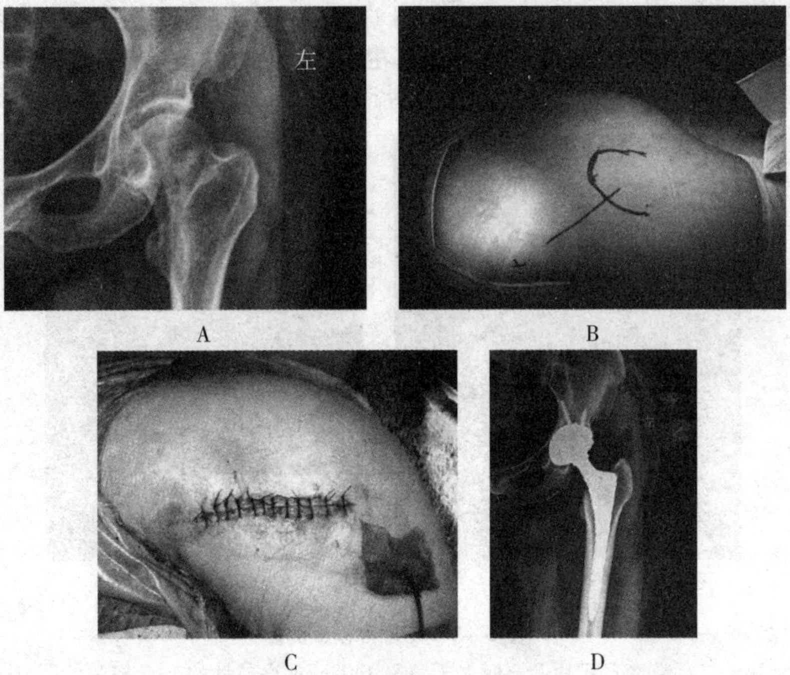

图5-6 微创全髋关节置换术

A. 左股骨颈骨折，头下型；B. 采用OCM入路（手术切口）；C. 术后伤口；D. 术后X线片

（祝茂松）

第五节 髋关节表面置换术

金属-金属承重面髋关节表面置换的出现是人类进入21世纪以来，人工髋关节置换领域的重要进展。这种术式在欧洲和澳洲已经得到广泛应用，在美国也将得到广泛开展。在2007年美国骨科医师协会年会上，至少有15篇大会发言和1个专题讲座涉及髋关节表面置换，并有多种相关展品和壁报交流，可见该术式已成为当前骨科医师关心的热点。近年来，我单位关节外科在表面置换领域积累了一定的经验，结合目前国内外最先进的表面置换技术，将表面置换的手术技术介绍如下。

一、模板测量

术前通过模板测量作准备是必要的。医师应该选用自己惯用的相同放大倍率的模板。对正常体形的患者（体重指数，body mass index，BMI<30），前后位的骨盆平片，20%的放大率是最佳的。当患者的BMI发生变化时（高或低BMI），放大率会出现上下6%的差异（一个标准差）。15%的模板可直接采用，并适合于体形瘦的患者（低BMI）。拍摄X线片时，球管与X线片距离为1m。除了常规X线片外，也可使用数字输出格式打印在纸上或者胶片上的图像进行术前模板测量。前后位X线模板测量将柄-干角定在约140°。注意在模板上从股骨头中心发出的呈放射状的标记线，每条线的距离约为5mm，这些线的作用是帮助确定导针的最佳位置，从模板上可判断其与上方圆韧带位置的距离（图5-7）。

在图5-7A中，导针位于圆韧带上方约15mm处。与股骨颈平行的标记线指示了这一模板测量出的尺寸锉磨骨质时，应去除的厚度，骨锉应锉到股骨颈的相应位置，以获得1mm厚的骨水泥幔。推荐稍微偏上置入导针，这样锉磨时更贴近股骨颈。侧位片的模板测量确定股骨柄的位置，其必须向前移，并指向颈轴线的中立位，除非在颈的前方有巨大骨赘。而在这一情况下，应稍稍从后指向前，以避免锉入到骨赘里。当骨赘长到一定大小时，其所覆盖的前方骨皮质可能已经部分或被全部替代。在这种情况下，这些骨赘具有加强骨结构的作用。髋臼的大小也通过模板来测量，应当恢复解剖偏心距并且仅去除炎性关节面。对于大约97%的患者，均可使用薄的臼杯。而如果有髋臼内陷（protrusio）或较广泛的髋臼骨质侵蚀，可以采用5.5mm厚的臼杯。如果仍存在更广泛的骨质破坏，或需纠正下肢的不等长，则可以考虑使用superfix臼杯，以填补1cm的缺损。

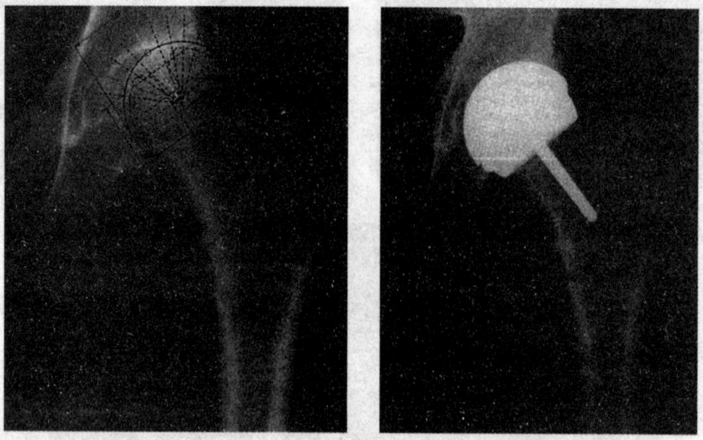

A　　　　　　　　　　　　B

图5-7　正位片模板测量

A. 测量模板置于前后位的X线片上，柄-干角呈140°，观察导针的入点相对于圆韧带位置的关系，注意股骨柄基本平行于股骨颈下方的皮质；B. 术后前后位的X线片显示股骨侧假体的位置

二、体位

取侧卧位，通过在耻骨、骶骨、前后胸部用衬垫，将骨盆稳定，手术台轻度前倾，患者身体与地面垂直（图5-8）。这样的体位能够最大限度地将患者往后转动，而便于髋臼更直接地锉磨和定位。耻骨处的支持固定对髋臼的定位和假体固定，均非常关键。手术时，下肢必须能够屈曲90°，并最好能内收45°，以使股骨头在脱位后容易与臀大肌分开。

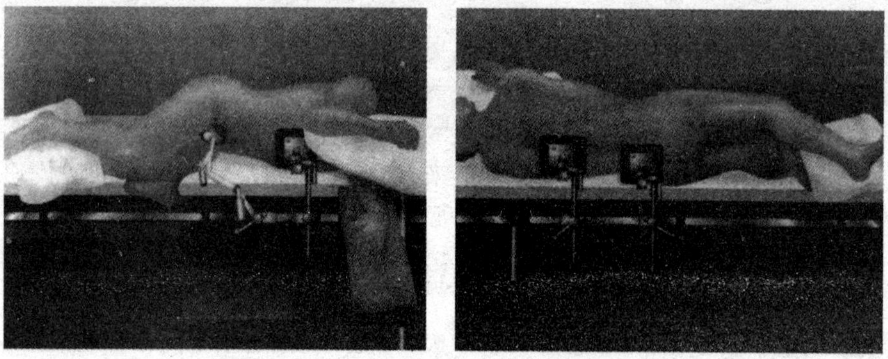

A　　　　　　　　　　　　B

图5-8　手术台患者的姿势摆放

A. 注意在耻骨处的固定。手术床前倾，患者垂直；B. 注意患者后侧在骨盆和胸椎部位的固定

三、麻醉

推荐手术应在采用高换气流手术室进行，或者手术人员穿戴排气的头盔系统手术衣。大多数的金属对金属表面置换手术宜选用持续硬膜外麻醉，或脊椎麻醉结合控制性低血压全麻。硬膜外导管作为镇痛留置过夜，可以非常好地缓解疼痛。预防性的抗生素一直使用到术后第1天拔出导尿管。

四、手术入路

虽然其他入路也是可行的，但我们基于以下理由推荐后外侧入路。

（1）重要的肌群不需切断。

（2）外展肌群不需分离或切断，其在行走和其他活动中，对髋关节的稳定起最重要的作用。

（3）臀中肌及臀小肌仍保持完整，也不需切断。而唯一需松解或切断的肌群为外旋短肌群，其在手术结束时被修复。然而，由于可以通过其他的肌群完成外旋，即使不修复，对术后步态等无明显影响。

五、切口设计

从大粗隆顶点的远端6～8cm 开始，沿股骨干中线的略后方，越过大粗隆尖端时拐向后方4～6cm（图5－9）。这样当髋关节屈曲90°时，切口几乎是直的。

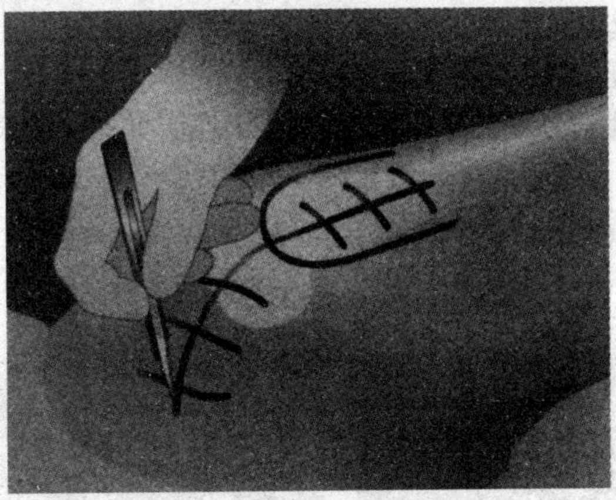

图5－9 后入路时的皮肤切口

六、手术步骤

1. 显露术野 切开外侧筋膜（阔筋膜），然后分离臀大肌纤维。

2. T 形切开关节囊 由于臀大肌肌腱附着于股骨嵴，对于刚开始做该手术的医师，建议将其附着点完全切断。当一定经验积累后，特别是对于瘦的患者，以及那些股骨头直径小的患者（<48mm），这步可以不需要。如果手术时遇到困难，将下肢回到外侧位，而将臀大肌肌腱止点切断。置入 Charnley 自持型拉钩。分离并切断外旋肌群，可以做标记以术后原位修复。从粗隆间嵴到髋臼，向后切开关节囊，并分别向上的髋臼圆顶及向下股骨颈的基底部，T 形切开关节囊。

3. 松解关节囊 屈曲、内收并内旋下肢，使髋关节脱位。与全髋关节置换的最主要技术不同是，需要将股骨头移动、牵开，而做股骨头和髋臼的准备，所以需松解整个关节囊。首先做上方关节囊的切开，接下来松解下方的关节囊。内收、内旋下肢至90°～100°，或110°后，股骨头颈和髋臼之间的间隙增宽，然后切断并松解前方的关节囊（图5－10）。用手术刀沿前方的股骨颈作关节囊的松解，以增加股骨颈与髋臼之间的间隙，以便于插入将股骨颈向上撬的拉钩放置股骨颈的中心定位针导向器。后侧的关节囊不必切除，将一针置入坐骨后，即可将后关节囊牵开，而方便髋臼的准备。接着如下文所述锉磨缩小股骨头体积，以便切除关节囊，或将股骨头向上、向前移动，以做髋臼准备和假体置入。

4. 导针中心定位 使用范围135°～145°的分度器，置于股骨外侧，这样使得中心定位导针与股骨干呈约140°。导针的入点与术前模板测量时的位置一致。通过分度器确认合适的角度后，在股骨头的导针进针点用电刀做标记（图5－11）。导针应位于颈的中央。如果头－颈比例>1.2，则入点可以在额状位（前后位）中点的偏上方，以增加外侧偏距（图11－12）。由于头偏心置于颈上，所以从后方去除的骨量较前方多，同样从下方去除的骨量较上方多。在冠状面上，导针应指向股骨颈中央的前方，并稍稍从后指向前，以避免锉磨时切入前方的骨赘。然后，在导引器下将一枚3.2mm 的斯氏针置入3～5cm深，用导引器的目的是防止钻入时，脱离预定的路径。然后用筒锉量规（测量切迹）测量预计最小的型号（图5－13），并确认进针点是否合适。量规应紧贴下方的骨皮质，而给上方留出更多空间。测量时，量规应该能够绕股骨颈自由旋转，并有足够的间隙，保证做圆柱形锉磨时不发生股骨颈切迹。这样股骨头前方的骨质被最小量地去除。如果量规在任何部位与股骨颈擦碰，则导针需采用微调定位器重新定位（图5-14）。在微调定位器的引导下，可以重新定位导针，可以隔一根针的宽度（相差一号筒锉大小，新导针通过槽口平行于初始的导针）；也可以隔两根针的宽度，通过微调定位器上的引导孔和槽口进入（图5-15）；甚至也可以在矢状面（内翻或外翻）或冠状面（从前到后，或者从后到前）调节角度。如果觉得三维定位一次完成很困难，或不可行，则可以连续作两次导针的微调定位，而选择最佳的导针。采用导针与动力系统快速分离接口的动力工具，则非常方便导针的重新定位，以及接下来的锉磨。细心地检查调整后导针的位置，并再次用筒锉量规作确认。由于上方和外侧的骨皮质较下方的薄，并且承受抗张的应力，以减少股骨颈骨折的危险，所以保护上方和外侧的骨皮质显得尤其重要。最后锉磨时，前方仅去除少量的骨量，这样使得假体能够稍稍前置，而有利于最大屈曲时，前方不发生碰撞。当然，导针置入的方法还有其他多种方法。其中一种有用的方法是所谓的“棒棒糖”（lollypop）法。使用游标卡尺或切迹标尺测量股骨颈的最大宽度（图5-15），然后选择一“棒棒糖”（lollypop），其能非常好地抱住股骨颈。调整器具，使角度呈140°，并用电刀在股骨头上做标记（图5-16）。在另一平面，旋转髋关节90°，做同样的标记。置入导针，如前叙述一样，检查对线和方位（使用角度计和筒锉量规）。这一器具在有巨大骨赘，或患者非常肥胖，或肌肉特别发达，或采用非常小的切口时，很有用。

用电刀作柄-杆角标记，并与冠状面的标记相交，后者平行于股骨颈的轴线，这样从后侧及下方去除的骨量更多。

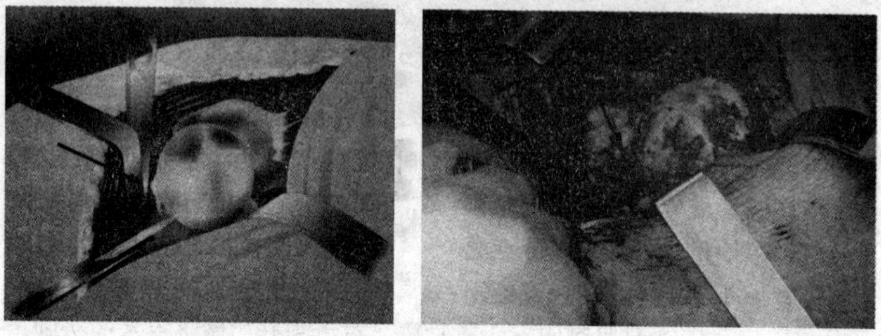

A　　B

图5-10　松解前方的关节囊

A. 将髋关节更多地内旋后，增加股骨头颈部与髋臼之间的间隙，以从前方股骨颈上松解前侧关节囊；B. 注意图5-10A中上方弧形的Homan拉钩，置于外展肌的下方，以及股骨颈前侧的骨赘（箭头所示）

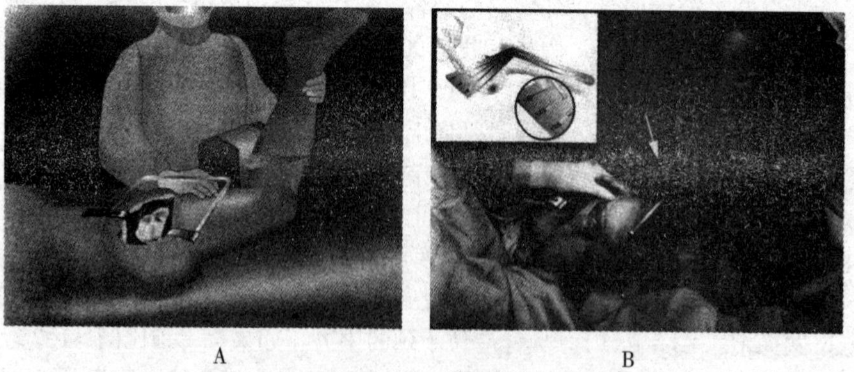

A　　B

图5-11　颈干角测量

A. 下肢应垂直于手术床。注意助手身前的毛巾垫，其有助于助手维持下肢直立的位置，以让术者清楚地观察颈干角；B. 将角度计对准颈干角，槽口分别为135°、140°、145°。插入电刀，并做标记。通常柄杆角设置为140°

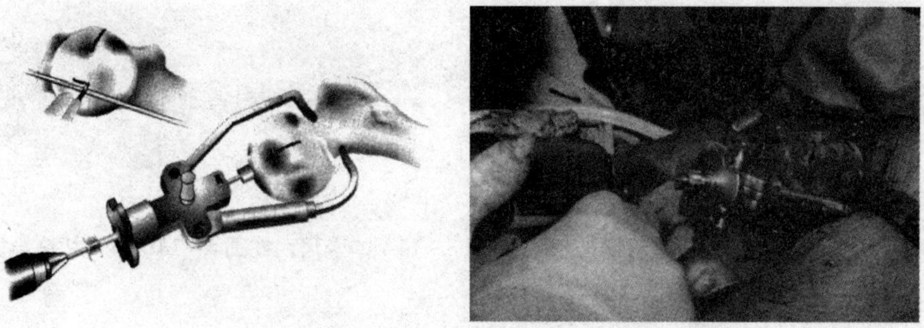

A B

图 5－12 导针位于颈的中央

A. 显示用电刀在股骨头矢状面做标记，则斯氏针上方去除的骨量更多。放置导针中心定位器，套臂置于骨赘上；B. 从股骨头后侧去除的骨量较前侧多。圆韧带的止点在照片上显示不清，用箭头所指高亮区域表示

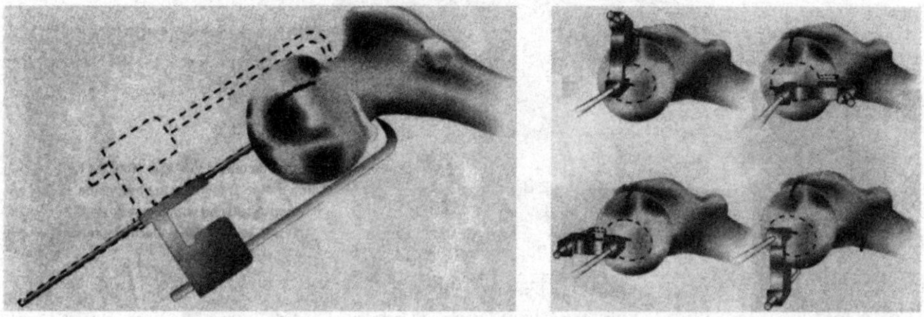

A B

图 5－13 筒锉量规（测量切迹）测量预计最小的型号

A. 用柱形锉磨量规作测量，以确定相匹配型号筒锉锉磨股骨颈时，与颈的距离；B. 虚线显示股骨颈的大致外形。后侧和下方将被锉去更多的骨量

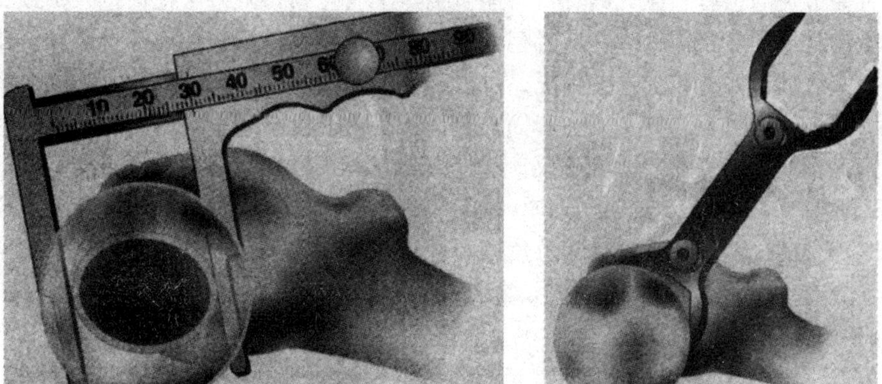

A B

图 5－14 微调定位器重新定位

A. 导针重新定位器使得医师能在任何方向修正导针的位置，向后调整 2 根导针的宽度（每根导针的宽度相当于增加一个型号，所以相当于增加 2 个型号）；B. 使用槽口，将导针上移呈外翻

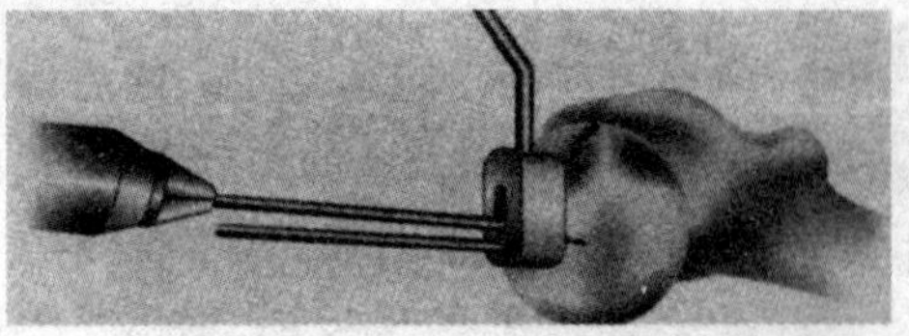

A

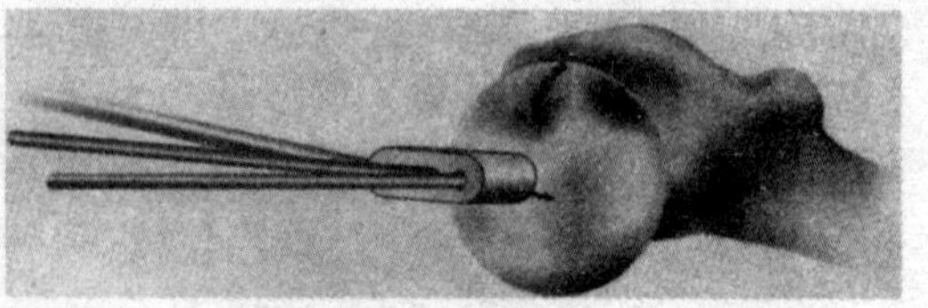

B

图 5－15　为预估最小的筒锉型号，可使用图 5－14A 的卡尺，或图 5－14B 的“切迹导板”

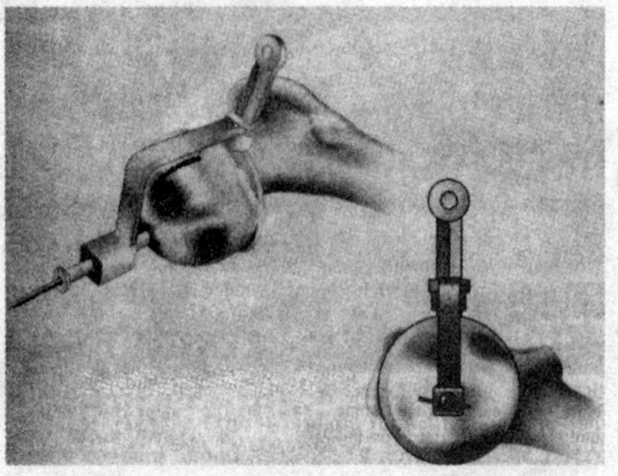

图 5－16　使用“棒棒糖”（lollypop）法

5. 圆柱状锉（筒锉）锉磨　开始锉磨时，通常使用比最终预期的型号大两到三号的筒锉锉磨，并彻底冲洗骨屑，以防影响锉磨的准确性。对于新设计的锉磨工具，导针上增加了一个中空套管，以增加锉磨时的稳定性（图 5－17）。锉磨时，筒锉的齿与股骨头呈非对称的接合，所以如果锉磨时仅仅通过导针，开始锉磨时应平行于导针的轴线，呈间隙性的反复用力边压边锉，这样不至于导致导针弯曲，这一点很重要（图 5－18）。由于套管提供了锉磨时更好的稳定性，所以导针几乎不会弯曲。用筒锉锉磨时应非常小心，避免造成股骨颈的切迹。由套管引导的筒锉内有一根据人体解剖测量设计的阻止装置，以防锉到股骨颈的基底部。

对于严重骨关节炎的患者，巨大的骨赘可能包绕整个股骨颈，阻塞了任何进入头颈交界部的正常血管。如果有大量的骨质和骨赘需去除，或者担心筒锉过于贴近股骨颈，或者股骨颈相对比较短而担心筒锉锉入股骨颈的基底部，如有以上这些情况，可以不再锉磨，而改用弯的骨刀，将剩余的骨质或骨赘去除。对于新的筒锉，使用时在导针上套入套筒，并且在筒锉上设有阻止装置，以防锉磨时切入股骨颈的基底部。在每用一把筒锉锉好后，我们建议，通过围绕股骨颈触摸剩余股骨头至股骨颈的距离，仔细评估头颈交界部。看看有否位于上方或下方包含软组织的陷窝。如果发现这种情况，导针应重新定位，将筒锉更靠近有陷窝颈的一侧。然后，使用分度器和筒锉量规重新评估导针的定位。通过基本上已准备好的股骨头，其上方有一隐窝（止血钳所指），相对于周围锉磨成形的股骨头呈现为一个凹陷。在这种情况下，就不需进一步锉磨到股骨颈。

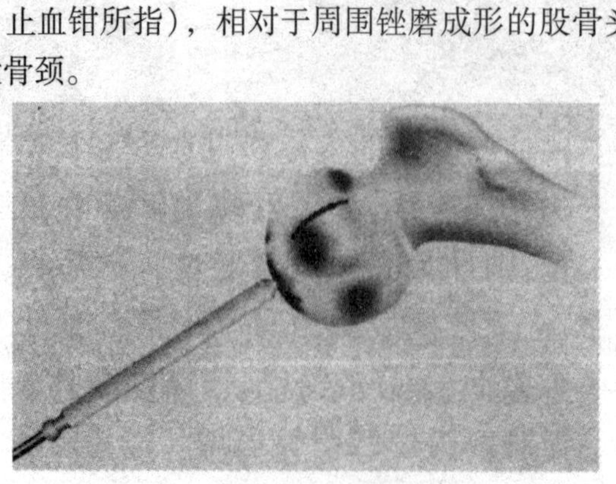

图 5－17　将中空的套管置入导针

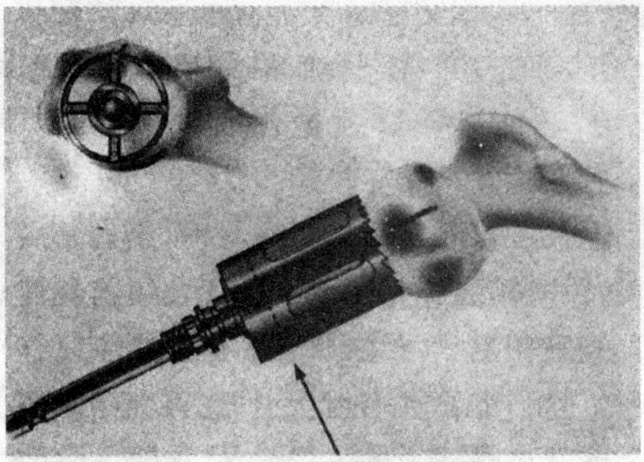

图 5－18 筒锉锉磨

评估股骨头的实际病理改变和筒锉量规的再次仔细确认，如果发现导针不在最理想的位置，则导针必须重新定位。然后再开始锉磨，选用较模板测量和术中估计预计的最终型号大 1～2 号的筒锉，依次做股骨头的圆柱形锉磨。当做髋臼锉磨时，由于股骨头位于外展肌下，如果股骨头骨质较软，其会被髋臼边缘压迫造成凹陷。为了避免这一问题，或考虑到股骨头发生凹陷的结果，开始时只锉磨少量的骨质，这样一些硬的骨质，甚至硬化骨暂时仍保留，而这样在做髋臼准备时，即使发生股骨头的凹陷等破坏，最后的筒锉可以将其去除，这样可获得较完整的柱状外形。锉磨时需非常谨慎，不能锉入头颈接合部，以避免造成颈上方的切迹。这一点需切记，因为锉磨时呈 140°，通常大于颈干角。作初始的锉磨后缩小了股骨头的体积，然后屈曲、内收、内旋后，股骨颈前方和髋臼的间隙增大，则剩余的前方关节囊可以较为容易地切断或切除。在助手的大腿和患者腿之间，放一毛巾垫，使得下肢能内旋达 120°。然后做最后的检查，去除髋臼上残余的关节囊，以及有的患者髋臼边缘突出的骨赘，或不规则的髋臼边缘。松解股直肌的反折头，用骨膜剥离器从髂骨上将臀小肌推开，为股骨头腾出空间。为了把股骨头置于前上方的外展肌下“袋子”（空隙）里，助手用一把钩子拉住股骨颈，把股骨近端拉向上外方，同时将下肢置于伸展位，再置于中立位。主刀和助手共同用力将股骨头推向前上方。一把直角的 Hohman 拉钩（Innomed Inc，Savannah，GA）置于髋臼前壁，以向前阻挡股骨（见图 5－19）。下肢可以轻度内旋，使进入髋臼的空间增宽。髋臼下方的关节囊切除时应小心，使用一把弹性的拉钩保护并牵开软组织，就在其下方包含有血管。关节囊和下方的脂肪及肌肉的间隙可以保护下方的血管。我们常将一把双尖头的髋臼下方拉钩（Innomed Inc，Savannah，GA）置于该处，则可以显露整个髋臼（图 5－19）。

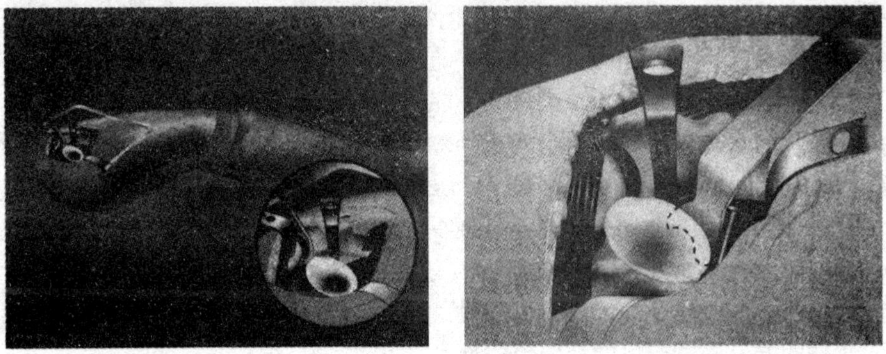

A B

图 5－19 显示整个髋臼

A. 将股骨头置于外展肌群的下方，以显露髋臼；B. 直角的 Hohman 拉钩置于髋臼前壁，以牵股骨向前。Charnley 针固定住后侧关节囊。双齿的拉钩置于下方，其有助于显示整个髋臼

6. 髋臼准备　开始做髋臼准备前，首先需对髋臼的前后壁及髋臼方位做仔细的评估。去除髋臼卵圆窝顶部的软组织。如果髋臼呈正常结构，则最好就按解剖方位做锉磨，在这种情况下，髋臼卵圆窝的

软组织并不一定要全部去除。和全髋置换一样，依次使用大一号的半球形锉，做髋臼锉磨，直到有些骨松质被显露出来。评估髋臼前后壁的厚度。对于骨质硬、密度高的年轻活跃患者，作者喜欢采用一种“熊爪”式的髋臼锉（图5－20），而不是“乳酪摩擦”式髋臼锉。开始锉磨时，以与股骨头外径相一致大小的锉开始，这样髋臼锉可获得较好的稳定性，而避免髋臼锉的抖动，而导致偏心的锉磨。而当髋臼锉锋利时，锉起来会很厉害，尽管非常有效率，但使用时应小心。髋臼锉指向外展42°，前倾20°～25°。对大多数患者而言，不必锉到髋臼底部。最后将“熊爪”式髋臼锉（较完全匹配的尺寸小一号）置入，去除任何髋臼后方边缘的突起。最后采用完全匹配的“乳酪摩擦”式髋臼锉，直径大小与列出的要置入假体的大小一致。准备后的髋臼较髋臼假体的外直径小约1.5mm，以获得髋臼假体置入后的压配固定。

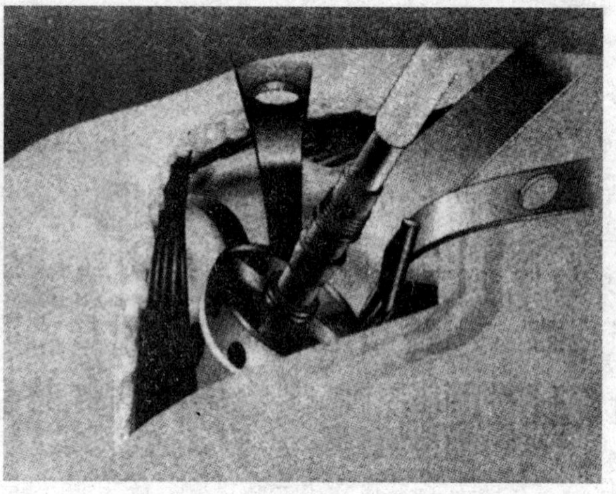

图5－20 “熊爪”式髋臼锉锉磨

髋臼假体有5种类型：薄髋臼杯（3.5mm）、厚髋臼杯（5.5mm）、带侧翼固定的髋臼杯、上缘固定的髋臼杯、带钉刺的髋臼杯。

将髋臼囊性变病灶刮除，用高速钻去除其他的软组织，脉冲冲洗，然后用从股骨头上锉下的骨做植骨。使用半透明的髋臼试模和止血海绵压实植骨组织，但是植骨材料不应放在髋臼的前后柱之间。使用半透明的髋臼试模确认最终的尺寸、球形度，特别是髋臼锉磨后的深度。假体的后缘可以突出几个毫米，这样增加了约10°的前倾，到20°～30°，并避免完全锉磨到髋臼底部。然后，使用坚硬的金属环状试模，在3个平面上作最终确认（图5－21）。对于薄的髋臼假体，锉磨的原则是“一对一”。例如，锉58号，则使用直径58mm、3.5mm厚的薄壁假体，而真正的髋臼杯外直径为59.3mm。58mm的环状试模应使所有平面都完全坐落于髋臼底部。如果其不能到达底部，或难以置入，可能是髋臼后侧或前侧入口处的骨嵴边缘阻挡所致。其原因是锉磨的齿在半球形以下。而如果用59mm的试模能贴到髋臼底部，使用58号的髋臼假体则不能获得1.3mm的压配。压配主要是在前后方向上的髋臼前后柱之间获得。对于一些骨质较松软的患者，将59mm的环形试模推入到髋臼底部是可能的，而且感觉仍满意，那是因为，对于Conserve Plus多孔微珠涂层的髋臼杯，仅仅0.5mm的过盈配合，即足够获得初始的稳定性。如果血液从骨松质渗出，可以将凝胶用透明的塑料试模压入骨的间隙。用纱布清除髋臼前后柱之间的任何植骨材料等，否则，其会影响假体的初始稳定性。

7. 髋臼植入　在作脉冲冲洗及抗生素液的冲洗后，植入髋臼假体。将假体打入手柄装置设置在假体外展42°（患者侧卧、导杆垂直于地面即可获得），同时前倾15°。我们建议前倾可以增加到20°～25°。术者维持打入器在最佳位置，助手使用非常重的10磅锤子将其锤至髋臼底部。然后仔细检查髋臼杯的方向。在完全击入到底部后，不卸下打入器，摇动骨盆检查假体的初始稳定性。如果假体固定欠牢靠，或者骨盆摇晃后产生任何的假体移动，则必须取出假体，将髋臼再锉磨得深些。重复上述的步骤，确保髋臼准备的精确性。假体重新置入前，使用脉冲冲洗作彻底清洗，用纱布去除任何残留的软组织。

为松开打入器，术者只要握住释放的部位，叫助手逆时针方向旋转几度，术者拉住手柄向头侧，即可取出打入器。如果假体位置不正确，并只需作轻微的调整，可以将一打击器置于假体的边缘，用锤子轻击，慢慢重新定位于预定方向。然后再将假体打实。如果不可能作这样的纠正，并且位置不满意，则用打入器取出假体，彻底用脉冲冲洗，用棉垫去除软组织。同样，在调整髋臼假体位置时，也可用锤子敲击髋臼假体边缘上的打击器，以微微调整髋臼假体的倾斜。然后，使用球状的嵌击器作最后打压，确保假体完全坐落于髋臼底部。去除髋臼后侧，特别是前壁的突出骨赘，直到露出髋臼假体边缘 1 ~ 2mm，对其可用高速磨锉等予以修成斜面。对于其他的髋臼假体，置入时同样采用以上的步骤，用透明的量规、环形的量规作测量确认，最后将最终选择型号的假体置入。

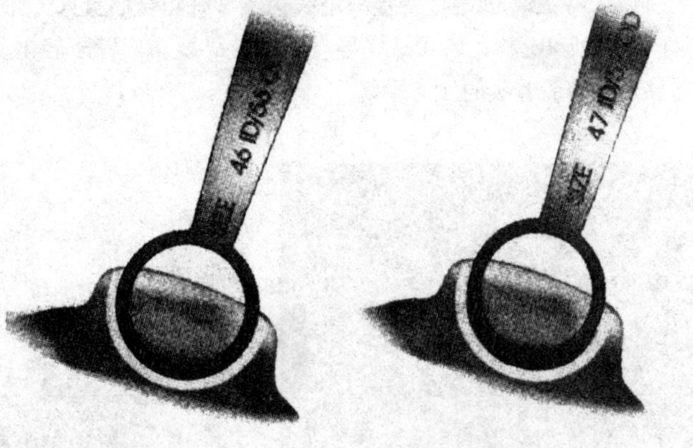

图 5 – 21　环形测量器

8. 股骨头最终准备　再次脱位股骨头，在助手的大腿及患者下肢之间垫一毛巾垫，以增加下肢内旋见图 5 – 11。将撬起股骨颈的拉钩置于股骨颈底下，通过最后筒锉的导针孔重新插入导针。对导针方向做最后的检查，如有必要，在继续做圆柱形锉磨前，用微调定位器再作适当调整。在做最终的圆柱形锉磨前，对柱形的截骨面做 360°完整的检查，确定隐窝或凹陷的位置。通常在圆柱形截骨面的上方或下方，偶尔在上下部位都有隐窝。去除隐窝内的软组织，以确认股骨头和颈的最终轮廓，如果需要，也便于在做最后的锉磨前，对导针作精细的微调。最后锉磨时，筒锉一次性进入，这样锉磨精确度高，保证了近端截骨板贴合安放。近端截骨板与塔式力线导杆组合后置入（图 5 – 22）。取下塔式导杆，确认近端截骨板的下缘覆盖头颈。

交界部锉磨的柱形头部。如果没有，可用锤子轻轻往下叩击。用 2 ~ 3 枚（一般两枚，如有截骨板的任何移动则用三枚）固定钉，置入截骨板的钉孔（图 5 – 23A），以维持用摆锯做股骨头穹顶部截骨时截骨板位置的稳定（图 5 – 23B）。穹顶部必须切得非常平齐，并且去除所有的碎屑，否则塔式导杆不能坐落在截骨板上，则不能做旋转贴合锁定。用启动钻头确定逐渐变细的干骺端柄锉的中心，以及用来在小粗隆钻孔，以接锥形的骨内吸引头（图 5 – 23C），该吸引头与墙壁的吸引装置连接。柄锉磨的深度依据于选用的柄固定方式。如果柄做骨水泥固定，则深度要超过一到两个型号；如果作压配固定，则深度要小一号（图 5 – 23D）。我们建议，如果有 > 1cm 的囊肿，或假体直径 < 48mm，则柄做骨水泥固定。取出塔式对线和近端截骨导杆后，将适合的斜面定位杆插入钻孔中。将斜面锉插入定位杆中，做斜面锉磨，获得股骨头的最终外形。我们建议，用斜面骨锉去除上方的硬化骨。如果不能去除这些硬化骨，则可以用小一号的斜面骨锉，锉到相应小一号的筒锉位置，也可以用高速磨钻打磨硬化骨表面。对于老式的 160°斜面骨锉，可能会不必要地去除较多骨量，尤其在骨量较好的情况下，特别明显。在那些情况下，可以使用较大型号的斜面骨锉，可以较筒锉的型号大 3 号之多，从而去除较少的骨量，而仍然能将假体坐落到底。对于新的 170°的斜面骨锉，在定位杆上做锉磨。这样的锉磨保留了更多的骨量，如果残留硬化骨，可以用接着的小一号骨锉来去除硬化骨。这样的操作使得医师在骨量较好的情况下，去除较少的骨质。在做斜面锉磨前，可用一张中间有小孔的“眼科视力检查样纸”套在股骨头上，以收集斜面骨锉锉磨时的骨屑。然后套上塑料试模，对已准备好的表面作最后的确认检查，并在头颈交界部用

电刀做标记，以确保假体的完全坐落到底。如果需要检查活动度和碰撞的可能，则作试验性的复位。

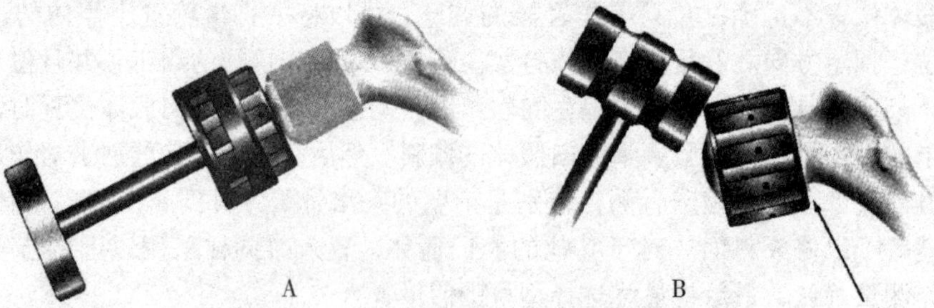

A B

图 5－22　近端截骨板与塔式力线导杆组合后置入

A. 放置切骨导向器；B. 移去塔式对线导杆，如有必要，用锤子轻击，以使切骨导向板覆盖柱形锉磨股骨头的所有下缘

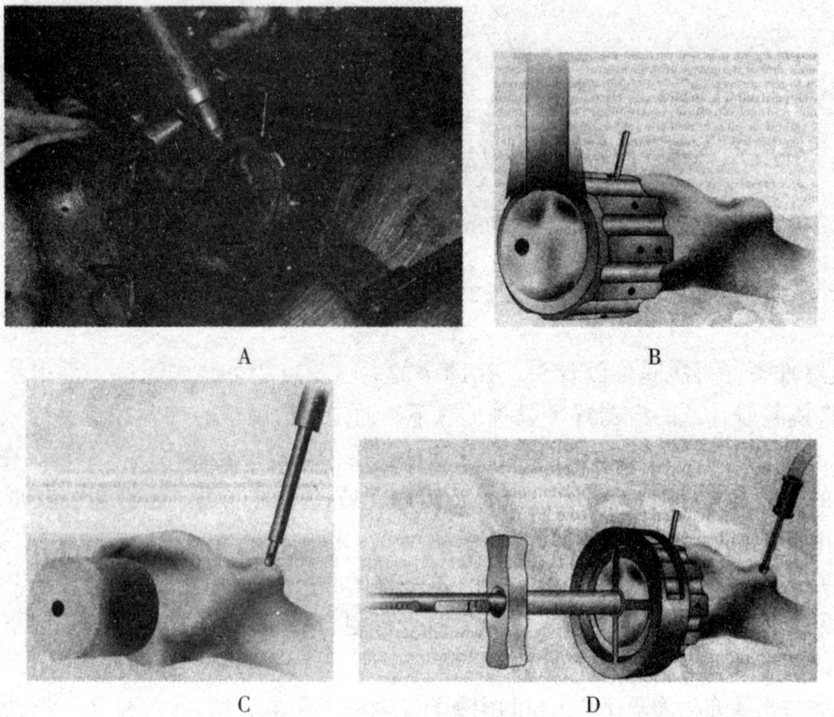

A B C D

图 5－23　股骨头最终准备

A. 将 2～3 枚短钉通过导孔打入，确保切骨导向板位置在切骨时的稳定；B. 用摆锯作穹顶部截骨；C. 用启动钻作干骺端柄锉的锥形中心孔的定形，以及在小粗隆处开孔以插入吸引套管；D. 干骺端柄锉的钻孔深度取决于柄做骨水泥固定还是压配固定

对于老式的开口型金属试模，最终的股骨头外形确认是通过旋转股骨头的试模，来确保股骨头周围完整的，1mm 骨水泥层。对已准备好的股骨头，一定要用锋利的刮匙，特别是高速磨钻，去除所有的囊肿和软组织。在股骨头的穹顶和没有多孔的斜面部位（即骨质硬化处），用 1/8 英寸或 3.2mm 的钻头，作另外的固定孔（图 5－24）。小的孔比大的孔可获得的更大的固定总面积，从取出的假体分析也得知，前者假体生存时间更长。通常在股骨头的穹顶部钻 8～10 个孔，而在斜面钻 12～20 个孔。当骨质致密或硬化，钻孔尤为重要。

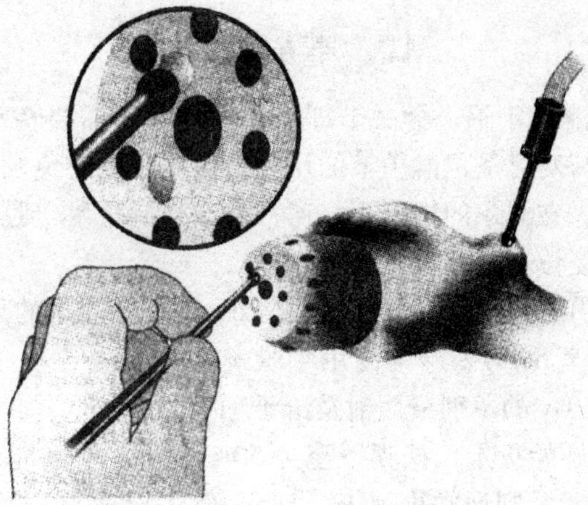

图5-24　在已准备好的股骨头的穹顶及斜面做骨水泥固定孔

9. 股骨头的骨水泥固定　在用骨水泥固定前，用脉冲冲洗以清除股骨头表面的任何脂肪或碎屑，并用抗生素液冲洗。将连到墙壁的吸引装置的吸引头插入股骨柄孔。而将另一个锥形的吸引套管插入用启动钻在小粗隆钻的3.2mm的孔内。轻击锥形的吸引套管，使之紧密插入。这样就需要两路吸引管。清理并使股骨头表面干燥十分重要。一种碳吹干喷射装置（Kinamed Inc，Camarillo，CA）非常有用，不但可以干燥骨的外表面，也可以干燥股骨柄孔的内部，并且能区分任何软的或硬的组织，这些组织影响骨水泥渗入骨质内。把股骨头当做一个牙齿的空洞，这样就像牙医一样，在充填丙烯酸树脂之前，对股骨头作准备。必须使股骨头绝对干净和干燥。

推荐使用普通的Surgical Simplex P骨水泥（Howmedica Inc，Rutherford，NJ），因其极佳的操控性能。将一包骨水泥混合，约两分钟后倒入股骨假体中，用手指将假体的内侧面均匀涂平。大约4min时，当骨水泥进入面团期早期，用手压入锉磨的柱形股骨头表面。如果股骨柄也做骨水泥固定，则将股骨柄插入孔清理干净并干燥，再把骨水泥压入然后将股骨假体安于股骨头上，用手压住打入器，以确保假体完全坐落到底。如果有需要，轻轻反复锤击打入器。持续加压直到骨水泥已硬化。为了缩短工作和凝固时间到约10min，将单体在电热加温器上加热到人体温度以上，但是应在凝固前有足够的时间，确保让多余的骨水泥溢出及假体完全到底。应将所有溢出的骨水泥小心地用手术刀切除，注意后侧、下方和上方，切割时刀与股骨假体表面呈直角，这样不会把骨水泥从杯内拉出。在清理前方杯与骨交界处溢出的骨水泥，用带有反光镜的齿科器械非常有用。在反光镜的帮助下，可看清局部多余的骨水泥，并予以切割后取出。接着，用湿的棉垫清洁假体表面。通常，需使用数千毫升的水来冲洗手术区，同时使骨水泥在凝固过程中的最大温度降低。注意这种骨水泥技术，旨在提供柱形锉骨面最大的骨水泥固定面积，并防止骨水泥过度渗透。其他的骨水泥技术必须与其他的器械相配套，假体与骨 <1mm的间隙，则需使用低黏度的骨水泥，更多的水泥压向上方，而可能较少的骨水泥压入柱形锉骨面，其原因是存在较多的剪力。我们的目标是获得几乎环状的1mm骨水泥层，而渗入深度不超过2～3mm。

10. 髋关节复位和切口的闭合　在仔细去除所有可见或可触及的骨水泥碎片和骨屑后，将髋关节复位，作关节的充分活动。最好能屈曲髋关节到120°，尤其对于那些术前非常僵硬的患者。这种术中大范围的屈曲，有利于术后功能锻炼的起始阶段。髋关节屈曲90°并内旋，检查前方是否有撞击。最好能达到至少40°内旋。如果不能，可确认前方的骨赘是撞击的原因，则予以清除。同样，也必须至少伸直位40°的外旋。在髋膝关节伸直时，向前推髋关节，以确认髋关节稳定。如果发现不稳定，可能是髋臼前倾过大，表明需要重新置放。由于关节囊已松解并至少部分被切除，所以可以容易地把髋关节从髋臼中拉出，即所谓的“Shuck test”，但这是在预料中的，只要术后作适当的预防措施，是不成问题的。再用2 000ml或3 000ml的盐水、1 000ml的抗生素溶液，作最后的冲洗。用1号抗菌薇乔缝线修复外旋短肌群，如需要还需修复臀大肌肌腱，伤口置小号的1/8英寸的Hemovac引流，然后关闭切口。对于大多数切口，可以做皮下缝合后，再用多抹棒涂抹（Dermabond，Ethicon，Somerville，NJ），可以安全愈合。

七、术后处理

1. 预防髋关节脱位　一旦麻醉消退，髋关节即获得稳定，不需要特殊的外展枕。然而，在患者安全地转送到苏醒病房之前，保持对已复位髋关节的压力很重要，以避免发生髋关节脱位。将足用带子绑好内旋，拍片。如果不这样做，在偶尔的情况下，通常是在外旋位发生脱位。对于那些脱位的患者，只要牵引并内旋，即可以成功地复位，而不再发生。

2. 抗感染及抗凝治疗　使用预防性的广谱抗生素 2d，3 周低剂量的华法林，然后改用 3 周的阿司匹林。术前及术后给予吲哚美辛 50mg。继续使用吲哚美辛 25mg，3 次/d 口服，或 75mg，纳肛，5d。所有同时双侧亏术者，术前作 7Gy 的单剂量照射及给予吲哚美辛。

3. 功能康复　术后第 1 天开始行走，扶拐下至少 50% 负重，或到能忍受程度。患者通常术后 2～3d 出院。如果是一期双侧手术者，则通常推迟 1d 出院。使用拐杖 3～4 周，有利于软组织的愈合，也有利于人工关节恢复更为正常的润滑。偶尔再继续使用手杖 1～2 周。当患者能控制其下肢时，即可恢复驾车。大多数患者在术后 2～4 周恢复工作。术后 4～5 个月，通常可允许做低碰撞性的运动。肢体接触性或撞击性运动应该予以禁止 10～12 个月。对于髋关节有 >1cm 囊肿的患者，不建议做躯体接触性运动。

八、并发症

（1）在做股骨头柱形锉磨时，造成股骨颈上方皮质的切迹，其减弱了股骨颈，并且可能导致将来的股骨颈骨折。在开始锉磨前，必须尽可能地精确放置导针。在股骨头准备过程中，随时调整导针，以确保最终的锉磨获得假体最佳的位置。

（2）如果锉磨时进入前方的骨赘，则明确骨赘下方没有正常结构的骨皮质。否则，减弱了股骨颈，因为在这种情况下骨赘已经成了股骨颈正常结构的一部分。我们建议，只要屈曲位有足够的内旋，可稍稍将股骨假体向前安放，同时少许呈从后向前，以保护骨赘。

（3）在骨水泥固定前，股骨头表面有残留的骨屑，并且股骨头没有作适当的干燥处理。这是一个关键的手术步骤，其决定股骨假体初始固定的质量，以及最终假体的长期生存率。必须记住，与全髋置换时股骨柄假体固定的面积相比，表面置换时股骨假体的固定面积明显减少。

（祝茂松）

第六章

膝关节微创手术

第一节　半月板镜下切除术

半月板位于股骨内外侧髁与胫骨平台关节面之间，为纤维软骨构成的半月状结构。半月板分为内侧半月板和外侧半月板，内侧半月板较大，呈“C”形，外侧半月板较小，近似“O”形。

半月板损伤在临床上多表现为关节疼痛、关节积液、牵拉感等症状。由于内侧半月板的滑膜缘与内侧关节囊连接紧密，活动度较小，因此临床上多见的半月板损伤为内侧半月损伤。但在日本，则以外侧半月板损伤更为多见，这是因为在日本人群中先天性盘状半月板的发生率明显高于其他种族的人群所致。小时候受过轻微外伤或无外伤既往病史，却出现膝关节不能伸展的症状，要考虑到盘状半月板损伤的可能。另外，内侧半月板损伤，由于前交叉韧带损伤引起的不稳定性所导致的情况也很多见。

半月板具有各种各样的功能，但主要是荷重的传递和维持膝关节的稳定性。半月板外侧附着部的25%～30%有血流通过（图6－1），该部分损伤但体部没有损伤时，可以通过半月板缝合术进行应对。半月板损伤应该尽可能地修复，因为由半月板切除术引起的骨性关节炎的发生及恶化，自1948年Fairbank报道以来已经成为共识。现在，人们对半月板在传导膝关节负荷、均匀应力分布、保证关节稳定、吸收关节震荡、维持关节本体感觉的重要性认识的越来越深入，对于损伤半月板的治疗，“能多勿少、能少勿缺”已经是治疗半月板损伤的基本原则。这是因为，正常半月板负责传导着膝关节伸直位50%、屈曲位85%的负荷，在半月板切除后，股胫关节之间的接触面积会较少50%，而承受的压直力峰值则增加2倍。因此半月板的存在，对于膝关节功能的维持，发挥着不可替代的作用。

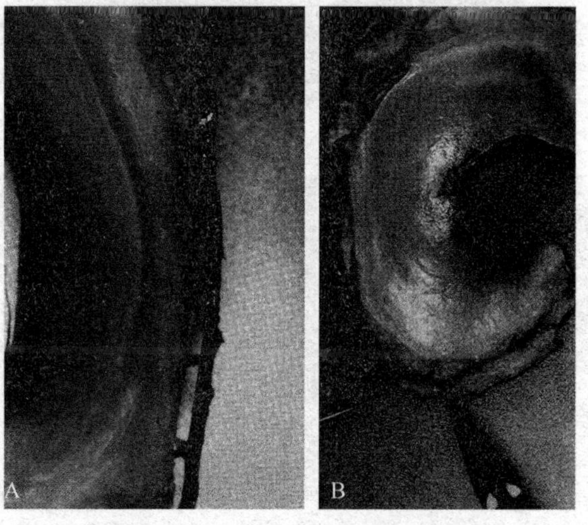

图6－1　外侧半月板的血液供应

当前，伴随着各种各样半月板缝合器械的发展和缝合技术的完善，半月板切除术，其中包括部分切除、次全切除和完全切除术的地位受到了挑战。但实际上，对于半月板的损伤，实施不同程度的半月板切除术即可以解决85%左右的问题，而需要实施半月板缝合术所占的比例只在15%左右。在临床上，持续的膝关节运动时疼痛和可动范围受到限制，都可通过关节镜下半月板切除进行应对。关节镜下半月板切除可以只进行部分切除，这无论是在生物学上，还是在力学上，都比全部切除要好。但是对于小儿的外侧盘状半月板，在没有损伤的情况下，可以通过只切除内缘部分进行成形处理，然而在有损伤的时候，多数情况下水平断裂已波及了外缘，此时可考虑实施次全切除术。另外在高龄者的骨性关节炎患者中，因为对保守疗法有抵抗，并伴随不同程度的关节活动范围受限，如果通过理学检查或MRI检查怀疑是半月板损伤的患者，也可以通过关节镜下半月板切除术获得一个比较满意的效果。

一、麻醉及体位

1. 麻醉　可采用局部麻醉、腰椎麻醉、持续硬膜外麻醉及全身麻醉。

（1）局部麻醉：将20～30ml 0.25～0.5%的丁哌卡因注射到关节内。为了防止出血，可加入肾上腺素。局部麻醉的优点是方便，缺点是术中不能使用止血带，而且无法获得肌肉松弛，并残留有一定的疼痛。

（2）腰椎麻醉、持续硬膜外麻醉：这是目前最多采用的这两种麻醉方法，镇痛效果确切，可以使患肢上获得充分的肌肉松弛，又可以使用止血带。而且在手术过程中，可以让患者随时观察到镜视下关节病变的情况，并予以必要的讲解和说明。

（3）全身麻醉：麻醉效果最可靠，还可获得完全的肌肉松弛。多用于对手术有很大精神压力，腰椎病变无法实施椎管内麻醉以及小儿患者。

2. 下肢支撑器（leg holder）　近几年，有很多厂家在销售各种各样的腿支撑器，如果使用得当，会对手术操作有很有帮助。使用腿支撑器后容易施加内、外翻应力，特别是在只有手术医师一人进行手术的时候，下肢支撑器将非常有帮助（图6－2）。但在怀疑有骨折或韧带损伤等并发的情况下，需注意不要施加过大的内外翻应力（图6－3）。

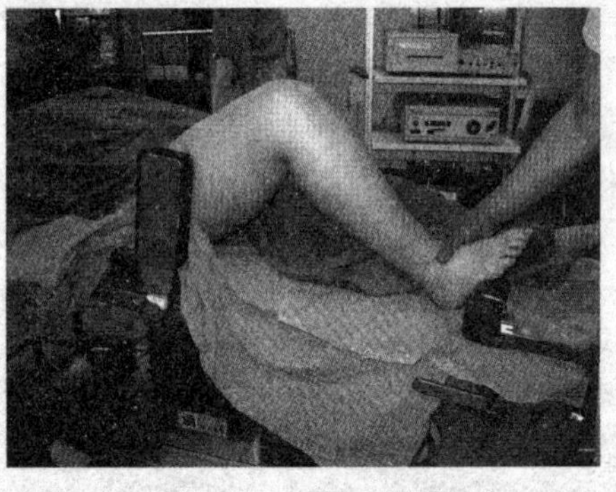

图6－2　下肢支持器

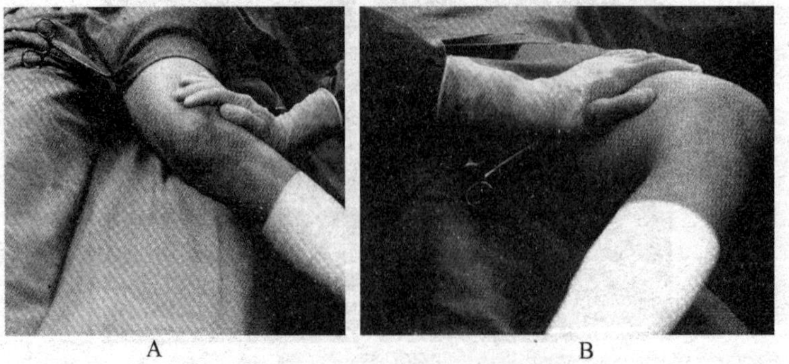

A　　B

图6－3　术中需注意施加内外翻应力的大小

A. 外翻；B. 内翻

二、切除范围

为了尽可能的保存半月板，需将切除范围控制在最小限度内（图6－4）。另外，为了使从切除边缘到残留部位的移行区尽可能的平滑，切除过程中要细致操作。关于外侧盘状半月板，由于张力会作用于缝合部，因此即使实施了缝合术也有引起再断裂的危险性，所以原则上应实施切除术。实际临床上，盘状半月板多处的内部变形和损伤十分多见，因此大部分患者都需要进行次全切除。

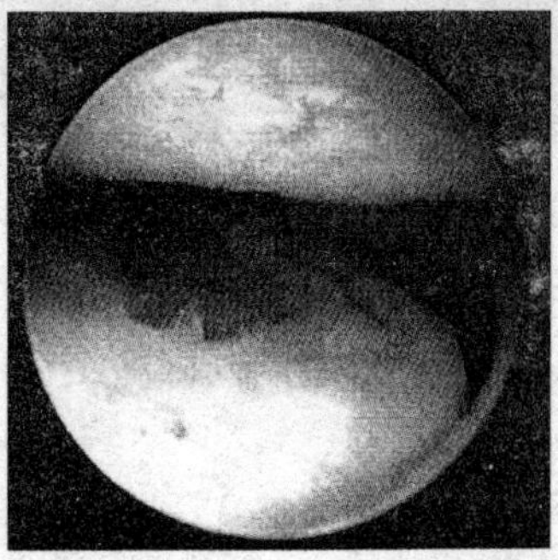

图6－4　半月板全切后，股胫关节之间的软骨退变速度显著加快

用于半月板切除、修整成形的器械有很多，如专门用于半月板切除的钩刀和推刀等（图6－5）。但实际上在临床上应用最多的还是首推各种篮钳以及电动刨刀和离子刀，熟练使用这些器械，可以很好地完成对内外侧半月板、盘状半月板的各种程度的切除和修整手术。我们在本章节中所介绍的，是关于半月板切除的一些原则和处理技巧，而在实际操作过程中，该如何选择使用各种器械，则完全依赖于术者本人的习惯。

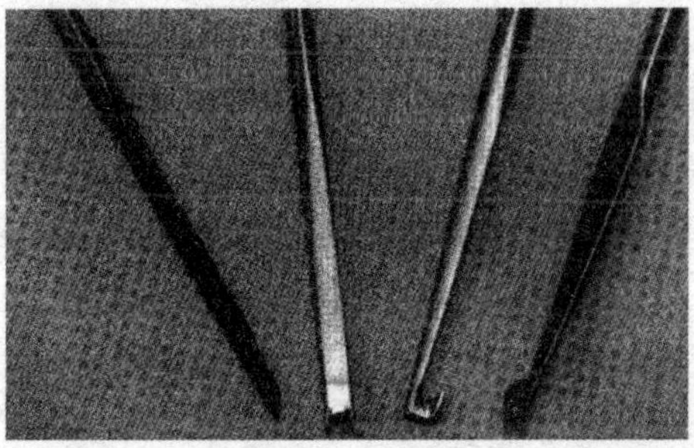

图6－5　专门用于切除半月板的钩刀和推刀

三、镜下半月板切除术的临床应用

（一）内侧半月板桶柄样撕裂

1. 从髌下外侧入路进行的关节镜观察　使用关节镜从髌下外侧入路对桶柄样损伤的内侧半月板进行观察（图6－6）。

2. 从髌内下入路插入探钩进行探查　将探钩从髌内下入路插入，力争用探针将移位的半月板桶柄部分复回原位（图6－7A）。

3. 保留部分后角，半月板切除　从髌内下入路插入篮钳或剪刀，对后角部进行部分切除（图6－7B）。

4. 用剪刀或篮钳对前角部分进行切除　从髌下外入路插入篮钳或剪刀，对前角部分进行切除（图6－7C）。

5. 对切除后的游离边缘进行修整　在桶柄部分切除取出后，应该使用电动刨刀、离子刀等对新的半月板游离缘进行认真的打磨，需要注意的是，切割后要避免留下突然陡然改变方向或角度的边缘，要通过仔细地修整，使新的边缘接近于自然状态的光滑弧形（图6－7D）。

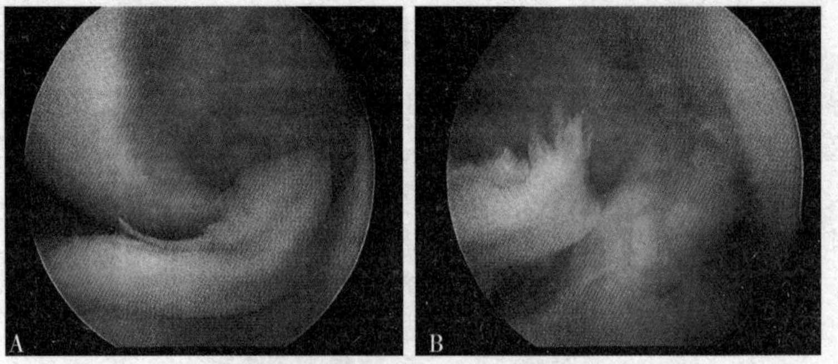

图 6-6　髌下外入路对内侧半月板桶柄样撕裂进行观察

A. 屈曲位；B. 伸直位

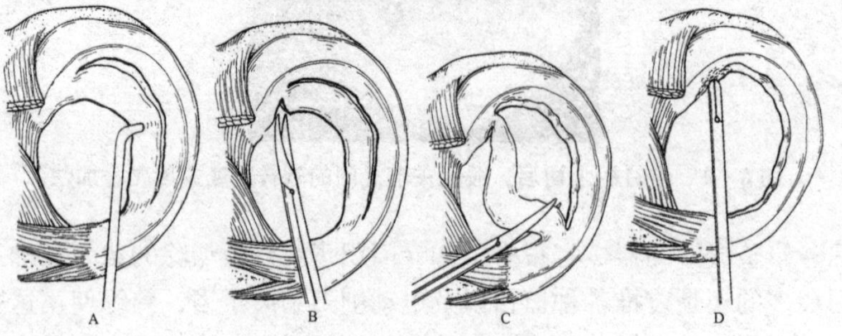

图 6-7　内侧半月板切除术

A. 使用探钩将移位的桶柄部分半月板复位；B. 后角部分保留，撕裂部切除；C. 从下外入路插入器械，切除前方部分；D. 修整新的半月板边缘

（二）内侧半月板后部的活瓣状撕裂

活瓣状撕裂多为非全层的半月板斜行裂形成的舌形瓣。活瓣状撕裂经常发生在内侧半月板的后部（图6-8A），并常常向下翻卷，而蜷曲在胫骨平台侧（图6-8B），因此必须注意用探钩进行仔细检查，以免遗漏。

对于活瓣的切除，可以从髌下外侧入路插入关节镜，髌内下入路插入篮钳或咬钳，将多余的活瓣切除（图6-8C）。

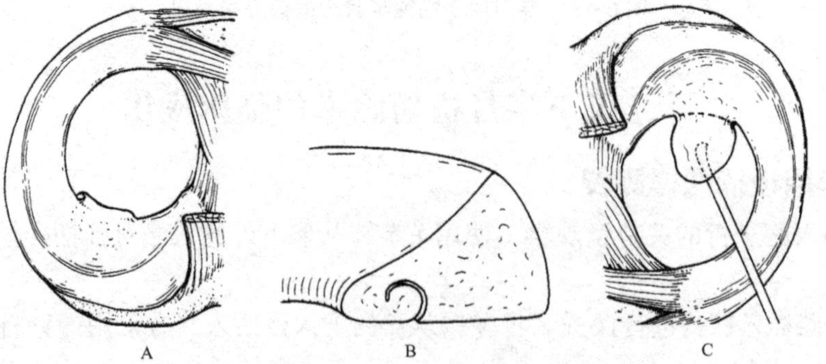

图 6-8　内侧半月板后部的活瓣状撕裂

A、B. 向胫骨平台侧翻卷的活瓣样撕裂；C. 将活瓣钩出，沿游离缘切除

（三）水平裂

是指半月板的分层状撕裂，多见于内侧半月板体舌部以及外侧半月板的体部，常伴有半月板的变性。水平状撕裂经常会波及关节囊附近，因此检查中如果发现水平裂的半月板损伤，注意不要漏查关节囊附近是否存在损伤（图6-9）。由于水平裂多从游离缘延伸到关节囊附近的特点，从而成为半月板次全切除的适应对象。

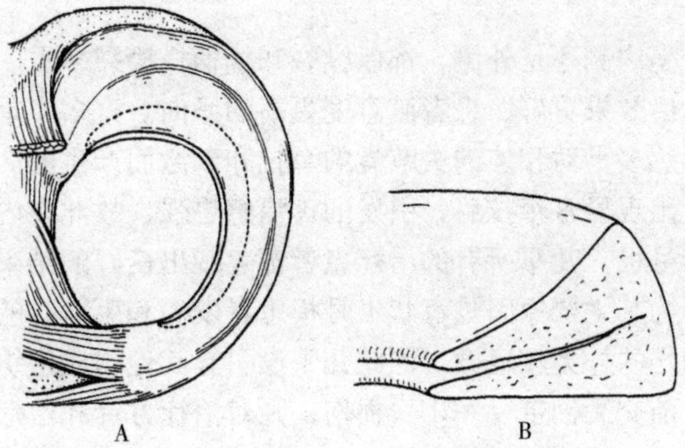

图 6－9　水平裂裂口可能延伸到关节囊附近

A. 整体观；B. 截面观

（四）外侧盘状半月板

1. 后角部的切离　从髌下外入路插入关节镜，髌下内入路插入篮钳或剪刀，贴近关节囊附近将后角部切离（图 6－10A）。

2. 前中体部位的切除　在后角部切除一定长度后，再将篮钳从前体部开始切割，并逐渐向体中部过渡（图 6－10B、C）。

3. 前角部的切离　在体前中部切割完成后，再回过头来将盘状半月板的前角部彻底切离，之所以不在一开始就将半月板前角切离，是因为这样可以保证在切离盘状半月板的体前中部的时候，处于固定状态的半月板前角能够起到维持盘状半月板位置的作用，从而有利于体前中部的顺利切割（图 6－10D）。

4. 后角部切离　切除后角的时候，应该交换关节镜和咬钳的位置，即将关节镜改从髌下内入路进行观察，将器械改从髌下外入路插入。必要时可以增加一个髌中入路，插入半月板把持钳固定已经大部游离的盘状半月板，在关节囊附近将后角部切除（图 6－10E）。

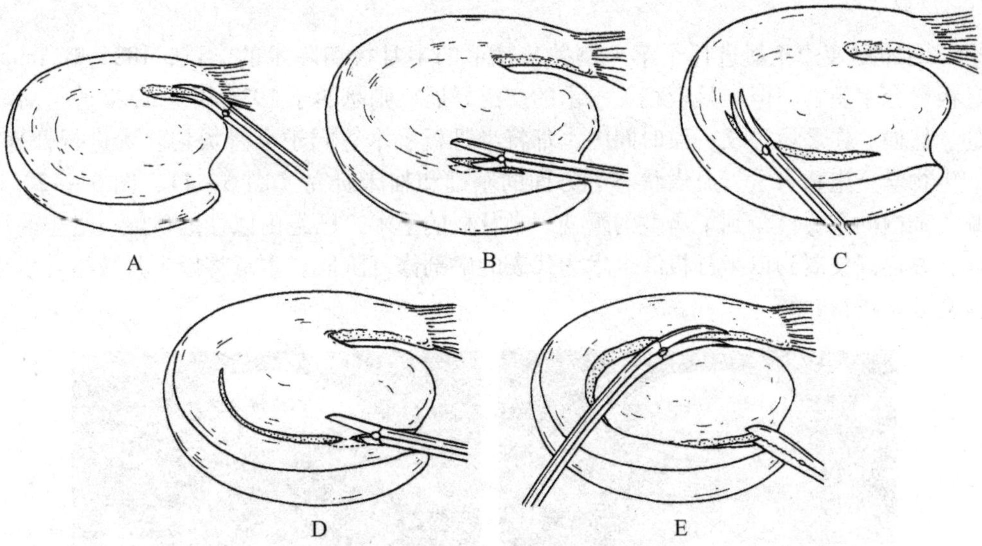

图 6－10　外侧盘状半月板切除术

A. 盘状半月板后角切离；B，C. 从体前部开始，逐步向体中部切离；D. 完成体部的大部切离后，再切离前角部分；E. 使用半月板咬钳固定，将盘状半月板完全切离

对于实施半月板切除术的患者，无论是何种程度的切除术，都可以从术后第二天开始通过 CPM 进行可动范围的训练，并且在至多术后 1 周时允许全负荷行走，对于非专业运动员，术后 1 个月恢复到可以进行体育运动的程度。在并发骨性关节病（OA）的情况下，股四头肌训练和装配足底板等保守疗法也可以在术后继续进行，向关节内注入透明质酸钠（施沛特），对于关节软骨损伤轻微的患者，仍然具

有肯定的效果。

半月板单独损伤，无论是内侧还是外侧，都以纵裂和桶柄样撕裂多见。另外，与外侧半月板切除相比，内侧半月板切除具有术后效果更好、患者满意度更高的倾向。这多半是因为半月板本身并没有神经存在，半月板损伤后的疼痛感多是对相连的关节囊的牵拉和刺激而产生的。而内侧半月板由于与内侧关节囊的连接紧密，因此一旦出现异常牵拉后，引发的疼痛感更强，故此在内侧半月板切除后，症状缓解更为明显。关于外侧盘状半月板，几乎所有的治疗患者都表现出良好的结果，而且与正常的半月板损伤相比，其结果更好。一般认为其主要原因是盘状半月板患者发病和手术时的年龄更小，恢复能力更胜一筹；以及导致盘状半月板损伤的外力较轻微，因此几乎没引起其他构成组织障碍等缘故。

如果半月板损伤并发有前交叉韧带（ACL）损伤，则对治疗方针和治疗效果都有很大的影响。一般认为，新鲜 ACL 损伤中大多造成外侧半月板损伤，而陈旧患者中内侧半月板损伤比较多见。也即是说，慢性膝关节不稳定将成为继发性半月板损伤的因素。而此时无论是半月板缝合术还是切除术，都应该与 ACL 重建术同时进行，否则单纯半月板治疗后的效果都会显著不佳。但是，即使是半月板手术和 ACL 重建术同时进行的患者，也仍然会发生和术前不稳定性相关联的继发性关节软骨剥脱，从而预后不良。

在并发 OA 的情况下，由于 OA 的存在，与没有软骨损伤的年轻人相比，其术后临床效果更差，但是几乎所有患者与术前相比症状上还是有所改善。因此我们认为，对并发 OA 的半月板损伤进行关节镜下手术仍然是一种有效的方法。

关节镜下半月板切除后的临床效果受其并发损伤和各种活动状况的影响很大。总之其问题是如何保存关节软骨，是否能维持残留半月板和膝关节镜功能。关于半月板切除后的 OA 变化，自 Fairbank 报道以后出现了大量的报道，并且是随着年龄增加而不可避免的问题。然而，通过最小限度的切除半月板，从早期开始打好功能性恢复的基础，多可以获得满意的临床效果。

（韩　志）

第二节　半月板镜下修复术

1962 年，日本的渡边正毅进行了第一例关节镜下的半月板切除术的尝试，1885 年 Annandale 报道了 1 例半月板缝合术患者。但半月板相关手术的广泛开展，则是始于 1936 年 King 报道了动物实验的结果后开始的。然而，在之后很长一段时间内，都将半月板手术等同于半月板切除术进行处理。近年来，对半月板的生物学、生物力学、血供状态等方面的基础和临床研究（图 6 - 11，图 6 - 12）不断深入，半月板在膝关节内的重要性受到了高度的重视。半月板的手术，已经由以往的单纯、完全的切除，演变到不全切除，并逐渐发展到以半月板缝合术为代表的解剖修复阶段。本章将以半月板缝合术为中心，对半月板的修复技术进行介绍。

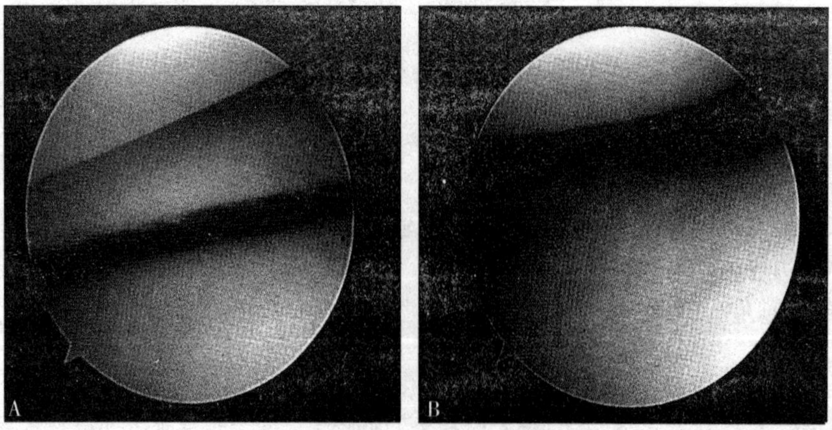

图 6 - 11　正常外侧半月板（A）及内侧半月板关节镜下所见（B）

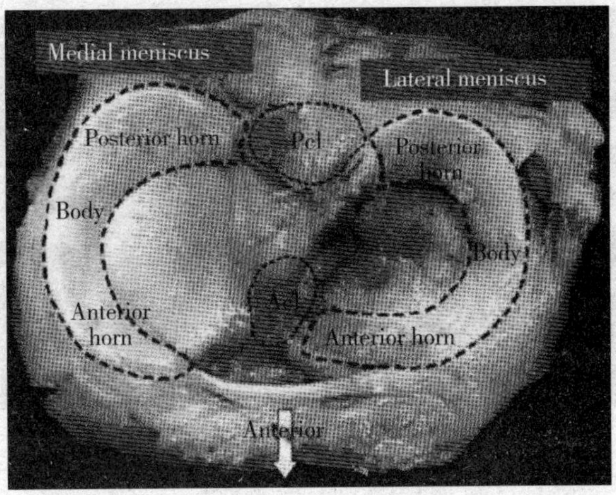

图 6-12　半月板的大体解剖

Lateral meniscus 外侧半月板；Medial meniscus 内侧半月板；ACL 前交叉韧带；PCL 后交叉韧带；Anterior horn 前角；Body 体部；Posterior horn 后角

一、半月板缝合术适应证

从临床症状的角度来看，适合进行半月板缝合术的适应证与半月板切除术基本相同，以持续的膝关节运动性时疼痛为主要表现，并且在以半月板纵裂为主的患者中，会更多地出现绞锁、弹响和牵张感。

从半月板断裂的病理变化来看，对于欲实行半月板缝合的患者，损伤半月板体部无变性是一个基本条件，因此，对于多存在实质部变性的盘状半月板损伤来说，原则上不宜实施缝合术。另外，半月板损伤伴有膝关节前交叉韧带（ACL）病变者，多有关节不稳，从而导致半月板缝合后再断裂的发病频率很高，因此也不能作为缝合术的适应对象。但是如果同时对病变的 ACL 实施重建术的话，则没有变性的内侧半月板桶柄状断裂也可以进行缝合，并能取得理想效果（图 6-13～图 6-15）。

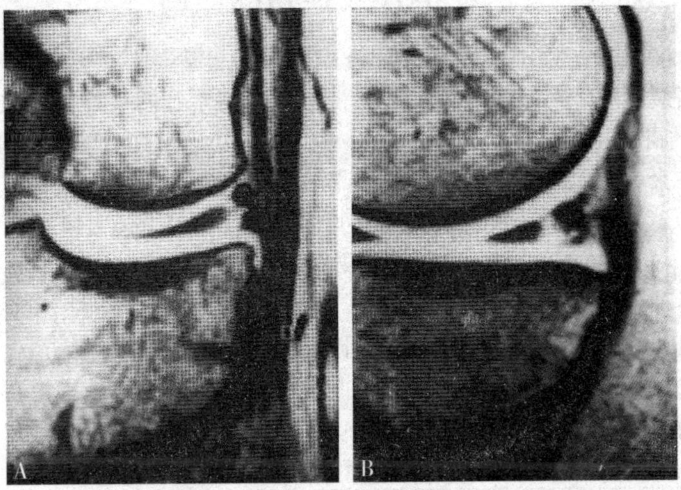

图 6-13　适合实施缝合术的内侧半月板桶柄样裂

A. 冠状位；B. 矢状位

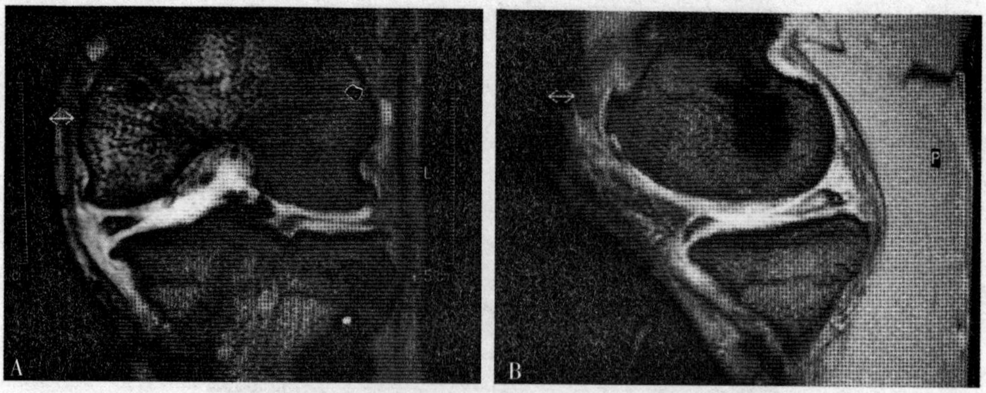

图 6-14　内侧半月板中后体部的水平撕裂

A. 冠状位；B. 矢状位

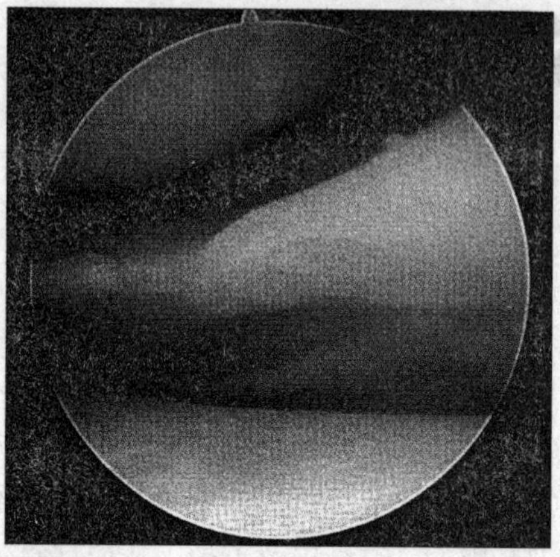

图 6-15　内侧半月板中后体部的水平撕裂镜下所见

二、半月板损伤的诊断

从影像学诊断的角度来看，MRI 是诊断半月板损伤的最佳影像学方法。MRI 没有侵袭性，不仅可以初步判断半月板的断裂形态，还可以获得关节镜视下难以观察到的半月板实质部变性与否的信息，因此 MRI 除了作为诊断的可靠手段之外，还可作为对半月板损伤进行筛查的有效方法。

从半月板断裂形态来看，对于纵裂的患者，如果其断裂部位位于有血流存在的半月板体部，并且靠近关节囊侧的滑膜缘 1/3 的外周时，是采用缝合术的最佳适应证（表 6-1）。而在所谓白-白交界无血运区域的半月板断裂（white-white zone tear），如果单纯实行缝合术，则几乎无法愈合。但近年不断有诸多研究，报道通过各种手段来设法改善半月板白-白交界区的愈合条件，这些方法中比较常用的包括：纤维素血凝块（fibrin clots）局部置入、带蒂滑膜瓣植入、游离滑膜瓣植入、多孔可吸收性聚合物植入等，通过上述方法，可以达到改善半月板白-白区的营养供应状态，提供再生、修复组织的细胞来源的目的，从而增加白-白交界区半月板缝合的成功率。

表 6-1　从断裂方式来看半月板缝合术的手术适应对象

绝对适应证	红区范围内的断裂 外侧半月板的过度移动
相对适应证	半月板体部红-白交界区的纵向断裂
谨慎适应证	瓣状撕裂，横向断裂
禁忌证	断裂+变性，盘状半月板 水平断裂，膝关节前交叉韧带损伤

自20世纪90年代，自体纤维血凝块植入的方法开始见诸报道，从而使膝关节半月板白-白区缝合术的失败率由41%下降至8%。自体血凝块的制备方法是，在预计使用前半小时，抽取自体静脉血50～70ml，放入容器内，用玻璃棒搅拌5～8分钟（图6-16A），当自体纤维血凝块黏附到玻璃棒时即可取出，用林格液冲洗，黏附到玻璃棒上自体血凝块被冲洗下来后呈软的条块状（图6-16B），用缝合线在血凝块的两端打结，小心牵入关节内（图6-16C），置于半月板的裂伤部（图6-16D）。

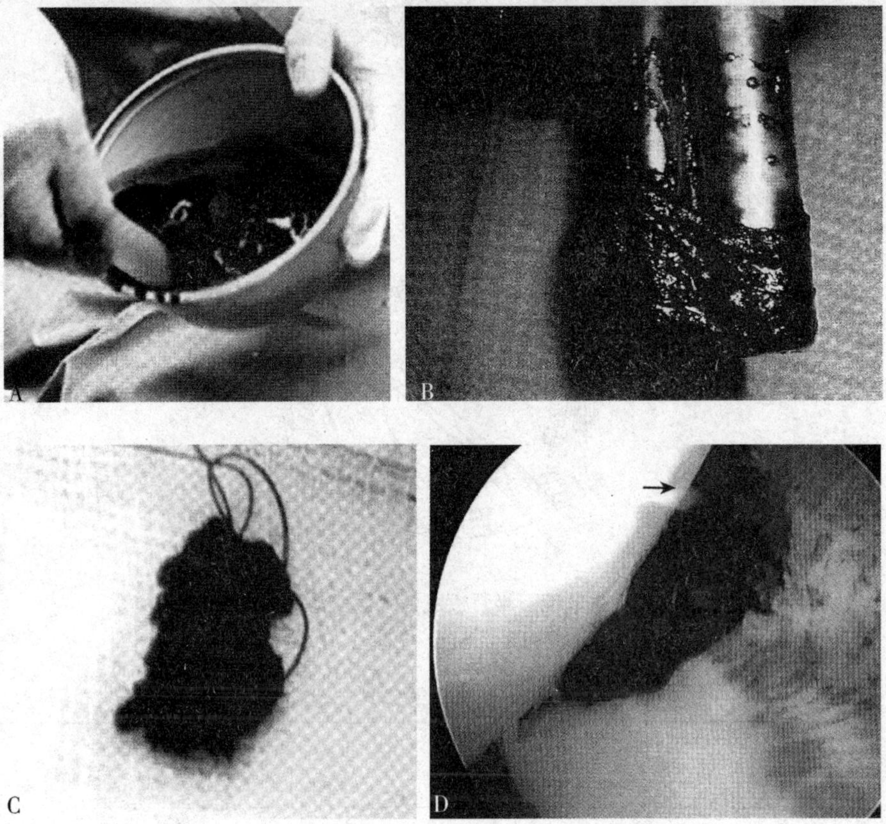

图6-16 自体纤维血凝块植入（箭头）

A. 自体静脉血搅拌；B. 血凝块黏附搅拌棒；C. 在血凝块两端缝合牵引线；D. 牵入关节内

此外，半月板横向断裂和L状断裂也可以考虑缝合术，但不愈合的可能性要比纵裂人的多。另一方面，一些未见明显断裂，但却有异常可动性的所谓过度移动性半月板（hypermobile meniscus），根据患者的实际情况，适当的患者也可以进行半月板缝合。这种过度移动的现象多发生在外侧半月板。

半月板过度移动的特征是，从正坐位站起的时候，膝关节从深弯曲位转为伸展位时会产生绞锁或牵拉疼痛现象。关节镜检查时所见，发现通过探钩可以将外侧半月板后部从股骨外侧髁拉向前方。

三、麻醉及体位

1. 麻醉 麻醉通常采用持续硬膜外麻醉或全身麻醉。局麻等方法也能够完成手术，但无法获得最好的肌肉松弛。

2. 体位 关节镜观察内侧半月板时，将小腿从手术台上下垂，采取膝关节外翻位。膝关节弯曲角度为30°～80°。内侧半月板的后部观察是一个难点，此时宜将膝关节外翻，并取30°左右屈曲位，就可获得很好的视野。关节镜观察外侧半月板时，多采用“4”字位，但从髌下外入口置镜，膝关节屈曲90°位同样可以获得良好的观察视野。

四、半月板缝合术的手术方式和手术器械

关节镜下半月板缝合术目前常用的手术方式，包括将缝合针从关节内拉向关节外进行缝合的由内向

外缝合（inside - out）法，从关节外开始拉线的由外向内缝合（outside - in）法，以及完全通过关节内操作进行缝合的 inside - in 法（图 6 - 17），此外，关节切开进行半月板修复的手术在一定地区仍然存在，但已经被逐渐取代（表 6 - 2）。

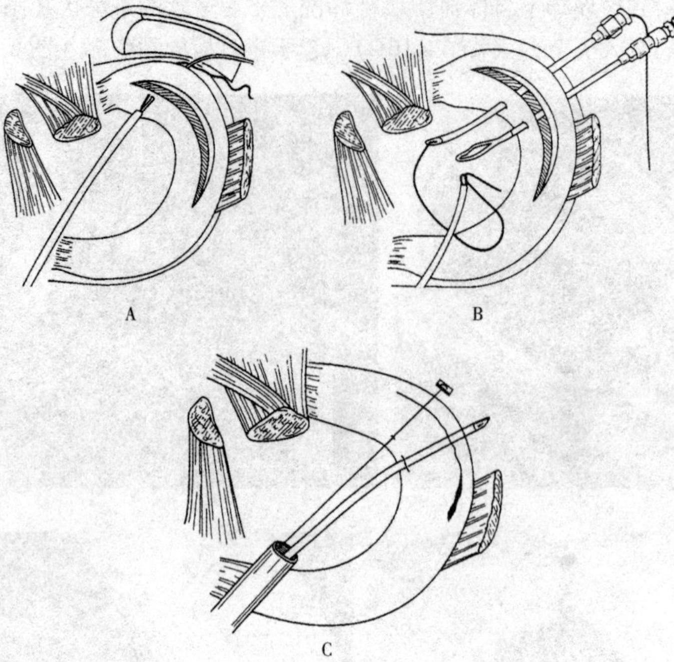

图 6 - 17　关节镜下半月板缝合术目前常用的缝合方式

A. inside - out 法；B. outside - in 法；C. all - inside 法

表 6 - 2　半月板缝合方法比较

	inside - out 法 （Clancy，Henning 等）	outside - in 法 （Rosenberg，Jonson 等）	all - inside 法 （Morgan 等）	关节切开法 （DeHaven 等）
优点	操作容易	安全	安全性最佳	修复和缝合准确
缺点	需对后面肌肉中的神经血管进行保护后，再穿针缝合	操作较为繁琐 在缝合半月板后部时，容易将线拉斜	操作稍复杂	不能对半月板外缘 2 ~ 3mm 偏内缘的部位进行缝合

由内向外和由外向内的半月板缝合技术在半月板修复中已经得到了广泛应用，但由于需要在皮肤附加切口（图 6 - 18），以及在处理后角损伤时可能出现的血管神经损伤等并发症，促使人们开发更为安全、快捷和有效的缝合技术。最近，all - inside 缝合法的出现，即在一定程度上弥补了上述两种方法的不足，而 T - Fix 和 Fas T - Fix 法就是 all - inside 缝合法中的典型代表（图 6 - 19、图 6 - 20）。

此外，应用可吸收生物材料制成的半月板固定钉（meniscal stapler）、固定锚（meniscal anchor）、固定箭（meniscal arrow）也已经开始以用于临床（图 6 - 21、图 6 - 22）。这些半月板缝合物的出现，极大地丰富了治疗半月板断裂时的治疗选择余地，简便了手术操作的步骤，确保了半月板缝合的效果，虽然上述器械也都存在不同程度的缺点，但它们对于半月板损伤修复的贡献还是有目共睹的。

五、镜下半月板缝合术的临床应用

下面，我们将以著者常用的 inside - out 法为主，对临床上多见的半月板后部桶柄样撕裂的缝合进行介绍（图 6 - 23）。

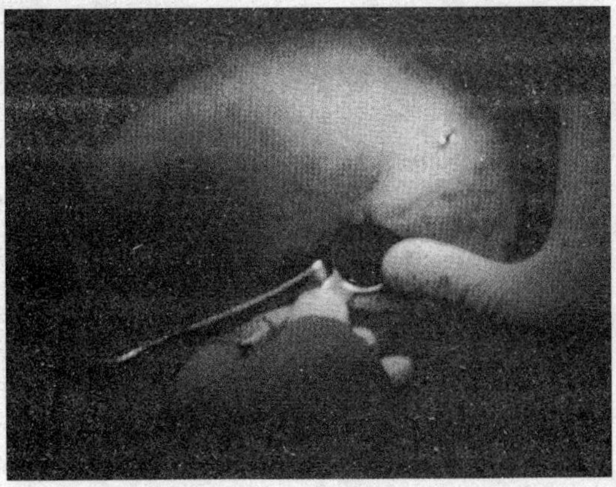

图 6－18　修补内侧半月板过程中使用的附加切口

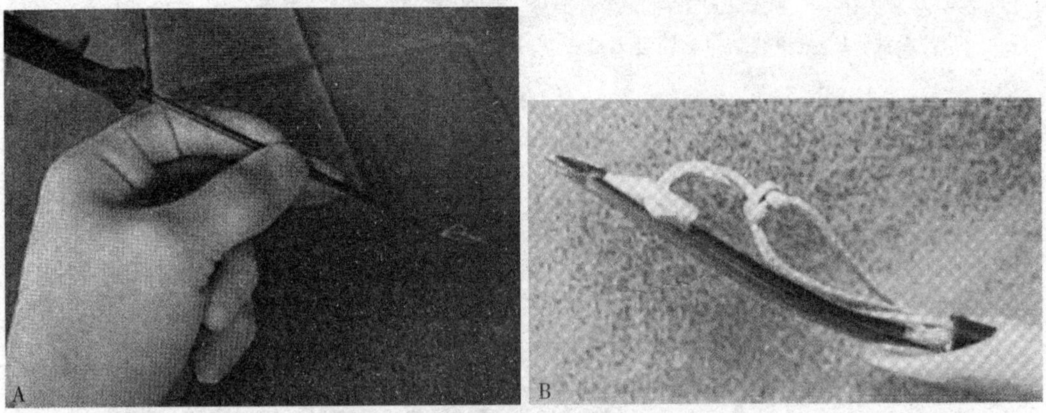

图 6－19　Fas T－Fix 缝合专用器械

A. 整体观；B. 近观

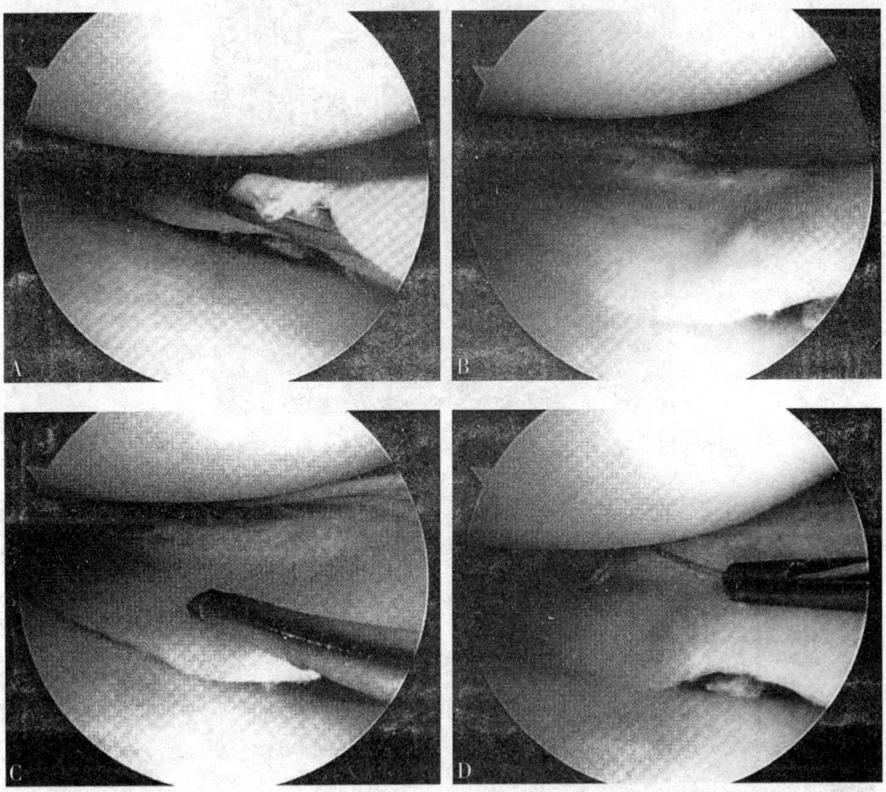

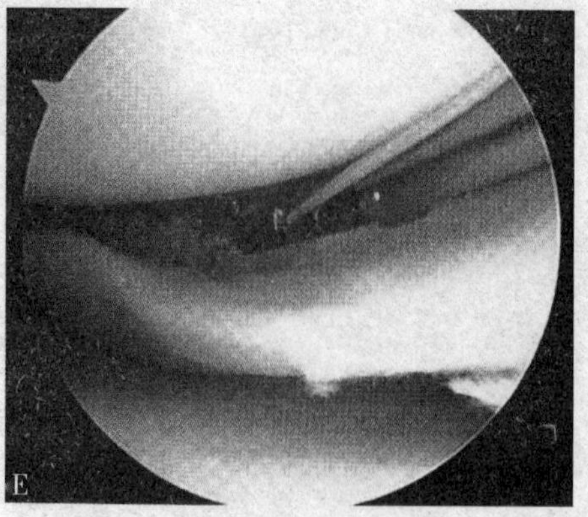

图 6-20　Fas T-Fix 缝合法

A. 穿刺进针；B. 放置 Fas T-Fix 缝合装置；C. 放置第二个缝合装置：D. 缝合后向外牵拉缝线；E. 推进线结拉紧固定半月板裂口并剪线

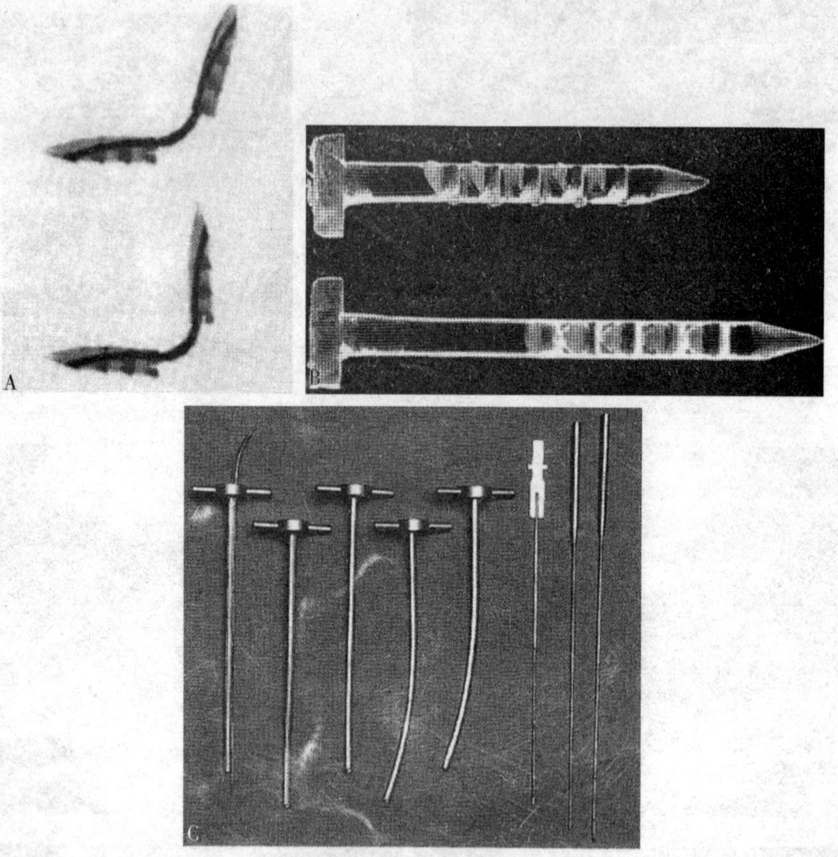

图 6-21　A. 半月板固定门形钉；B、C. 半月板锚和套筒

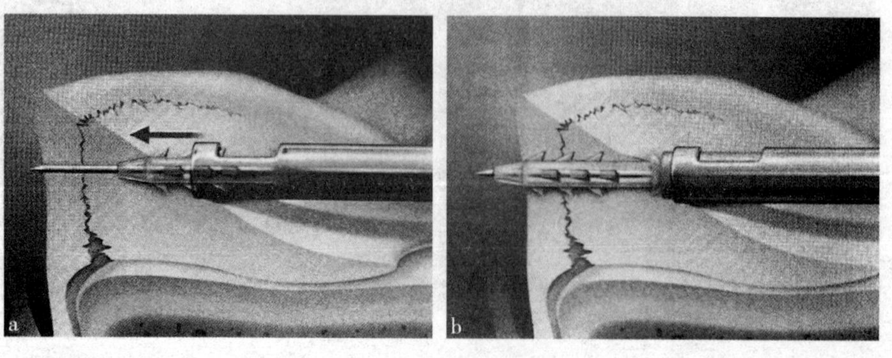

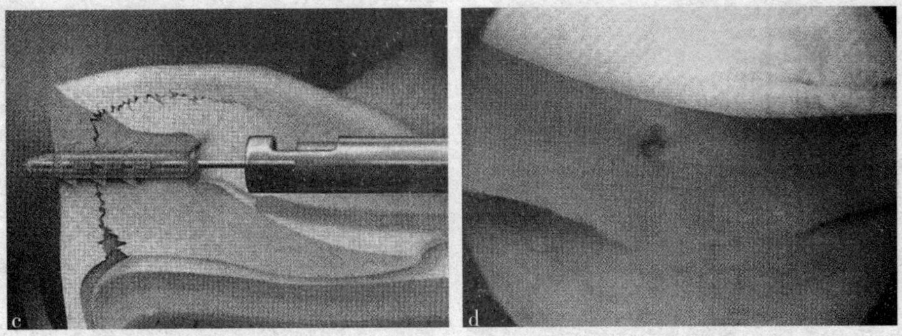

图 6-22　使用半月板固定锚钉示意图及锚钉固定后情况

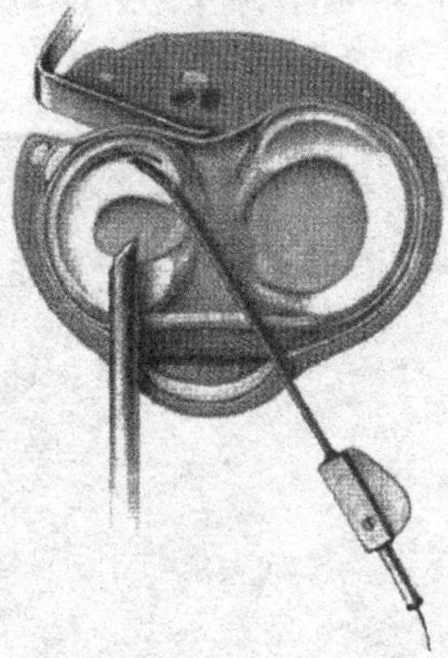

图 6-23　inside-out 法示意图

（一）内侧半月板

1. 诊断　将关节镜放置于髌下外穿刺孔。从髌下内侧穿刺孔置入探钩进行检查。从而对断裂的大小、走行、有无出血、通过缝合能否治愈进行初步估计。

2. 断裂部的新鲜化　对断裂面进行新鲜化处理是保证半月板缝合后顺利愈合的一个重要步骤。对不整齐的断裂缘和没有断面出血的患者，可以使用刮匙等对外缘进行刮削；对于陈旧性的患者和白-白区的断面，最好使用锉刀，这样对断面的处理更加有力。通过刺激外周的滑膜，有可能获得有助于愈合的血液供应。

3. 缝合　使用气性止血带，在内侧副韧带后方纵向切开 3～4cm 的切口，由此插入牵引拉钩，将半膜肌向后方牵引。然后，从髌内下入路插入关节镜，用从髌外下入路穿刺插入的缝合套管的尖端推压断裂部，实施对断裂部的缝合修复。在此操作过程中需要注意的是：一定要保证缝合针的针尖不要指向存在神经血管的腘窝部位。为了避免半月板的断裂端在缝合过程中出现错位现象，缝合宜紧密，缝线的间隔以 3～5mm 左右为佳（图 6-24）。

4. 缝合线的结扎　在关节囊外对缝合线进行结扎时，要保持一定的强度，这样可以使半月板的缝合处贴合的更为紧密，以利愈合。在结扎时需要注意避免不要卷入隐神经的髌下支，以免造成术后局部的麻木和疼痛，在结扎完成后缝合皮肤。

（二）外侧半月板

除了与内侧半月板缝合时器械的插入部位是对称的以外，其他方面与内侧半月板缝合基本是相同的。在缝合外侧半月板时，因为腘窝神经血管束处于中央稍偏外的地方，所以对此需要充分注意。另外，因为后外侧有腓神经，所以在进行半月板后部缝合的时候，必须事先在髂胫束后缘和股二头肌之间切开 4～5cm 的纵向切口，并将腓神经和股二头肌一起向后方牵引以保证安全（图 6-25）。

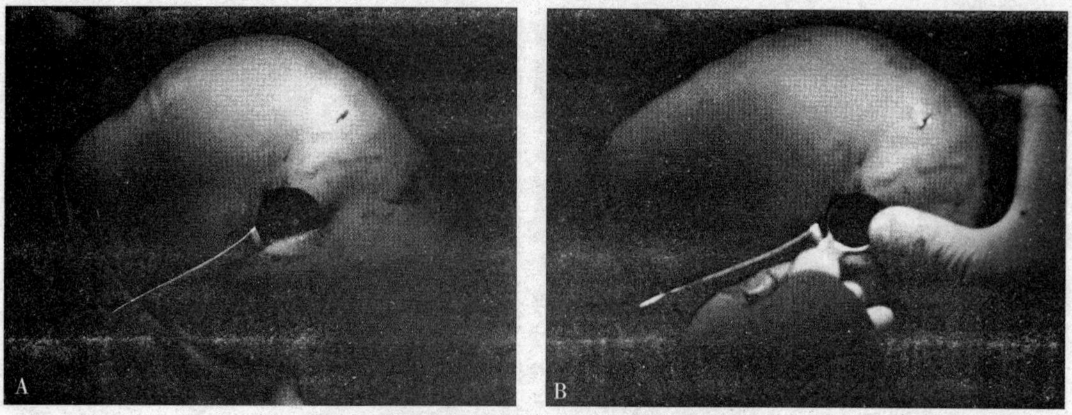

图 6－24 缝合内侧半月板的附加切口

A. 切口；B. 置入保护钩

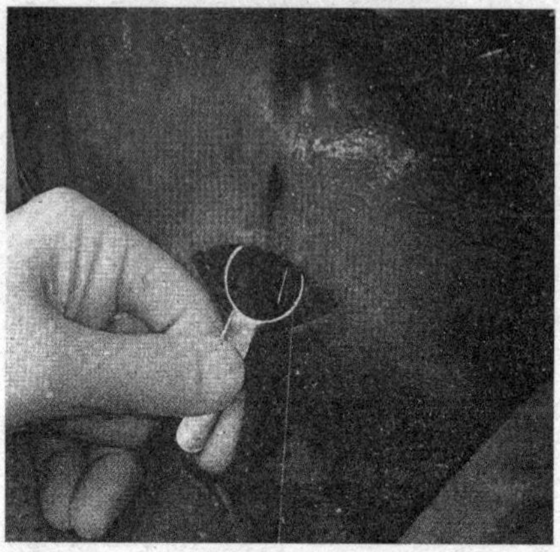

图 6－25 缝合外侧半月板时的附加切口

（三）术后疗法

术后使用铰链式可调支具，保证膝关节弯曲 20°位，维持 4 周的免负荷固定。3 个月后开始慢跑等温和的体育运动，4 个月后可以尝试进行竞技体育运动。对于半月板缝合伴有 ACL 重建的患者，术后装配膝关节器具，从第 2 日开始通过 CPM 进行可动范围训练，从第 2 周开始进行部分负重荷重训练，第 5 周开始进行全负重训练，4 个月后允许轻度温和的体育运动，8 个月后允许竞技体育运动。

半月板缝合术后的康复训练如下：

（1）第一天

1）半月板缝合：可调支具 20°位固定，股四头肌等长训练。

2）合并 ACL 重建：可调支具伸直位固定。

（2）第二天

1）半月板缝合：同第一天。

2）合并 ACL 重建：CPM。

（3）第一周

1）半月板缝合：同第一天。

2）合并 ACL 重建：下地无负重行走。

（4）第二周

1）半月板缝合：同第一天。

2）合并 ACL 重建：1/3 负重训练。

(5) 第三周

1) 半月板缝合：同第一天。

2) 合并 ACL 重建：1/2 负重训练。

(6) 第四周

1) 半月板缝合：ROM EX 部分负重。

2) 合并 ACL 重建：1/2 负重训练。

(7) 第五周

1) 半月板缝合：全负重训练。

2) 合并 ACL 重建：全负重训练。

(8) 三个月

1) 半月板缝合：慢跑训练。

2) 合并 ACL 重建：全负重训练。

(9) 四个月

1) 半月板缝合：恢复运动。

2) 合并 ACL 重建：慢跑训练。

(10) 八个月

1) 半月板缝合：恢复运动。

2) 合并 ACL 重建：恢复运动。

（韩　志）

第三节　股骨髁上、髁间骨折的镜下治疗

股骨下端距关节面 15cm 以内的骨折为股骨髁上骨折。股骨远端、髁部有关节囊韧带、肌肉及肌腱附着。腓肠肌内、外侧头起始于股骨内、外髁后面、肌力强大，骨折后远端极易向后旋转移位。股骨髁间骨折属关节内骨折，均不稳定，常常呈三维性关节内骨折，并波及负重关节面，股骨髁间骨折的发生率约占全身骨折的 0.4%。髁上、髁间骨折精确的解剖复位极为重要，但复位固定均较困难，在治疗上如果处理不当，将来对膝关节功能影响较大，因此对于股骨髁上骨折的治疗必须引起足够的重视。

一、损伤机制

股骨髁上骨折的大多数患者为高速损伤或由高处坠落所致。在老年患者中，由于干骺端骨质疏松，在屈膝位跌倒时，可引起该处的嵌入骨折。此骨折常呈典型移位，骨折端向后成角，远骨折块由于股四头肌、腘绳肌及腓肠肌的牵拉而向后移位。大腿肌肉的强烈收缩，可造成骨折的短缩，内收肌的作用使股骨远端内翻和内旋。伤后除有典型的骨折征象，由于骨折远端向后移位，偶可导致腘动脉损伤，局部可见张力性肿胀，小腿表现有肢体缺血征象。在开始治疗前，若未能注意常可引起不良后果。据 X 线片可确定诊断，了解骨折的类型和移位情况，有助于对创伤病理的分析。但 X 线片应包括整个股骨干和髋关节，以免漏诊股骨颈骨折和髋脱位，偶尔需摄其他方位 X 线片来确定骨折是否波及关节内。

股骨髁间骨折其损伤机制与股骨髁上骨折基本相同，可由直接或间接暴力造成，其中多数为间接暴力，如高速损伤或由高处坠落，往往先发生股骨髁上骨折，暴力继续传达，则骨折下端嵌插与股骨内外髁之间，被分开的股骨髁分成内外两块，骨折呈“T”字或“Y”字形，且髁间骨折往往伴有较为严重的移位。

二、临床表现

(一) 骨折分型

目前尚无统一可接受的股骨髁上部位骨折的分类，实际上此部位的骨折为关节外骨折，骨折线也可

累及到股骨髁或髁间部位，但主要的骨折仍在股骨髁上部位。该部位骨折，远骨折端通常向后成角和移位，并由于强大的大腿肌肉牵拉作用造成短缩。因而该部位的骨折可分为无移位、嵌入、移位或粉碎几种类型。移位的骨折经常是横断或斜形，偶尔是粉碎性的。该部位开放骨折并不少见，股骨近端经常在髌上部位穿出大腿皮肤。按 AO 股骨远端骨折的分型，将髁上骨折列入 A 型。属于关节外骨折，AO 分型在髁上部位又分成三个亚型：A1 型为简单的骨折，分为两部；A2 型为楔形骨折；A3 型为髁上部位的粉碎骨折。

股骨髁间骨折常称为 T 型或 Y 型骨折，对于股骨髁上骨折目前有两种分类方法。

（1）Neer 分类

1）轻度移位：常在膝关节处屈曲位受撞击伤造成，多发生于骨质疏松者。由扭转暴力造成的螺旋形骨折较少见。两折端呈嵌顿或轻度移位，股四头肌常无损伤，骨折复位后稳定。

2）股骨髁向内移位：膝关节呈屈曲位，暴力来自前外侧，骨折线由股骨外上髁近侧向内上斜至内上髁上方。股骨髁受内收肌的下部肌纤维牵拉而发生向内和内旋移位，股骨两髁分离者少见。近侧骨折端向前外移位，在髌骨上缘处可损伤伸肌腱。远端骨折块、髌骨和胫骨向后移位。由于腘绳肌和股四头肌牵拉，远近侧骨折端互相重叠。近骨折端可刺入伸肌腱并穿破皮肤，造成开放骨折，伤口常位于大腿前外侧。

3）股骨髁向外移位：膝关节处伸直位暴力来自大腿外侧，造成横断骨折，骨折线可略呈斜形，自内下方至外上方，近侧骨折端向内移位，可穿破大腿内侧皮肤，造成开放性骨折。或暴力来自大腿内侧，膝关节处屈曲位，也可造成此种类型骨折。股骨髁裂开较常见。由于腘绳肌和股四头肌牵拉而发生重叠移位。远骨折端向后屈曲移位者少见，伸肌腱常无损害。

4）合并髁上和骨干部移位的骨折：膝关节处屈曲位，来自前方暴力，髁上部位常呈粉碎骨折，近侧骨折端可穿破髌骨上缘皮肤，股骨内外两髁分离。由挤压伤所致的粉碎骨折常伴有髌骨骨折和严重伸肌腱损伤，或腘部大血管损伤。

（2）AO 分型：AO 将股骨远端骨折，涉及股骨髁的单髁和双髁骨折分作为 B 型和 C 型，依据其严重程度再分为亚型

虽然 Neer 的分型较为清晰地描述了骨折的损伤机制和病理特点，但在考虑骨折治疗方法的选择上 AO 分型更便于参考应用。

（二）临床诊断

患者必须做全面检查，特别是多发创伤的患者，对下肢的检查更应列为重点部位。同时也需注意有无合并髋和膝部的损伤。因该部位血管走行的解剖特点，如怀疑有血管损伤，应做 Doppler 脉压的测定，如仍不能肯定是否有血管损伤，则需即刻做动脉造影。因大腿部位明显肿胀，必须做骨筋膜间隔压力监测以排除筋膜间隔综合征。明显的开放和污染的伤口容易被确定，但在直接暴力作用下，皮肤的挫裂伤必须鉴别是否是开放骨折或是单纯的软组织损伤。检查经常发现膝关节和髁上部位的肿胀，伴有畸形和明显的触痛，在骨折部位可确定异常活动和骨擦音，但常无必要做此检查。应常规摄前后位和侧位 X 线片，如在手法牵引下摄片，可更能明确地显示骨折的形态。怀疑有膝关节韧带损伤时，需在骨折固定后摄应力位片，或在手术前做 MRI 检查，有助于诊断。如骨折线涉及到股骨髁，应做 CT 检查，明确关节内骨折的病理特点，有时可有助于确定软骨或骨软骨的损伤。为排除同侧的髋部损伤，需摄骨盆的正位片和髋的侧位片。在合并有膝关节脱位时，有报道 40% 的患者可合并有血管损伤，远侧有缺血情况需考虑做动脉造影。

三、并发症

高能量损伤引起的股骨髁上骨折，尤其是年轻患者，常为全身多发性骨折的一部分，其最常见的损伤机制是屈曲位膝关节遭受直接撞击，受伤时大腿的位置决定了受伤类型和并发损伤，必须仔细检查，以排除有无髋臼骨折、股骨颈和粗隆间骨折、髋关节脱位、股骨干骨折等。

（一）软组织损伤

据统计股骨远端骨折约有 20% 的患者合并膝关节韧带损伤，由于股骨远端骨折导致膝关节不稳，无法进行体检和应力位摄片，导致韧带损伤常难以诊断。

（二）血管损伤

股动脉在膝上 10cm 靠近股骨远端内侧皮质处，经内收肌管进入后侧间室，因此高能量或开放性股骨远端骨折其损伤率较高，膝关节韧带损伤后腘动脉损伤发生率较高，有文献报道可达 40%。所以股骨远端骨折后应主动检查有无动脉损伤，如发现远端肢体缺血或者动脉搏动减弱，需行动脉造影或手术探查。

（三）膝关节复杂损伤

包括股骨髁上或髁间骨折合并胫骨近端骨折（浮膝）；股骨髁上或髁间骨折合并 2 到 3 度的闭合或开放性软组织损伤；膝关节完全脱位。

四、治疗思路

股骨髁上骨折有典型的畸形，股骨短缩和向后成角和移位，更为严重的骨折可涉及股骨髁间，在额状面上可由于肌肉的附着而发生旋转移位。髁上的明显粉碎骨折和远侧位经常可通过牵引得到轴向的对线，但常难以维持位置。在涉及髁间区域的骨折，髁的旋转移位仅依靠牵引，甚至在切开复位的情况下也难以复位。治疗的目的应是恢复正常长度、旋转和轴线及关节面的解剖结构。如早期处理达不到上述要求，常可引起成角和旋转性畸形愈合，肢体短缩和膝关节功能障碍等功能后患。

股骨髁间骨折治疗的焦点集中于重建关节软骨面和下肢力线以及恢复膝关节功能。按 AO 学派的观点需将其解剖复位，有效内固定，以便早期无痛下进行功能锻炼。无论 Y 型及 T 型骨折，均为多向移位，骨折严重粉碎，这给手术内固定带来很多困难，这种手术应当考虑，关节面能够解剖复位，内固定足够牢固而不需外固定，充分坚固的固定能允许膝关节早期活动，皮肤及软组织能承受手术等四方面问题。其复位及内固定方法与髁上骨折治疗基本相同。

五、关节镜辅助下微创治疗

对于股骨髁上骨折，逆行交锁髓内针固定是一个较好的选择，不足之处在于该方法需要切开关节，不仅增加了创伤，也增加了感染的机会，对术后患肢的功能恢复带来了不利影响。如能在关节镜引导下定位、扩髓和打入髓内针，当然可以避免这些不利因素，使该方法扬长避短，成为治疗髁上骨折的满意手段。

（一）手术步骤

（1）体位：手术患者所取体位和传统膝关节手术一样。可以是患肢完全置于手术台上，也可以是双小腿垂于手术床尾，随手术者习惯而定。

（2）麻醉：全麻，腰麻，硬膜外麻，局麻均可应用。其中以连续硬膜外麻醉最为合适。

（3）方法：关节镜从标准前外侧入路进入，检查并处理关节内并发损伤。从前内侧入路插入电动刨削器械，清除关节内纤维增生，清晰暴露股骨髁间切迹。做经髌韧带切口，在关节镜监视下从该切口插入 1 枚斯氏针，将斯氏针插入髁间凹并定位在后交叉韧带前上方 1cm 处。在定位点处用开口器开口，插入长导针，用空心扩髓钻沿导针从小到大扩髓。每次扩髓钻的插入都在关节镜监视下进行，以免损伤关节内其他组织。选合适直径的髓内针（比最后一次扩髓的直径小 1mm），在关节镜监视下打入至针尾陷入股骨髁间凹，经 C 臂 X 线机透视证实复位良好，拔出导针，拧入交锁螺钉。此外亦有在关节镜下逆行膨胀髓内针、DFN 髓内固定的报道，其手术方法与关节镜下逆行交锁髓内针基本一致。

（4）缝合：与传统膝关节手术一样采用可吸收缝线和不可吸收缝线缝合。

附：【微创固定系统（LISS）】

LISS 从机械力学上可看做是一种内固定支架。在间接复位完成后，单皮质自攻螺钉锁定解剖预塑型钢板固定。LISS 提供的瞄准器为钢板插入和经皮螺钉固定提供方便。骨与内植物的稳定性取决于钢板螺钉界面的角稳定性，而不是钢板与螺钉紧压所致的摩擦力。

（1）术前计划：术前应有股骨的全长片，应能够较好的显示膝关节，最好包括髋关节。在前后位的膝关节 X 线上，将 LISS 影像测量器置于股骨髁水平的内侧或外侧，测量螺钉的长度，股骨髁的宽度也可通过测量器获得，根据测量结果，选择合适的螺钉、钢板。

（2）入路与复位：A 型股骨远端骨折和无关节内骨折的 C 型骨折可用经皮入路固定。皮肤切口以透视的股骨髁投影（内侧和外侧髁投影重叠时）作为参照。切口沿股骨干轴线从关节线水平向近侧延伸。该入路不适于 C3 型和 B 型或 C2 型伴关节内移位的骨折。经股直肌和股外侧肌之间向近侧延伸，劈开股四头肌肌腱的纤维，远端可延长至胫骨结节。使用克氏针、螺钉和可吸收棒进行股骨远端的重建。在髁间放置拉力螺钉时，必须考虑到要避免碰到 LISS 钢板及螺钉。股骨髁部骨折复位并固定完成后，临时将股骨髁和股骨干固定。在 LISS 最后固定前，完成股骨髁和股骨近端之间的复位。如果手法牵引不够，可使用牵引器或者暂时的外固定架辅助复位。

（3）内植物的植入：LISS 及瞄准器经髂胫束和骨膜间插入股外侧肌的深面，可感觉到 LISS 尖端沿着骨面滑动。先将 LISS 向近端插入，再向远端退少许，直到钢板与外侧髁有良好的匹配。为与髁部匹配，应小心保持瞄准器在矢状面成 15°角。如果完全在矢状面上，LISS 远端前部与外侧髁之间会出现间隙。间隙将使 LISS 前部的硬突起妨碍膝关节运动，导致股骨螺钉过于偏前。

（4）LISS 的固定：任何一种髁间骨折，都应首先在前方关节外侧髌旁切口重建股骨髁，使用拉力螺钉或克氏针，或两者结合使用进行固定。LISS 的远端位于关节线的近侧 1～1.5cm。由于瞄准器的重力作用，使 LISS 有外旋的趋势，会使股骨髁部与 LISS 之间产生间隙。建议用双平面透视来确保 LISS 在髁部的正确位置。髁部骨块由于腓肠肌的牵拉易发生反屈，在股骨远端下放置垫枕和屈曲膝关节可防止此种情况发生。在确定股骨远端正确对线后，首先使用克氏针在 1 孔和附加克氏针孔将 LISS 固定于髁部骨块，因 LISS 近端有偏前的趋势，须证实 LISS 在股骨干的位置。位置过于偏前将导致螺钉于切线位拧入，引起把持力不足，为保证单皮质螺钉的良好把持力，需要把 LISS 置于股骨干真正的侧位。首先将 LISS 用克氏针经近端固定螺栓固定于股骨干，加压器插入第二个孔进一步保证 LISS 与骨之间的固定和接触，同时检测对线，附加螺钉拧入近侧与远侧骨折端。拧入第一个螺钉后，无论螺钉是否能抓持在骨上，螺钉都要锁定于 LISS，故在钻孔时应小心操作，以确保有足够的阻力。近端和远端主要骨块一样，应至少使用 4 个螺钉。植入时可使用瞄准器的“阻挡器”来标志螺钉。

（5）复位技巧：每个主要骨块的第一个螺钉决定长度和旋转。与传统的螺钉末端无螺纹相比，由于 LISS 的螺钉头部有螺纹并紧锁于钢板，无法将钢板与骨推在一起。为解决这一问题，LISS 系统提供了一个钢板加压器，包括一个 4.0mm 长螺纹的单皮质自攻螺钉，螺钉上方有一个螺旋套筒，调节套筒可将股骨干和 LISS 压在一起。使用 LISS 时，必须首先进行骨折复位。LISS 固定稳定并非依赖于骨与钢板的接触与摩擦力，它更像一个内固定架。在 LISS 与骨之间有一些间隙是可以接受的，而且为了改善对线必要时可改变骨与 LISS 之间的间隙。钢板加压器可用来将钢板推向股骨。此装置的 4.0mm 螺钉在外侧皮质能提供良好的把持力，使钢板和骨紧靠在一起。在干骺端，加压、器螺钉通常会从薄皮质中拉出，故需要其他器械的帮助。在干骺端，LISS 与钢板之间间隙过大会妨碍膝关节的运动。为避免影响膝关节的运动，可使用点状钳或点状钩形牵引器固定 LISS，直到将其完全固定。

（二）注意事项

（1）复位：由于股骨髁间骨折关节面广泛粉碎，为满意显露及施以复位及内固定，往往需将胫骨结节掀起；对 Y 型及 T 型髁间骨折应先使用多枚克氏针，将髁及关节面复位，暂固定，这样将髁间骨折变为髁上骨折。

（2）固定：股骨髁间骨折内固定与髁上骨折使用的角状钢板，异型钢板，动力髁螺丝钉固定，髁上髓内针相同，仅在使用前，必须将髁相对固定，待插入上述内固定后，再进一步变临时固定为松质骨拉力螺钉固定。对于股骨髁间骨折有关节面广泛粉碎者，最好选用髁部异型的支撑钢板。

六、术后处理

传统入路或微创入路术后相同。患者早期开始持续被动运动锻炼。术后可允许部分负重（15～20kg），当术后拍片证实有骨痂时可以完全负重。对于多发损伤患者术后处理要根据其他损伤进行适当调整。

（彭　翀）

第四节　髌骨骨折的镜下治疗

髌骨骨折是由于髌骨直接遭受外力或股四头肌突然剧烈收缩引起的关节内骨折，发生率约为1.05%，由于交通及体育事业的迅速发展，近年来髌骨骨折的患者呈上升趋势。髌骨骨折的治疗目的是恢复髌股关节面解剖位置及膝关节伸屈功能，随着关节镜技术的发展与成熟，镜下微创闭合内固定术治疗髌骨骨折已日渐成熟。

一、损伤机制

导致髌骨骨折的暴力分为直接暴力和间接暴力两种。

（一）直接暴力

由于髌骨位置表浅，且处于膝关节的最前方，因而极易受到直接暴力的损伤，如撞击伤、踢伤等。直接暴力导致的髌骨骨折有时会合并同侧的膝关节后脱位，骨折多为粉碎性，移位较少，伸肌支持带很少损伤，因此患者尚能主动伸直膝关节。

（二）间接暴力

股四头肌突然猛力收缩，超过髌骨的内在应力时，则引起髌骨骨折，骨折多为横形，移位明显，但很少呈粉碎性，伸肌支持带损伤严重，不能主动伸直膝关节。

二、临床表现

（一）骨折类型

髌骨骨折通常按照骨折位置、骨折后的外形及移位程度进行分类。

（1）无移位的髌骨骨折，主要为无移位的横形骨折、无移位的粉碎性骨折。

（2）有移位的髌骨骨折，包括髌骨中1/3横形骨折，髌骨上或下极横形骨折，有移位的粉碎性骨折，纵行骨折，骨软骨骨折。其中横形骨折在以上两种类型骨折中最为常见，约占所有髌骨骨折的50%～80%，大多发生于中1/3或下极；粉碎性骨折约占30%～35%；纵行骨折及骨软骨骨折最少见，约占12%～17%。纵行骨折常因直接暴力作用于髌骨的一侧关节面而引起。骨软骨骨折通常发生于青少年，并且常在创伤性髌骨脱位或半脱位时合并发生。

（二）临床诊断

髌骨骨折的发生年龄一般在20～50岁之间，男性多于女性，约为2∶1。骨折后常发生膝关节肿胀积血，髌前可见皮肤擦伤及皮下血肿，压痛明显，有移位的骨折可触及骨折间隙。被动活动时膝关节剧痛，有时可感觉到骨擦感。膝关节正侧位X线片有助于确定有无骨折及骨折的类型。当怀疑有纵行骨折或骨软骨骨折时应拍髌骨轴位像。

骨折诊断明确后，应判断伸肌支持带损伤的程度，以利于选择治疗方法。如果骨折移位大于或等于5mm，则提示伸肌支持带大部分已断裂；如骨折移位小于5mm，并能主动完全伸直膝关节，则说明伸膝装置未受明显损伤；如不能完全伸直则提示同时有不同程度的损伤。

三、治疗思路

髌骨骨折治疗的主要目的是维持关节面平整，修复损伤的伸肌支持带。对于新鲜的髌骨骨折，应最大限度地恢复关节面的形态，力争使骨折解剖复位，保持关节面平滑，给予较牢固的内固定，早期活动膝关节，恢复其功能，防止创伤性关节炎的发生。髌骨骨折关节面复位不佳、不平滑，愈合后易发生髌股关节炎。如关节固定时间长，关节内碎骨屑、血肿处理不干净，关节内可发生粘连，妨碍关节活动。髌骨骨折治疗原则是内固定牢固可靠，关节面复位平滑，关节活动早。因此选用一种创伤小、骨折面复位更加细微和精确的手术方式是治疗髌骨骨折的需要。

四、微创手术治疗

髌骨骨折是关节内骨折，治疗上要求达到正确的解剖复位，可靠的内固定，以及术后早期功能锻炼，这三项是关节内骨折的理想治疗方法。如石膏固定需长期关节制动，且往往复位欠佳，而切开手术虽然骨折端显露很好，但对关节结构破坏大，无疑加大了膝部的损伤。况且由于膝关节内结构复杂，在髌骨骨折同时常伴有关节内其他损伤，如果按传统手术方法治疗，常难以及时发现和治疗关节内的并发损伤。但关节镜下手术可充分利用镜下直视观察同时处理关节内并发症的优点，不仅可治疗髌骨骨折的早期并发症，也避免了髌骨骨折术后并发症的发生。目前国内报道的关节镜监视下经皮复位内固定治疗髌骨骨折的方法有：可吸收缝线张力带内固定，克氏针张力带钢丝内固定，2 枚平行螺丝钉内固定，螺丝钉加张力带钢丝内固定等。

（一）关节镜下克氏针张力带钢丝内固定

患肢上气囊止血带，全麻、腰麻、硬膜外麻或局麻均可应用，仰卧位，取膝关节前外侧入路作为关节镜入点，用尖刀纵行切开皮肤和关节囊，长约 4～6mm，直纹式血管钳于切口内钝性分离关节囊，将锥形穿刺针连同套管刺入关节囊，取出针芯，放出关节内积血，将关节镜置入套筒，套筒的入水口接加压的生理盐水。于膝关节的前内侧面做一切口，即可用于引流、冲洗、又可将探钩等置入关节内，进行探查和操作。利用探钩清理骨折线内的积血，并观察骨折类型，在关节镜直视下，于皮外手法整复髌骨骨折，再用探钩辅助撬拨复位关节内的骨折直至镜下髌骨关节面软骨骨折线对合平整，器械临时固定骨折块，C 臂 X 线透视机确认骨折复位良好后，用直径为 2.0mm 的克氏针在骨折线两端横向钻孔穿过对侧，在同一骨髓道穿入 2 根软钢丝，在硬膜外穿刺针套管的引导下，皮下分别完成对髌骨骨折的环行固定和表面张力带固定。检查髌骨骨折复位和固定满意后，关节内冲洗，全层缝合微创切口。

（二）关节镜下经皮螺钉内固定

镜下先冲洗，检查关节腔，清除膝部外伤所致的关节内凝血块、组织碎屑、损伤的滑膜组织及关节内其他并发症（如半月板损伤，可行半月板部分切除和修整、软骨打磨修整止血、韧带修补固缩等治疗）。用挤压髌骨、骨圆针撬拨等方法复位，大布巾钳抓持作临时固定。对于髌骨横形骨折和上、下极大块骨折块，可选择上或下方穿钉固定；对于髌骨纵形骨折选择侧方穿钉固定。固定螺丝选用松质骨或皮质骨钛螺丝钉。选择 1 枚骨导针在骨折线垂直中线穿钉固定，C 臂 X 线机透视，确认骨折对位良好，导针位置适宜后，平行骨导针在两侧对等皮肤分别做 0.5～1.0cm 的切口，平行于髌骨钻入 3.2～4.0mm 的钻头，C 臂 X 线机再次透视位置适宜后，退出钻头，测量孔深，攻丝，拧入直径 3.5～4.5mm 螺丝钉 2 枚，拔出骨导针。镜下观察髌骨骨折端平整、光滑，螺丝钉未突出软骨面后，修整骨折软骨面。检查膝关节伸屈无碍，骨折固定稳定牢固后，冲洗关节腔，闭合切口。

五、术后处理

术后膝关节伸直位弹力绷带加压包扎，鼓励患者行股四头肌功能训练及直腿抬高锻炼，3 天后主动行膝关节屈伸活动，活动度 30°～45°，2 周拆线后扶双拐下地行走。术后每月复查 X 线片，了解临床症状和骨折愈合情况。

（彭　翀）

第五节　胫骨髁间嵴骨折的镜下治疗

胫骨髁间嵴骨折是前交叉韧带（ACL）胫骨止点部的撕脱性骨折，属关节内骨折，往往伴有前交叉韧带功能的丧失，导致膝关节稳定性的下降，多见于运动损伤，青少年、成人均可发病。1875 年 Poncen 首先报告这一骨折。

一、损伤机制

胫骨髁间嵴，一方面作为膝关节前后交叉韧带和半月板的附着点，另一方面可以稳定膝关节，防止股骨和胫骨之间的侧方移动。胫骨髁间嵴骨折多由于强大的旋转应力和成角运动所致，常见于车祸和运动伤，特别是外翻、外旋暴力或过伸位内、外旋转应力作用于胫骨 ACL 附着处。伸膝时前后交叉韧带均处于紧张状态，若膝关节的前方受到直接暴力，造成膝关节过伸，同时反射性引起股四头肌强烈收缩，此时大部分集中在前交叉韧带上，致使髁间嵴撕脱骨折。

本病以运动伤多见，另外，快速滑冰时，突然改变方向，或从高处向下滑，小腿呈半屈及内旋位，胫侧副韧带及前交叉韧带处于紧张状态，极易引起胫骨髁间嵴撕脱性骨折。损伤区多见于胫骨髁间区域，也可以伴随支持韧带或关节面损伤。特别是骨化未成熟的青少年，骨骺较为薄弱，难以承受牵拉力，发生撕脱性骨折。成人同样在受力机制下发生 ACL 纤维断裂，止点部的骨折只占少数。成人骨折主要是由于受伤时股骨内外髁向外或向内移位，撞击髁间嵴所致。交通伤常合并软骨、半月板以及侧副韧带损伤和胫骨平台 SchatzkerlⅣ、Ⅴ型骨折。Johnson 认为，损伤的部位还与外来暴力作用的速度有关，较缓慢的作用力常常使 ACL 从止点撕脱，而速度较快的作用力则导致 ACL 纤维撕裂。

二、临床表现

（一）骨折分型

1977 年 Zaricnyi、Meyers 和 Mckeever。根据骨折的移位程度提出的分类，进行改良，目前仍被广泛采用。Ⅰ型：无明显移位骨折，胫骨髁间嵴仅在前缘抬高（图 6－26）；Ⅱ型：胫骨髁间嵴前 1/3 或 1/2 的撕脱骨折自基底部像杠杆一样抬高，侧位 X 线上呈“鸟嘴”状（图 6－27）；ⅢA 型：整个胫骨髁间嵴位于基底部之上，与胫骨失去接触（图 6－28）；ⅢB 型：整个胫骨髁间嵴抬高并有旋转。Zaricynyl 在上述分类的基础上提出了第 4 分型，即胫骨髁间粉碎性骨折（图 6－29）。上述分型可以预示骨折复位和固定中的难度，对治疗有重要的指导意义。但是这一分类也有缺陷，平片分类是根据骨折的最终位置并不表示损伤时的最大移位，所有它不能表示骨折的不稳定程度。有些损伤被归为Ⅱ型的，但事实上却是Ⅲ型，分类体系仅描述了骨位置，并未包含任何软组织损伤如韧带、膝关节本身损伤的信息，有些类型损伤如微小移位的Ⅰ型损伤，若有半月板陷入或韧带陷入半月板间，则妨碍半月板完全复位。

（二）临床症状与体征

伤后患膝疼痛，肿胀和功能障碍是常见的临床症状。膝关节通常保持在屈曲位，不能行走，任何伸膝动作均可导致疼痛。查体可发现有关节腔内积血，并有明显的活动受限。Meyers 和 Mckeever 认为，伸膝受限是肌肉痉挛所致，并非撕脱的骨块与股骨或胫骨关节面撞击引起。正侧位 X 线片可显示大多数胫骨髁间嵴骨折，斜位和髁间位片能更清楚地显示髁间区域。CT 和 MRI 检查不仅能明确骨折的位置和移位程度，而且能清晰地显示半月板和韧带损伤。胫骨髁间嵴撕脱骨折的诊断：有明确的外伤史，伤后膝关节的疼痛肿胀，行走功能障碍和膝关节失稳；X 线片显示胫骨髁间撕脱骨折伴骨块移位；膝关节穿刺抽出带脂肪颗粒的血性液体。MRI 显示关节腔内积液，T_1 或 T_2 加权像呈高信号，为局部出血水肿所致。ACL 胫骨附着处的信号连续性中断，胫骨撕脱骨折处高信号。

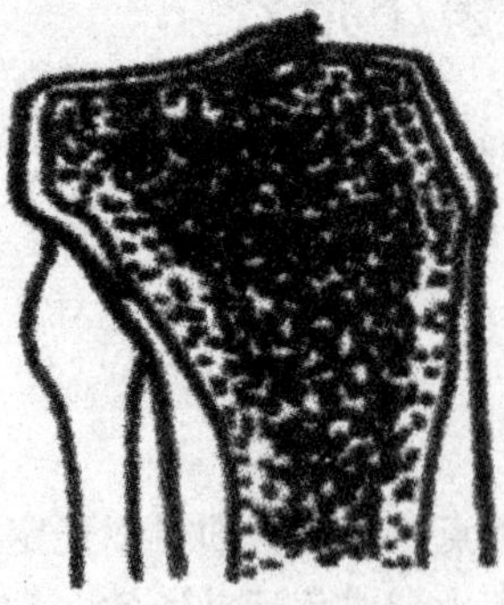

Ⅰ型

图 6－26　髁间嵴前缘抬起

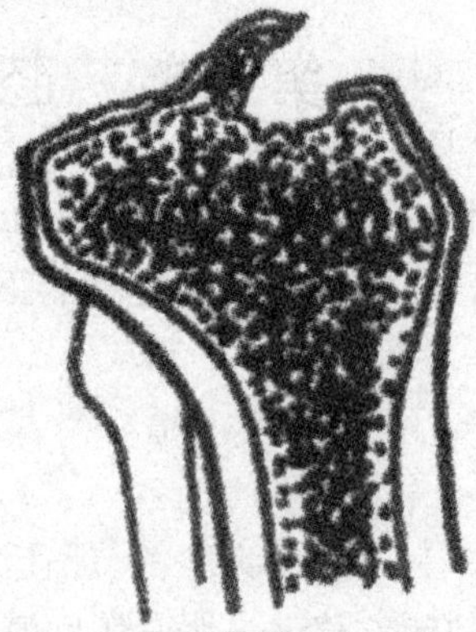

Ⅱ型

图 6－27　髁间嵴在骨床上撕脱
撕脱骨折自基底部像杠杆一样抬高，X 线呈“鸟嘴”状

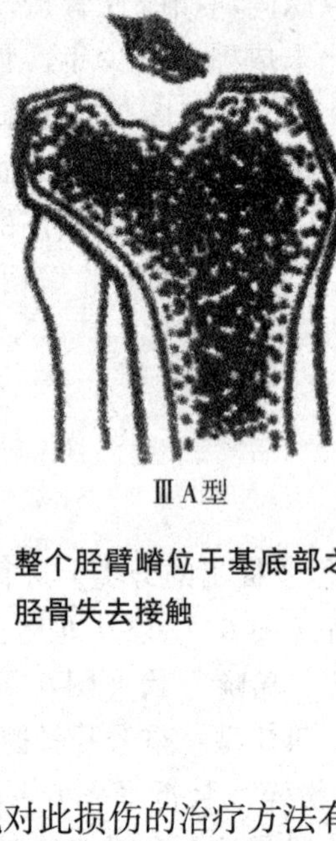

ⅢA型

图 6－28　整个胫臂嵴位于基底部之上与胫骨失去接触

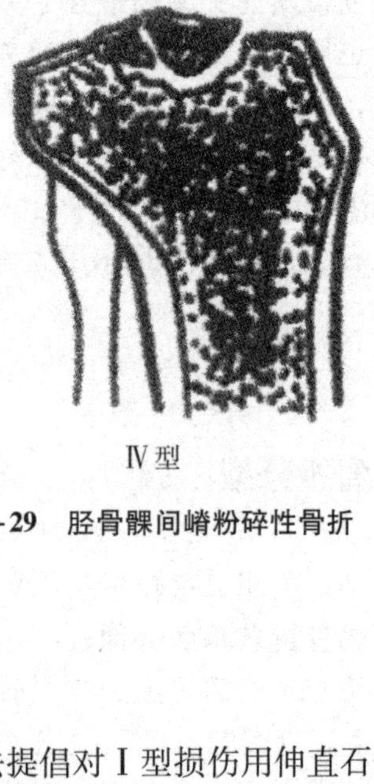

Ⅳ型

图 6－29　胫骨髁间嵴粉碎性骨折

三、治疗思路

胫骨髁间嵴撕脱对此损伤的治疗方法有许多种，但经典的方法提倡对Ⅰ型损伤用伸直石膏托，Ⅱ型损伤用伸直石膏托或切开复位内固定，Ⅲ型损伤用切开复位内固定。目前关节镜的应用领域除了可治疗关节的或实质性的交叉韧带损伤外，还可在直视下使胫骨髁间嵴骨折复位，关节镜甚至可用于无移位的胫骨髁间嵴骨折，镜下可对这类骨折进行内固定。为早期活动作准备是另一个关于镜下治疗的争论问题，如果应用闭合复位方法，我们建议将来用 MRI 来评估伴随的关节损伤和胫骨髁间嵴撕脱骨折是否充分复位。

Mclennan 研究了Ⅲ型骨折的治疗，他进行了闭合复位石膏托治疗（A 组），镜下复位石膏托治疗（B 组），镜下复位内固定（C 组）等方法的比较。Lysholm 评分为 B、C 组高于 A 组，Tegner 和 IKDC 评分最高的是 C 组，其次是 B 组，A 组最低。术后使用关节镜对膝关节复查，仅 C 组的骨折碎片复位，A、B 组都有大于 8mm 的骨折碎片移位，Mclennan 总结认为，镜下治疗有更满意的预期疗效并且是治疗Ⅲ型骨折的首选。其他作者将镜下治疗推广到Ⅱ型骨折，当然胫骨髁间嵴撕脱骨折的治疗适应证还在进一步发展。术前 MRI 对识别骨折范围，判断后交叉韧带是否受累很有帮助。如果胫骨髁间嵴已粉碎，操作一定要小心，手术医生术后将会对膝关节进行制动，这样会造成显著的运动障碍。

四、关节镜下手术治疗

用关节镜治疗胫骨髁间嵴骨折已有许多成功的患者，空心螺钉（顺螺纹或反螺纹）和不可吸收缝线（系于骨桥上）两种固定方法都能有效地使骨折复位，与具有传统的切开复位相比具有较好的临床疗效。关节镜下手术治疗指征是平片有骨折移位或查体有阳性体征。

（一）手术步骤

1. 体位　膝关节固定于手术台旁的一个腿架上，非手术腿置于泡沫塑料上，应该使用可透过X线的手术台。

2. 麻醉　全麻、腰麻、硬膜外麻、局麻均可应用，其中以连续硬膜外麻醉最为合适。

3. 方法

（1）镜下准备：将关节镜由外侧入路插入，探针和手术器械由前内侧入路插入，各种流出物根据术者的意愿和经验从上内侧或上外侧出口排出。首先用电动切刀吸引清除血肿，通常不用止血带，因为水泵足以使关节膨胀。可以找出碎片，清除碎片边缘的软组织以便能更清楚地观察骨床或碎片。为了能完整地观察关节的前面，必要时要清除脂肪垫，应仔细检查关节腔内有无下陷的半月板或半月板间韧带嵌入。清除任何有干扰的软组织，用关节镜探针对撕脱骨折进行“轻柔而牢固”的复位。

（2）空心螺钉固定：用空心螺钉时将骨折碎片复位于原骨床上，用探针经皮通过前内入路钻入碎片，小心地仅与胫骨后部皮质固定。用实时透视监控以确保导针未钻透后部皮质。当确定已复位后，用导针测量选择合适的螺钉长度，用4mm的空心螺钉穿过髁间嵴到胫骨后部皮质。当螺钉钻入时，通过透视的实时监控，避免靠后的导针前进时损伤血管神经，必要时也可在空心螺钉下使用垫圈。一般而言，1个螺钉完全固定骨折之后依据骨折碎片大小及首枚螺钉固定后是否稳定决定是否再用2枚螺钉。

（3）不可吸收缝线固定：将膝关节放置同样姿势进行骨折复位，用2.5mm克氏针经过中内侧入路直接插入骨折后部进行临时固定。用前交叉韧带导向器穿过2mm的针头从胫骨边缘骨结节水平后退（胫骨后内边缘和胫骨结节外侧之间），进入关节内达撕脱碎片的内侧面。在导针位置做一个小切口以暴露皮质骨表面，将导针换成Hewson缝合器，一条5号缝线（爱惜邦）的一端通过前内入路进入关节穿过缝合器的环，由远端拉出，从前内侧皮质穿出。用前交叉韧带导向器，距离第一个针头位置5mm将第二个导针钻入撕脱的髁间嵴突的侧面，将导针换成Hewson缝合器，缝线的另一端穿过环，通过关节由胫骨皮质前内侧穿出，由缝线形成一个从撕脱髁间嵴突内侧到外侧的环，出胫骨干骺端。缝线两端用最少4～6个扣系于骨桥，以便镜下复位和保持胫骨撕脱骨折的张力。

（二）注意事项

（1）对任何患者在手术结束，患者离开手术室之前，都要拍X线片证实骨折复位和固定是否满意，胫骨髁间嵴骨折的复位较为困难，最好在手术室内拍X线片，这样如有必要可随时调整复位和固定。

（2）螺钉固定适用于那些骨折碎片足够大，适合螺钉和生长板几乎已闭合或完全融合的患者。对那些存在生长板未闭合的儿童和骨折碎片不大者不适合螺钉固定，或者术者尽量避免使用关节内金属固定的时候，缝合治疗则是最佳的外科治疗手段。

五、术后处理

根据骨折稳定程度及术者的经验进行术后的活动度锻炼。术后最初2～3周，短期用伸直支具支撑步行，去掉支具每天两次CPM锻炼，从0°～90°应用直腿抬高和股四头肌等长收缩来维持其张力，然后取消活动度限制，开始对股四头肌的恢复锻炼。

Ⅱ型或Ⅲ型撕脱骨折建议行手术治疗，切开手术存在手术创伤大、外固定时间长、术后反应重、膝关节功能恢复困难、术后常见膝关节强直现象等问题，而关节镜手术可显著地降低对膝关节功能的干扰，而且同样可以达到切开复位内固定的效果，是近年来发展较快的微创外科技术。关节镜手术创伤小，恢复快，并发症少，能同期诊断、治疗合并伤，因而镜视下手术逐渐成为胫骨髁间嵴撕脱骨折首选治疗方案。

（雷　伟）

第六节　膝关节脱位的镜下治疗

膝关节脱位是一种严重的复杂性损伤，临床上较少见，也有些患者在就诊前脱位关节已自行复位而未得到诊断。对急性膝关节脱位自发性复位的肥胖患者和多发伤患者，早期误诊可导致灾难性的并发症，如血管损伤后继发的筋膜间室高压、肢体坏死等，所以骨科医生必须对膝关节脱位予以高度重视。

一、损伤机制

膝关节是人体中最大的关节，也是构造复杂、联系坚固、负重较多的屈曲关节。受坚强有力的韧带、关节囊和其附近肌肉的保护，故膝关节脱位极为少见。受伤原因多因直接暴力冲击胫骨上端或间接暴力使膝关节受旋转或过伸性损伤，致使胫骨上端向后、向前或向两侧脱位。前脱位的发生率是后脱位的2倍，向内侧脱位仅是前脱位的1/8。

二、临床表现

对于急性膝关节脱位应进行及时的评估，包括病史和体格检查，尤其是损伤机制和可能的伴发损伤。急诊排除威胁生命或伴发的损伤后，对伤膝应进行直接的物理检查，寻找任何肉眼可见体征。有相当数量的膝关节脱位可导致腘动脉或腓神经损伤，所以在复位前后应详细检查和记录神经、血管情况。包括受累膝关节肢端的颜色、温度和毛细血管充盈情况，胫后和足背动脉搏动情况，并与对侧进行比较，有搏动存在也不能完全排除血管损伤。还应评价腓浅和腓深神经支配区的感觉。详细的病史和体格检查后，阅读原始X线片确定脱位的方向，寻找合并的骨性损伤。

超过50%的急性膝关节脱位在发病现场会自行复位，因此对任何导致两个及两个以上膝关节主要韧带损伤的膝部损伤，必须考虑膝关节脱位的可能。对有明显脱位的膝关节必须立即进行神经、血管检查，然后在患者镇静状态下通过牵引和对抗牵引复位。复位后还须评价、记录和密切观察神经、血管状况。之后应将注意力集中在评价膝关节的韧带损伤方面。在急诊情况下，严重的疼痛和明显的水肿常常影响临床检查。此时除通过其他检查加以确认外，往往需要在麻醉下进行检查，或在术前再做一次检查。需要注意的是外伤性膝关节脱位的诊断和治疗的首要任务不是韧带的处理而是肢体的血管情况。

对以下几种情况，关节镜检查有特殊意义：①急性外伤性关节血肿，临床检查不肯定或特殊体征阴性时，关节镜检查有助于诊断；②急性复合损伤，尤其是涉及ACL及内侧结构时，如高度怀疑有半月板损伤，可通过关节镜检查明确其损伤；③前、后抽屉试验分辨不清时，可通过关节镜检查明确诊断。

三、并发症

膝关节脱位往往合并严重的并发损伤，受伤后不但膝关节内外侧副韧带和十字韧带断裂而且关节囊广泛撕裂，半月板撕破脱位，甚至合并胫骨髁间嵴、胫骨结节撕脱性骨折和股骨髁骨折。膝关节脱位时腘血管损伤最常见，尤其在前脱位时相对固定的腘血管受到牵拉，可出现内膜破裂，继发血管阻塞。内侧脱位严重者可合并腓总神经牵拉性损伤、腘静脉栓塞或破裂，引起肢体坏死或缺血性挛缩。膝关节脱位并发血管损伤的发生率占50%～54%。如对腘静脉损伤有疑问时应进一步检查，包括动脉造影或手术探查。并发神经损伤占16%～43%，以坐骨神经损伤最为常见。脱位后撕破的关节囊有时随着脱位嵌入关节，影响整复。

四、治疗原则

血管损伤的治疗原则：

首诊时如患肢末端循环较差，应立即进行复位，再仔细评估肢体的循环状况。对脱位前后表现有肢体循环状况差或外周血管无搏动的患者，应常规行股动脉造影；对曾发生外周血管无搏动而复位后搏动恢复正常的患者，也应行股动脉造影，因为通畅的腘动脉仍可能存在内膜撕裂，撕裂部分可能会自行分离而导致内膜瓣下血栓形成；如无周围循环障碍体征的患者，可不必行血管造影。

在伤后 48 ~ 72 小时，应密切观察肢体循环情况以防内膜撕裂逐渐加重和引起血栓形成。当血管造影确认血管损伤和异常时，应立即修复损伤的血管以挽救肢体。采用非手术治疗或等待关节周围侧支循环建立而拖延手术治疗则可能导致灾难性后果。修复腘血管时不宜进行广泛的韧带重建。有血管损伤且手术延迟者应在血管修复再通时切开筋膜。当闭合复位成功后，用石膏托固定于最稳定的位置，避免用管型石膏，以便密切观察神经、血管状况。

五、镜下手术方法

关节镜下仔细探查关节内结构，韧带断裂者予镜下重建，骨块撕脱者予镜下复位固定。其中重建前、后交叉韧带，可以按照前后交叉韧带重建的操作进行手术；胫骨髁间嵴撕脱骨折的固定方法：镜下用定位器定位，于胫骨结节内侧向撕脱骨块两边各钻一骨隧道。用腰穿针经皮横穿骨块上韧带，导入钢丝，退出腰穿针，将钢丝两端从骨隧道引出，拉紧后在骨面打结固定；后交叉韧带胫骨起点撕脱骨折的固定方法：镜下用定位器定位，于胫骨结节内侧向撕脱骨块两边各钻一骨隧道，导入钢丝。做膝关节内后侧切口，直视下将钢丝穿过骨块上韧带，从骨道引出钢丝拉紧固定。

术中应注意膝关节脱位后关节囊往往损伤严重，如灌注压太高，可能引起液体渗漏导致骨筋膜室综合征发生。因此术中应严密观察小腿肿胀情况，严格控制灌注压，并尽量缩短手术时间。

六、术后处理

交叉韧带修复术后患者石膏固定膝关节 4 周，交叉韧带重建术后患者石膏固定 2 周，固定期间进行肌肉收缩锻炼。拆除石膏后在限制支具的保护下，进行 30° ~ 60°的小范围活动。术后 8 周允许膝关节屈曲超过 90°，并扶双拐下床活动。

关节功能恢复与术后功能锻炼密切相关，关节制动时间越长，关节活动恢复越慢。关节制动时间太短，又影响关节稳定性的恢复。关节镜下韧带重建术后患者只要移植物有足够强度，固定牢靠，可早期进行小范围的关节屈伸锻炼。而韧带修复术后患者，过早活动会导致修复韧带愈合不良和松弛，因此要适当推迟关节活动时间。总之，关节镜下治疗膝关节脱位韧带损伤具有损伤小、关节功能恢复快的优点，值得进一步推广应用。

（雷　伟）

第七节　膝关节骨性关节病的镜下治疗

一、骨性关节病的关节镜适应证

骨性关节病（OA）的主要病变特点是关节软骨的退变和剥脱，而关节软骨一旦损伤到一定程度之后，它的病理过程是无法逆转的，也就是关节软骨是无法再生的，从这一点上来看，关节镜同样无法解决软骨再生的问题。对于关节镜技术治疗骨性关节病（OA）是否有效，目前仍然有不同的意见，但在实际的临床工作中，我们还是看到一些不同的情况。有学者在从事关节镜工作中，曾治疗过一些中重度的 OA 患者，这些患者普遍的特点是年龄偏大，有多年病史，关节功能因疼痛（或肿胀）严重受限，关节的病变，即使从 X 线片上来看，已经是一个非常典型的中重度骨性关节病影像（图 6 – 30），出乎意外的是，这样的患者在进行关节镜手术后，普遍的出现关节功能的改善，有的改善非常显著，有的持续了很长时间，疗效依然满意。有的是双侧膝关节同时进行关节镜治疗，有的是膝踝关节 OA 同时进行关节镜下的清理术，都至少在术后取得了令患者满意的效果。所有这一切都促使我们思考关节镜技术对 OA 治疗的有效性问题。

OA 的病理变化虽然以软骨病变为主，但导致 OA 患者关节病废的继发因素却不仅仅局限于此。通过上述患者我们可以看出，关节镜手术可以清除 OA 患者关节内的诸多导致关节疼痛、功能障碍的继发因素，使关节功能至少是短期内得到改善。从医疗角度看，OA 的根本问题在于：软骨再生问题无法得到解决，但对一个患者的治疗不仅仅涉及技术层面，还包括心理层面，同时还有个体差异的问题。从患者的角度来看，他们是无法了解疾病的那些复杂、深奥的医学专业知识的，他们只看效果，而关节镜手术恰恰可以提供给他们一个“安全”、“微创”（消除恐惧感，获得心理认同）、迅速恢复的手段，早期的关节功能改善也能让他们的心理获得很大的满足，从而增强他们积极康复的信心。

因此，根据经验和相关文献，对 OA 患者可进行的关节镜下手术包括：半月板修整（切除）术，对不平整的关节软骨面和剥脱的软骨片实施的修整和削刮、骨刺切除术；对一定范围内的软骨缺损实施的钻孔术、滑膜切除术；对关节内游离体实施的摘除术；以矫正异常力线为目标实施的髌骨支持带松解术（主要针对髌外侧支持带实施的外侧松解术）；以（骨）软骨缺损的修补为目标的（骨）软骨镶嵌移植术等。也就是说，尽管在本章开篇中我们提到了关节镜手术对重度 OA 患者的有效性问题，但绝不能以偏概全，针对 OA 的关节镜手术必须还是要遵循一些普遍的原则。

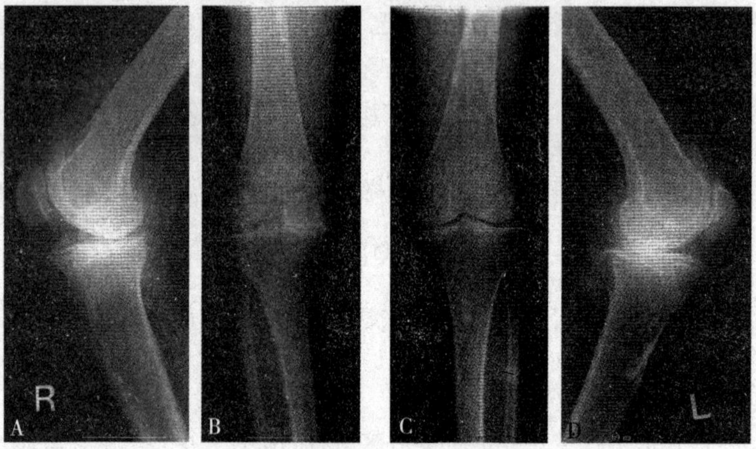

图 6－30　双膝关节重度骨性关节病

A. 右膝正位；B. 右膝侧位；C. 左膝正位；D. 左膝侧位

（一）OA 患者的关节镜手术适应证

（1）最理想适应证：游离体。

（2）较理想适应证：半月板损伤；软骨面不适合；滑膜病变；髌股型 OA 的异常力线矫正。

（3）效果难以预料的适应证：以典型 OA 病变为主的患者。

（二）OA 患者的关节镜及相关手术方法选择

（1）内侧半月板损伤为主：半月板修整、部分切除或全切术。

（2）步行开始时疼痛或上下台阶时疼痛，尤其以上台阶为主：高位胫骨外翻截骨矫形（首选）或半月板修整切除。

（3）外侧半月板为主：半月板修整、部分切除或全切术。

（4）外侧盘状半月板为主：以盘状半月板成形为主，全部切除则容易加速 OA 病变。

（5）髌股型 OA，髌股关节外侧狭窄：胫骨粗隆前内侧截骨移位术（首选）或外侧支持带松解术。

（6）范围较小的软骨剥脱（面积 1～2cm^2）年轻，负重时关节稳定性好：钻孔术或微骨折手术。

（7）范围较大的软骨剥脱（面积 4cm^2）：骨软骨镶嵌移植。

二、麻醉

在国外，关节镜手术以全麻最为多见，国内以腰麻、硬膜外麻醉或腰－硬联合麻醉常用，另外，局部麻醉也不失为一个选择，因为其侵袭性小，所以对高龄者也很有利，对于门诊患者或每日关节镜手术例数较多的科室，局麻的时效性、费用低廉的优势非常明显，多数情况下可以取得满意的麻醉效果。

局部麻醉适应证及药物配伍：

1. 适应对象　半月板切除、半月板修整、软骨成形、滑膜切除、游离体摘除。

2. 方法

（1）方法一：灌流针插入部、关节镜插入部、器械插入部：分别注射1%盐酸利多卡因6～7ml关节内：注射1%盐酸利多卡因10ml。

（2）方法二：每3 000ml灌注液中加入肾上腺素一支（1ml）（高血压患者禁用）40ml生理盐水+20ml利多卡因+6滴肾上腺素，关节镜2入口处麻药浸润（各5～10ml），其余关节腔内注入（使用肾上腺素可以有效减轻术中出血）。

三、手术注意事项

（一）手术器械

除了常规的关节镜手术器械外，对于OA患者需要注意准备的特殊器械包括骨刺切除术中使用电动磨削刀头；为了打孔使用的直径1.0～1.8mm的克氏针；游离体摘除术中使用把持钳，在腰间盘手术中使用的髓核钳在游离体摘除或骨赘咬除中也很实用。另外，为了了解病变的详细情况，在关节镜观察和手术操作中，适宜用于进行触诊的探钩也是很重要的。

（二）操作要点

在对关节内侧室进行处理时，将小腿从手术台上垂下（保持膝关节70°～80°屈曲位），通常从髌下外入路进镜，髌下内入路插入器械，但是在需要进行前方部位处理的时候，应交换关节镜和器械的插入入路。另外，在对后方部位进行观察比较困难的时候，采用20°～30°膝关节屈曲位，并施加外翻力，从髌外下入路插入30°斜视镜观察会获得满意效果。

在对关节外侧室进行处理时，在手术台上取“4”字位，即膝关节内翻屈曲位，从髌外下入路进镜，髌内下入路插入器械，在此情况下，可以适当地交换关节镜和器械的插入入路（图6－31）。

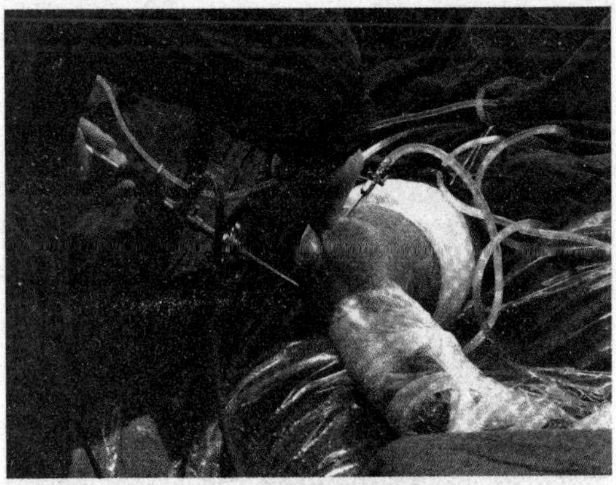

图6－31　处理外侧间室时的体位和器械入路

另外，在进行髌上囊和髌股关节手术的时候，可适当考虑增加髌外上入路，将有利于游离体的摘除、内侧滑膜皱襞的切除。

四、半月板手术

外侧半月板体中部的水平层裂，进行了半月板的部分切除成形术。

关键点：对于半月板损伤的处理，体后部、后角部位的处理是个难点。尤其对于内侧半月板来说，由于股骨内侧髁较外侧髁大，关节镜观察和器械的到达都有一定的难度。从体位上来说，观察内侧半月板后角的时候，膝关节屈曲15°～30°，使用更为小巧的器械，从髌外下入路进镜、镜头尽量指向内侧，都是行之有效的方法。此外，可以从前交叉韧带内侧和股骨髁间窝内壁间插入镜头，也可获得内侧半月板后角的清晰影像。在进行半月板切除时，对于从体中部到后部的损伤，从髌外下入路插入30°斜视镜，从髌内下入路插入器械；对于从体中部到前方的损伤，则宜交换关节镜和器械的插入入路。

五、OA关节软骨削刮

重度的OA，股骨侧负重区关节软骨的损伤往往很重，软骨下骨大片裸露，但在裸露的软骨下骨区，也有星点状残留的软骨，这是游离体的可能来源和再生骨赘的诱因，可在术中使用锐利的刮匙予以刮除。同时，在裸露软骨下骨交界处的软骨也多有分层或剥脱，可使用刮匙、刨削器、离子刀进行修整，使软骨下骨交界处的软骨变得角度更为柔和光滑。

关键点：一边用探钩触诊，一边将不稳定的软骨片切除，对于呈隆起状态的软骨，应使用电动刨削器进行削刮，呈凹陷状态的软骨建议使用锐咬钳。

六、骨刺切除术

在股骨外侧髁的髁间窝发现较大的骨刺时，用电动磨削刀头进行了骨赘切除。

关键点：在前交叉韧带周围留足空间，尽可能将对影响关节旋转和伸屈的骨赘切除。切除前和切除过程中，要不断屈、伸关节观察骨赘切除是否已经足够，注意不要矫枉过正。

七、骨软骨柱镶嵌移植术

从髌股关节面的最外侧以及髁间部的前外侧采集圆柱状的骨软骨柱，并移植到软骨缺损部。骨软骨柱镶嵌移植可以先用关节镜对关节内观察后，切开关节进行，也可以完全在关节镜下进行，当然这需要在关节镜技术非常熟练之后才能进行。

关键点：在采取骨软骨柱的时候，要保证取骨器在矢状面和冠状面上均要和供骨区软骨表面保持垂直，用锤子轻轻敲击取骨器，使之进入软骨下骨的深度达到15mm左右，然后逆时针旋转取骨器并轻轻摇动，保证骨软骨柱从基底部断裂。如果取出的骨软骨柱深度不够或基底部的断裂端不整齐，都不能采用，而要重新采取（图6-32）。

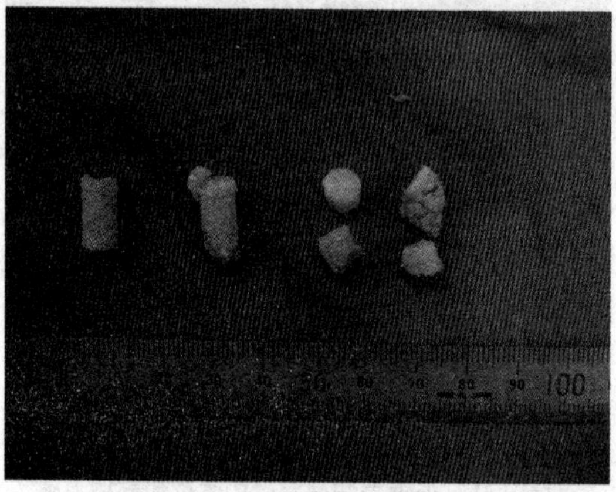

图6-32 不合格的骨软骨柱

八、各种手术的术后康复计划

（一）半月板切除术

（1）第二日开始进行股四头肌收缩练习和部分负重练习。

（2）1周后开始进行伸屈运动。

（3）2周后开始进行抗阻力运动。

（4）3周开始进行全负重练习。

（二）刨削、骨赘切除术、钻孔术

（1）第二日开始进行股四头肌收缩练习和部分负重练习。

（2）1 周后开始进行伸屈运动。

（3）2 周后开始进行从 45°屈曲位开始的伸展运动，刨削、骨赘切除术的情况下进行全负重练习（钻孔术的情况下，从 4 周开始进行全荷重练习）。

（4）从 3 周开始进行抗阻力运动。

（三）滑膜切除术

以减少术后出血为目的，实施 2～3 天的关节制动。

（四）膝关节支持带松解术

（1）第二日开始进行股四头肌收缩练习和部分荷重练习。

（2）2～3 日后开始，进行自主伸屈和全负重练习（但是，对于肿胀严重的患者，上述练习要推迟 1 周）。

（五）小结

常规术后使用引流管、弹力绷带、多重镇痛、关节周围封闭、口服西乐葆、应用镇痛泵、关节冰袋冷敷（图 6－33）。

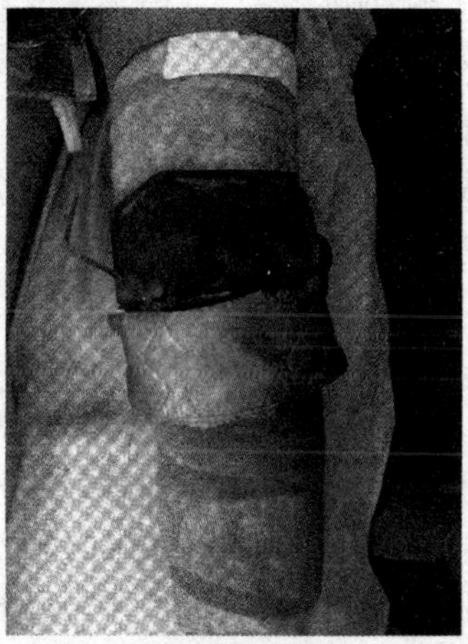

图 6－33　术后关节局部使用冰袋冷敷

九、术中并发症

（一）软骨损伤

OA 患者由于关节间隙的狭窄，术中如果操作不当，造成正常软骨损伤的情况并不少见。特别是在对内侧室的后部进行观察以及手术操作时，更需要注意。

（二）隐神经髌下支损伤引起的知觉障碍

这类损伤较少出现，主要是由于过于频繁的在髌内下入路拔出和插入器械引起的，损伤多是暂时性的，术后几天内即可恢复。

（三）关节内游离体和切除片消失

术前的影像学检查发现游离体的存在，但术中无法发现；或者是术中切除的软骨片、骨赘在关节内灌注液的流动冲击下从视野内漂移并造成查找困难，此时尤其应留意髌上囊、内外侧沟、腘肌腱沟等部位。可以从皮肤外施加适当的压迫，同时进行关节的缓慢屈伸，彻底进行关节镜观察，多可以达到目的。

十、术后并发症

（一）关节水肿

关节镜术后的关节水肿虽然不可避免，但通过适当的术后康复方法（前述）可以显著的减轻水肿的程度。在半月板完全切除或软骨下骨钻孔时，水肿反应会更为明显。向关节内注入少量的皮质激素的做法要慎重，因为这会增加关节内感染的风险。

（二）关节血肿

关节血肿多见于实施了滑膜切除术和髌支持带松解手术之后。术后通过数日的固定和预防措施（前述）的调整，可以使症状减轻。

（三）皮下血肿

皮下血肿主要发生于髌支持带松解术和钻孔术后，此时保持关节适当制动会渐渐吸收。

（查朱青）

第八节　膝关节化脓性感染的镜下治疗

当前，化脓性膝关节感染的患者已经大量的减少，但是在反复的关节穿刺、大量的激素使用以及有贫血、低蛋白血症、糖尿病、慢性类风湿性关节炎等基础病变的患者中仍然时有发生，尤其伴随着人工膝关节置换术的广泛开展，关节置换术后感染的患者也越来越多。目前对于这类感染性疾病，是否适合使用关节镜来进行治疗、如何治疗以及治疗时机的选择，都还有不同的意见和看法。而膝关节内的一些肿瘤性疾病，通过关节镜下的微创化进行切除，也可取得满意的疗效。镜治疗，谈一些粗浅的看法。

一、感染途径

化脓性膝关节炎的感染途径包括：①血行性感染；②关节周围感染灶的直接侵及；③直接感染，这包括关节内药物注射、开放性损伤、手术后感染等。其中途径①和②主要在小儿中多见，而途径③则多发生于成人。尤其对于关节内药物注射或者实施人工膝关节置换术后的患者，如果在关节腔注射后24～48 小时，或者是术后 5～7 天骤然出现关节的红、肿、热、痛，体温明显升高，要高度怀疑膝关节感染的可能。

二、临床症状

膝关节的化脓性感染，会出现突发的剧烈疼痛、关节活动受限，以及典型的红、肿、热等局部表现，伴有体温明显增高的患者也不少见。血常规检查及 CRP 的测定都会提供有意义的辅助诊断数据。确切的诊断通过关节腔穿刺可以获得，典型的穿刺液为浑浊黏稠脓血性液体，白细胞数多在 5 万/mm^3、糖 30mg/dl 以上，穿刺液可以用来做细菌培养和药敏试验，对关节液进行革兰染色，用显微镜进行观察，同时进行致病菌的培养固定、敏感性检查。必要时，也应追加真菌、厌氧菌、结核菌、非定型嗜酸菌等项目的检查。

三、关节镜手术治疗

化脓性疾病的治疗的原则是，尽可能快和彻底的清除感染关节的一切坏死组织，并进行充分的灌洗引流。这样可以充分排出脓性关节液及其含有的大量细胞成分，有效避免炎性滑膜分泌的蛋白分解酶和细菌对软骨的损害，最大限度的保留关节的功能，有非常重要的意义。

在关节引流期间，要对感染关节实施制动处理，在不需等待细菌培养结果的前提下，及时静滴广谱抗生素，虽然化脓性关节的致病菌多为革兰阳性的金黄色葡萄球菌，但静脉给药也应该包括针对革兰阴性菌的抗生素为宜。在药敏试验结果出来后，再进行抗生素的针对性调整。在感染 24 小时内的早期患者，只通过关节穿刺排脓和通过穿刺针进行清洗就能治愈的患者很多。一旦在全身大量应用抗生素及关节穿刺排脓冲洗 2 ~ 3 天无效的情况下，就不要再做冒险甚至无效的保守治疗，而应该及时转入关节镜辅助下的进一步治疗。

通过关节镜，可以直接观察关节软骨和滑膜的变化，采集炎性滑膜、坏死物质和干酪变性肉芽组织以留作病理，同时还有用大量生理盐水进行清洗的效果，因此对于及时进行了2 ~ 3日的局部制动和抗生素的应用，仍未获得明显改善的患者，应在早期实施积极的关节镜下清创术。及时的关节镜下清创术将非常有助于把对关节破坏的程度控制在最小范围，最大限度地挽救患者关节功能。即使是对于已经实施了人工韧带重建、人工关节置换术的患者，如果关节镜的介入及时，仍然有可能在感染未波及骨和植入体之间的阶段，通过关节镜下滑膜切除术后实施的连续清洗法而消灭感染，从而保留植入假体而不需取出，给患者带来巨大的益处。

对于化脓性膝关节炎，采用的关节镜入路和技术都没有特殊之处，通常通过从髌前下外侧入路将关节镜插入。反复实施 7 ~ 8 次关节抽吸，对关节内进行仔细清洗，并对关节腔内的感染状况进行充分的观察，确认滑膜病变及软骨病变的程度和范围。

对于处理非常及时的患者，镜视下可以看到，极早期的滑膜炎有一定的局限性，这时通过篮钳即可将增生、肥厚的滑膜基本彻底的切除。而对于关节镜介入稍晚的患者，镜视下可以看到慢性增生的滑膜肥厚，并且增生蔓延的范围广泛，此时可以应用篮钳和刨刀，将被认为已经形成微脓肿（microabscess）的滑膜切除到尽可能靠近关节囊的部位。尽可能将能看到发红、肿胀的滑膜，用电动刨刀进行完全切除。

对关节腔中的滑膜进行清理的过程，还包括了对任何失活组织的清理，经过彻底的切削清理，关节内的间室及各部分结构会重新呈现出来，此时既可以在髌上囊内侧切口留置进液管来导入加入了抗生素的生理盐水，再利用髌下外入路的关节镜切口来留置出液管，维持术后对关节腔的持续冲洗（图 6 – 34）。

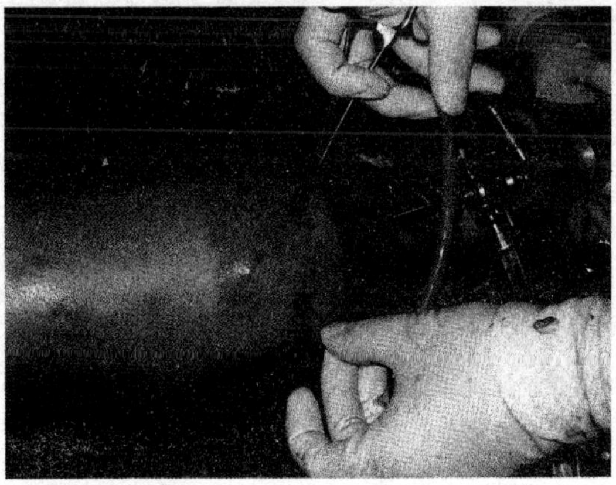

图 6 – 34　关节腔内导入引流管

手术后的冲洗液中可以加入头孢类或氨基糖苷类抗生素，按每日约 2 000ml 的进液量进行为期 1 ~ 2 周的清洗。关于抗生素的使用量，我们建议使用每 1 000ml 生理盐水中加入头孢类抗生素 1 ~ 2g，或氨基糖苷类抗生素 100mg 为宜，更换清洗液时应注意无菌操作。

对于冲洗的持续时间，要根据术前感染存在的时间、术中所见感染的程度来给予大体的预计。一般来说连续冲洗的时间不能少于 1 周，有的可以达到 2 周，但至多不能超过 3 周。因为在冲洗过程中，关节内残留的失活组织越来越少，周围的肉芽组织逐渐长入，会在关节腔内形成不同的分隔，从而导致冲洗液通路变短，冲洗液所能达到的范围缩小，因此过度延长冲洗时间是没有意义的。在冲洗 1 周后，要用引流液进行细菌培养，如果连续 3 次以上细菌培养为阴性、血常规检查正常、患者体温没有反复，即可以停止冲洗。

在引流管拔出后，仍然要一边对 CRP、血沉进行观察，同时仍需予以最少 2 周的抗生素静点，之后的 1 ~ 2 个月还要口服抗生素，以保证关节感染的彻底控制。

四、术后康复

根据我们的经验，如果持续冲洗的时间不超过一周，就很少会有关节挛缩的发生，换句话说，在冲洗的第一周内，保持关节的相对制动不会有问题，如果持续冲洗超过一周，则为了预防关节挛缩的发生，可以在留置进液管和出液管的情况下进行 CPM 的训练，在引流管都拔出后，使患肢免负荷 1 周，期间进行可动范围训练和股四头肌等长性运动。如果软骨障碍的程度较轻，从第二周开始渐渐使其负重。

五、并发症及其对策

连续清洗导管的闭塞是非常麻烦的问题。为了预防闭塞，应注意是否有清洗液从导管周围漏出，在排液用导管上看见有出血症状的时候，应适当地增加流入量。这完全可以由护士来进行。还应注意术后贫血和抗生素的不良反应等，在最初 3 日内每日都应进行血液检查，之后的 1 周内隔日进行一次检查。化脓性关节炎是很难治疗的，而且需要的时间很长，应从怀疑阶段就对患者本人和家属进行充分的说明，建立起信赖关系，在获得患者理解的基础上，用心进行治疗。

（查朱青）

参考文献

[1] 陈义泉，袁太珍．临床骨关节病学．北京：科学技术文献出版社，2010.
[2] 赵定麟，陈德玉，赵杰．现代骨科学．北京：科学出版社，2014.
[3] 赵定麟．现代骨科手术学．上海：世界图书出版公司，2012.
[4] 戴国锋．急诊骨科学．北京：人民军医出版社，2012.
[5] 吕厚山．膝关节外科学．北京：人民卫生出版社，2010.
[6] 郝定均，王岩，田伟．脊柱创伤外科治疗学．北京：人民卫生出版社，2011.
[7] 蒋保国．严重创伤救治规范．北京：北京大学医学出版社，2015.
[8] 杨扬震，林允雄．骨与关节创伤．上海：上海科学技术出版社，2013.
[9] 孙婕，刘又文，何建军，汤志刚．实用微创骨科学．北京：北京科学技术出版社，2012.
[10] 冯华，姜春岩．关节镜微创术．北京：人民卫生出版社，2010.
[11] 田伟，王满宜．积水潭骨折．第2版．北京：人民卫生出版社，2013.
[12] 鲁玉来，刘玉杰，周东生．骨科微创治疗技术．北京：人民军医出版社，2010.
[13] 刘玉杰，等．实用关节镜手术学．第2版．北京：人民军医出版社，2011.
[14] 敖英芳．关节镜外科学．北京：北京大学医学出版社，2012.
[15] 马辉，付强主译．脊柱内镜外科学．上海：上海科学技术出版社，2014.
[16] 刘义兰，罗凯燕，熊莉娟．关节镜手术及运动康复护理．北京：人民军医出版社，2012.
[17] 权良刚．青壮年股骨颈骨折的内固定治疗概况．当代医学，2011，17（3）：26－28.
[18] 罗亚秀，崔宗权，周宝珠，等．髋部骨折术后深静脉血栓形成的综合预防措施．当代医学，2011，17（32）：161－162.
[19] 严纯．股骨粗隆间骨折PFNA内固定联合唑来膦酸治疗效果观察．吉林医学，2014，（19）：4338－4339.
[20] 苏新磊，张桂莲．外固定架治疗桡骨远端不稳定型骨折．吉林医学，2014，（19）：4197－4199.
[21] 徐之扬，朱玉春，周伟，等．多排螺旋CT的MPR和VR在胫骨平台骨折诊断中的应用价值．吉林医学，2014，（19）：4165－4167.
[22] 查国春，孙俊英，田家祥，董圣杰，张士凯，赵众首．髌骨软骨退变分级对保留髌骨型全膝关节置换术疗效的影响．中华骨科杂志，2013，33（3）：226－233.
[23] 张伟涛，尚国伟，刘宏建，等．综合治疗骨质疏松性椎体压缩性骨折的临床研究．中华实验外科杂志，2013，30（3）：633－635.
[24] 俞光荣，赵有光，夏江，等．踝关节骨折合并三角韧带完全断裂的手术治疗．中华创伤骨科杂志，2013，15（3）：188－192.